ENDOSCOPIA BARIÁTRICA

Baseada em Evidências

ENDOSCOPIA BARIÁTRICA

Baseada em Evidências

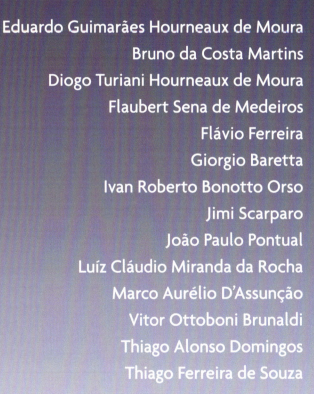

Eduardo Guimarães Hourneaux de Moura
Bruno da Costa Martins
Diogo Turiani Hourneaux de Moura
Flaubert Sena de Medeiros
Flávio Ferreira
Giorgio Baretta
Ivan Roberto Bonotto Orso
Jimi Scarparo
João Paulo Pontual
Luíz Cláudio Miranda da Rocha
Marco Aurélio D'Assunção
Vitor Ottoboni Brunaldi
Thiago Alonso Domingos
Thiago Ferreira de Souza

2020

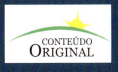
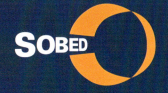

ENDOSCOPIA BARIÁTRICA BASEADA EM EVIDÊNCIAS

Eduardo Guimarães Hourneaux de Moura, Bruno da Costa Martins, Diogo Turiani Hourneaux de Moura, Flaubert Sena de Medeiros, Flávio Ferreira, Giorgio Baretta, Ivan Roberto Bonotto Orso, Jimi Scarparo, João Paulo Pontual, Luíz Cláudio Miranda da Rocha, Marco Aurélio D'Assunção, Vitor Ottoboni Brunaldi, Thiago Alonso Domingos, Thiago Ferreira de Souza

Produção editorial: Triall Editorial Ltda	© 2020 Editora dos Editores
Copydesk: Carla Morais	
Revisão: Equipe Triall	Todos os direitos reservados. Nenhuma parte deste livro poderá ser reproduzida, sejam quais forem os meios empregados, sem a permissão, por escrito, das editoras. Aos infratores aplicam-se as sanções previstas nos artigos 102, 104, 106 e 107 da Lei nº 9.610, de 19 de fevereiro de 1998.
Diagramação: Triall Editorial Ltda.	
Capa: Triall Editorial Ltda	

ISBN: 978-85-85162-35-1

Editora dos Editores

São Paulo: Rua Marquês de Itu,408 - sala 104 – Centro.

(11) 2538-3117

Rio de Janeiro: Rua Visconde de Pirajá, 547 - sala 1121 – Ipanema.

www.editoradoseditores.com.br

Impresso no Brasil
Printed in Brazil
1ª impressão – 2020

Este livro foi criteriosamente selecionado e aprovado por um Editor científico da área em que se inclui. A Editora dos Editores assume o compromisso de delegar a decisão da publicação de seus livros a professores e formadores de opinião com notório saber em suas respectivas áreas de atuação profissional e acadêmica, sem a interferência de seus controladores e gestores, cujo objetivo é lhe entregar o melhor conteúdo para sua formação e atualização profissional.

Desejamos-lhe uma boa leitura!

Dados Internacionais de Catalogação na Publicação (CIP)
Angélica Ilacqua CRB-8/7057

Endoscopia bariátrica baseada em evidências / Eduardo Guimarães Hourneaux de Moura...
[et al]. -– São Paulo : Editora dos Editores, 2020.
  252 p.

Bibliografia
ISBN 978-85-85162-35-1

1. Cirurgia bariátrica - Endoscopia I. Moura, Eduardo Guimarães Hourneaux de

19-2041   CDU 617.43

Índices para catálogo sistemático:

1. Cirurgia bariátrica - Endoscopia 617.43

Sobre os Editores

Eduardo Guimarães Hourneaux de Moura

- Coordenador do Núcleo de Endoscopia Bariátrica da Sociedade Brasileira de Endoscopia Digestiva (SOBED).
- Diretor do Serviço de Endoscopia Gastrointestinal do Hospital das Clínicas da Faculdade de Medicina da Universidade de São Paulo (FMUSP).
- Mestre em Gastroenterologia pelo Instituto Brasileiro de Pesquisa e Estudos em Gastroenterologia de São Paulo (IBEPEGE).
- Doutor em Cirurgia do Aparelho Digestivo pelo Departamento de Gastroenterologia da FMUSP.
- Professor Livre-docente do Departamento de Gastroenterologia da FMUSP.

Bruno da Costa Martins

- Médico Assistente do Serviço de Endoscopia do Instituto do Câncer do Estado de São Paulo da Faculdade de Medicina da Universidade de São Paulo (FMUSP).
- Doutor em Ciências em Gastroenterologia pelo Departamento de Gastroenterologia da FMUSP.
- Membro do Núcleo de Endoscopia Bariátrica da Sociedade Brasileira de Endoscopia Digestiva (SOBED).

Diogo Turiani Horneaux de Moura

- Médico Colaborador do Serviço de Endoscopia Gastrointestinal do Hospital das Clínicas da Faculdade de Medicina da Universidade de São Paulo (HC-FMUSP).
- Especialização em Endoscopia pelo Serviço de Endoscopia Gastrointestinal do HC-FMUSP.
- Especialização em Ecoendoscopia e Colangiopancreatografia Retrógrada Endoscópica no Serviço de Endoscopia Gastrointestinal do HC-FMUSP.
- Ex-Preceptor do Serviço de Endoscopia Gastrointestinal do HC-FMUSP.
- Mestre em Ciências em Gastroenterologia pelo Departamento de Gastroenterologia da FMUSP.
- Doutor em Ciências em Gastroenterologia pelo Departamento de Gastroenterologia da FMUSP.
- *Postdoctoral Research Fellow* – Brigham and Women's Hospital – Harvard Medical School
- Membro do Núcleo de Endoscopia Bariátrica da Sociedade Brasileira de Endoscopia Digestiva (SOBED).

Flaubert Sena de Medeiros

- Médico Cirurgião pela Universidade Federal do Rio Grande do Norte (UFRN).
- Professor de Cirurgia na Universidade Estadual do Rio Grande do Norte (UERN).
- Membro do Núcleo de Endoscopia Bariátrica da Sociedade Brasileira de Endoscopia Digestiva (SOBED).

Flávio Coelho Ferreira

- Especialista em Endoscopia pelo Serviço de Endoscopia Gastrointestinal do Hospital das Clínicas da Faculdade de Medicina da Universidade de São Paulo (HC-FMUSP).
- Mestre em Cirurgia pela Universidade Federal de Pernambuco (UFP).
- Diretor do Serviço de Endoscopia NeoGastro, Recife – Pernambuco.
- Coordenador do Serviço de Endoscopia do Hospital Otávio de Freitas, Recife – Pernambuco.
- Membro do Núcleo de Endoscopia Bariátrica da Sociedade Brasileira de Endoscopia Digestiva (SOBED).

Giorgio A. P. Baretta

- Mestre em Cirurgia pela Universidade Federal do Paraná (UFPR).
- Doutor em Cirurgia pela UFPR.
- Professor de Pós-graduação em Cirurgia Minimamente Invasiva do Instituto Jacques Perissat da Universidade Positivo, Curitiba – Paraná
- Membro do Núcleo de Endoscopia Bariátrica da Sociedade Brasileira de Endoscopia Digestiva (SOBED).

Ivan Roberto Bonotto Orso

- Ex-Médico Residente do Serviço de Endoscopia Gastrointestinal do Hospital das Clínicas da Faculdade de Medicina da Universidade de São Paulo (HC-FMUSP).
- Doutor em Ciências em Gastroenterologia pelo Departamento de Gastroenterologia da Faculdade de Medicina da Universidade de São Paulo (FMUSP).
- Coordenador do Serviço de Endoscopia do Hospital São Lucas do Centro Universitário Assis Gurgacz, Cascavel – Paraná.
- Professor Adjunto de Gastroenterologia do Centro Universitário da Fundação Assis Gurgaz.
- Membro do Núcleo de Endoscopia Bariátrica da Sociedade Brasileira de Endoscopia Digestiva (SOBED).

Jimi Izaques Bifi Scarparo

- Médico Assistente do Serviço de Endoscopia do Hospital Nove de Julho (H9J).
- Coordenador do Centro de Treinamento Avançado em Endoscopia Terapêutica da Sociedade Brasileira de Endoscopia Digestiva (SOBED), Hospital Ipiranga UGA II.
- Diretor Técnico da Clínica e Hospital Dia – Scarparo Scopia em São Paulo – SP.
- Membro do Núcleo de Endoscopia Bariátrica da SOBED.

João Paulo de Souza Pontual

- Residência Médica em Endoscopia Digestiva pelo Instituto Materno Infantil de Pernambuco (IMIP-PE).
- Residência Médica em Cirurgia do Aparelho Digestivo pela Universidade Federal de Pernambuco (UFP).
- Residência Médica em Cirurgia Geral pela UFP.
- Membro do Núcleo de Endoscopia Bariátrica da Sociedade Brasileira de Endoscopia Digestiva (SOBED).

Luiz Claudio Miranda da Rocha

- Médico Assistente do Serviço de Endoscopia do Hospital Mater Dei Unidade Santo Agostinho.
- Pós-graduação em Endoscopia Digestiva Diagnóstica e Terapêutica no Hopital Edouard Herriot, Department de Hepatogastroenterologie, Lyon França.
- Mestre em Gastroenterologia pela Universidade Federal de Minas Gerais (UFMG).
- Membro do Núcleo de Endoscopia Bariátrica da Sociedade Brasileira de Endoscopia Digestiva (SOBED).

Marco Aurélio D'Assunção

- Especialização em Endoscopia Digestiva pelo Hospital Universitário da Universidade de São Paulo (HU-USP).
- Mestre em Cirurgia pela Faculdade de Ciências Médicas da Santa Casa de Misericórdia de São Paulo (SCMSP).
- Médico Assistente do Serviço de Endoscopia do Hospital Sírio-Libânes em São Paulo (HSL).
- Membro do Núcleo de Endoscopia Bariátrica da Sociedade Brasileira de Endoscopia Digestiva (SOBED).

Vítor Ottoboni Brunaldi

- Médico do Serviço de Endoscopia Gastrointestinal do Hospital das Clínicas da Faculdade de Medicina da Universidade de São Paulo (HC-FMUSP).
- Mestre em Ciências em Gastroenterologia pelo Departamento de Gastroenterologia da Faculdade de Medicina da Universidade de São Paulo (FMUSP).
- Membro do Núcleo de Endoscopia Bariátrica da Sociedade Brasileira de Endoscopia Digestiva (SOBED).

Thiago Alonso Domingues

- Ex-Residente em Endoscopia pelo Serviço de Endoscopia Gastrointestinal do Hospital das Clínicas da Faculdade de Medicina da Universidade de São Paulo (HC-FMUSP).
- Mestre em Ciências em Gastroenterologia pelo Departamento de Gastroenterologia da FMUSP.
- Professor do Curso de Medicina da Universidade Anhanguera (Uniderp), Campo Grande – Mato Grosso do Sul.
- Membro do Núcleo de Endoscopia Bariátrica da Sociedade Brasileira de Endoscopia Digestiva (SOBED).

Thiago Ferreira de Souza

- Médico Assistente do Serviço de Endoscopia Gastrointestinal do Hospital das Clínicas da Faculdade de Medicina da Universidade de São Paulo (HC-FMUSP).
- Doutor em Ciências em Gastroenterologia pelo Departamento de Gastroenterologia da FMUSP.
- Membro do Núcleo de Endoscopia Bariátrica da Sociedade Brasileira de Endoscopia Digestiva (SOBED).

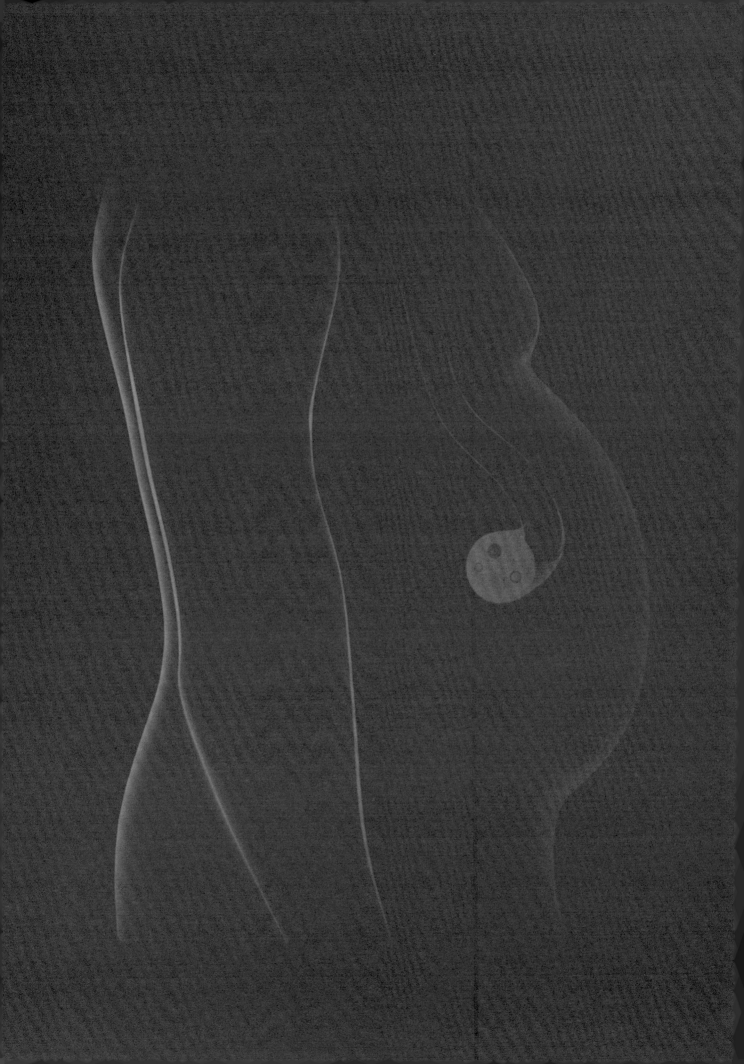

Sobre os autores

Alberto Baptista

- Ex-Presidente do Núcleo de Endoscopia da Sociedade Venezuelana de Gastroenterologia (SVG).
- Diretor do PHD Endoscopy Group do Hospital das Clínicas de Caracas – Venezuela.
- Médico no Grupo Endos-Medicina Barcelona – Espanha

Alberto Machado Ponte Neto

- Residência Médica em Endoscopia pelo Serviço de Endoscopia Gastrointestinal do Hospital das Clínicas da Faculdade de Medicina da Universidade de São Paulo (HC-FMUSP).
- Especialização em Ecoendoscopia e Colangiopancreatografia Retrógrada Endoscópica no Serviço de Endoscopia Gastrointestinal do HC-FMUSP.
- Preceptor do Serviço de Endoscopia Gastrointestinal do HC-FMUSP.
- Pós-graduando do Departamento de Gastroenterologia da FMUSP.

Antonio Coutinho Madruga Neto

- Residência Médica em Endoscopia pelo Serviço de Endoscopia Gastrointestinal do Hospital das Clínicas da Faculdade de Medicina da Universidade de São Paulo (HC-FMUSP).
- Especialização em Ecoendoscopia e Colangiopancreatografia Retrógrada Endoscópica no Serviço de Endoscopia Gastrointestinal do (HC-FMUSP).
- Pós-graduando do Departamento de Gastroenterologia da (FMUSP).

Christopher C. Thompson

- Presidente da Sociedade Americana de Endoscopia Bariátrica (Association for Bariatric Endoscopy – ABE).
- Diretor do Serviço de Endoscopia do Hospital Brigham and Women's Hospital – Harvard Medical School – Estados Unidos.
- Professor-Associado da Harvard Medical School – Estados Unidos.

Eduardo Turiani Hourneaux de Moura

- Médico Assistente do Serviço de Endoscopia Gastrointestinal do Hospital das Clínicas da Faculdade de Medicina da Universidade de São Paulo (HC-FMUSP).
- Especialização em Endoscopia pelo Serviço de Endoscopia Gastrointestinal do (HC-FMUSP).
- Especialização em Ecoendoscopia e Colangiopancreatografia Retrógrada Endoscópica no Serviço de Endoscopia Gastrointestinal do HC-FMUSP.
- Ex-Preceptor do Serviço de Endoscopia Gastrointestinal do HC-FMUSP.
- Pós-graduando em Ciências em Gastroenterologia pelo Departamento de Gastroenterologia da FMUSP.

Fabio Alberto Castillo Bustamante

- Especialista em Endoscopia pelo Serviço de Endoscopia Gastrointestinal do Hospital das Clínicas da Faculdade de Medicina da Universidade de São Paulo (HC-FMUSP).
- Médico na Universidad Nacional da Colômbia, Colômbia (UNC).
- Médico da Universidade El Bosque Colômbia, Colômbia

Gabriel Cairo Nunes

- Nutricionista do Serviço de Endoscopia Gastrointestinal do Hospital das Clínicas da Faculdade de Medicina da Universidade de São Paulo (HC-FMUSP).

Galileu Ferreira Ayala Farias

- Médico Cirurgião pelo Hospital das Clínicas pelo Departamento de Cirurgia da Faculdade de Medicina da Universidade de São Paulo.
- Residência Médica em Endoscopia pelo Serviço de Endoscopia Gastrointestinal do Hospital das Clínicas da Faculdade de Medicina da Universidade de São Paulo (HC-FMUSP).
- Especialização em Ecoendoscopia e Colangiopancreatografia Retrógrada Endoscópica no Serviço de Endoscopia Gastrointestinal do HC-FMUSP.
- Preceptor do Serviço de Endoscopia Gastrointestinal do HC-FMUSP.
- Pós-graduando do Departamento de Gastroenterologia da FMUSP.

Igor Braga Ribeiro

- Residência Médica em Endoscopia pelo Serviço de Endoscopia Gastrointestinal do Hospital das Clínicas da Faculdade de Medicina da Universidade de São Paulo (HC-FMUSP).
- Médico do Serviço de Endoscopia Gastrointestinal do HC-FMUSP.
- Pós-graduando em Ciências em Gastroenterologia do Departamento de Gastroenterologia da FMUSP.

Josemberg Marins Campos

- Coordenador do Centro de Obesidade, Diabetes e Cirurgia Robótica do Hospital Santa Joana, Recife – Pernambuco.
- Mestre em Cirurgia pela Universidade Federal de Pernambuco (UFP).
- Doutor em Cirurgia pela UFP.
- Professor-Adjunto do Departamento de Cirurgia na UFP.
- Vice-Coordenador da Pós-gradução em Cirurgia na UFP.

Lyz Bezerra

- Médica Cirurgiã Bariátrica do Hospital Santa Joana, Recife – Pernambuco.
- Mestre em Cirurgia pela UFP.
- Especialista em Nutrologia pela Associação Médica Brasileira (Abran).

Ossamu Okazaki

- Ex-Residente em Endoscopia pelo Serviço de Endoscopia Gastrointestinal do Hospital das Clínicas da Faculdade de Medicina da Universidade de São Paulo (HC-FMUSP).
- Especialista em Endoscopia Oncológica pelo Serviço de Endoscopia do Instituto do Câncer do Estado de São Paulo (ICESP) do Hospital das Clínicas da Faculdade de Medicina da Universidade de São Paulo (HC-FMUSP).

Thiago Arantes de Carvalho Visconti

- Residência Médica em Endoscopia pelo Serviço de Endoscopia Gastrointestinal do Hospital das Clínicas da Faculdade de Medicina da Universidade de São Paulo (HC-FMUSP).
- Especialização em Ecoendoscopia e Colangiopancreatografia Retrógrada Endoscópica no Serviço de Endoscopia Gastrointestinal do HC-FMUSP.
- Pós-graduando do Departamento de Gastroenterologia da FMUSP.

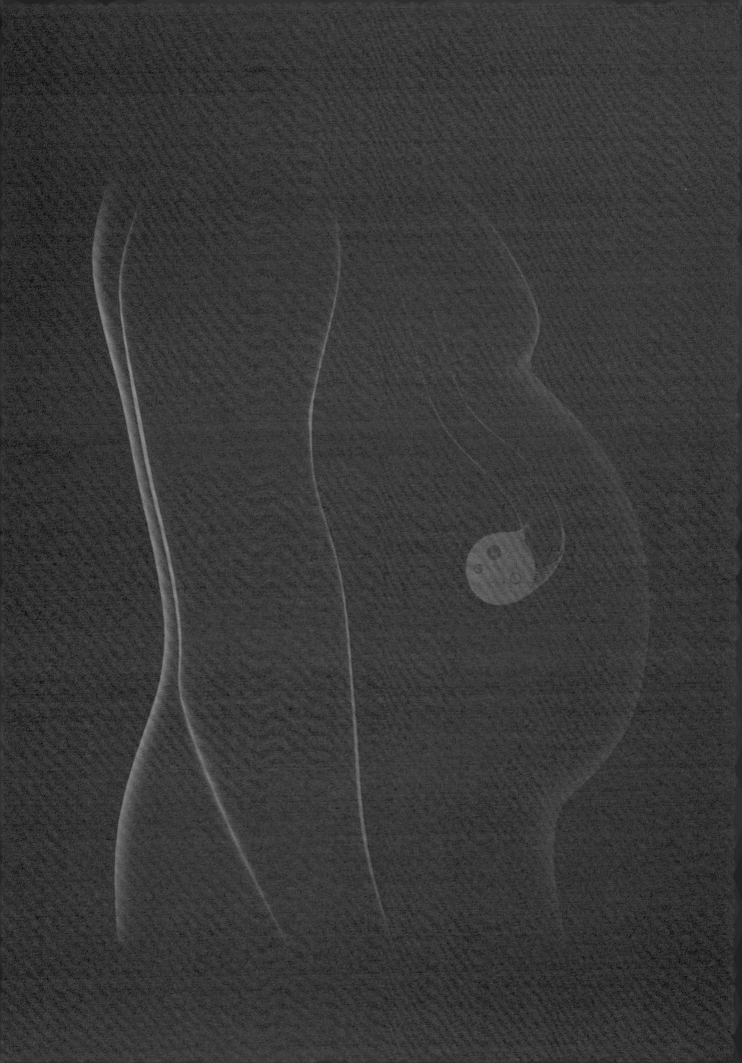

Prefácio

O desenvolvimento da moderna endoscopia do Hospital das Clínicas da Faculdade de Medicina da Universidade de São Paulo (HC-FMUSP) começou em 1974, quando o serviço era chefiado pelo Dr.Shinichi Ishioka. Nesse serviço, aglutinou-se um contingente de cirurgiões e gastroenterologistas, e ele persiste mesmo nos dias atuais, com todos bastante motivados para o progresso da especialidade. A constante convivência com esses especialistas tem possibilitado a formação de endoscopistas com grande embasamento, os quais assimilam as noções da especialidade em toda a sua profundidade e abrangência. O esforço contínuo do corpo docente formado nesse ambiente confere a formação de especialistas com grande domínio na área, capazes de atender pacientes de alta complexidade clínica e de realizar atos endoscópicos delicados e de grande exigência técnica. Hoje, já se somam mais de quatro décadas em que esse consistente serviço vem contribuindo para o crescimento científico na nossa instituição, no Brasil e em outros países.

A endoscopia é uma especialidade cuja evolução está na dependência direta de alta tecnologia, tornando-se reais a Inteligência Artificial e a Robótica. Nesse contexto, a endoscopia terapêutica representa papel importante nas cirurgias minimamente invasivas. Sua atuação na área da obesidade tem sido marcante, a ponto de se criar a subespecialidade de endoscopia bariátrica.

Endoscopia Bariátrica Baseada em Evidências é uma obra composta de 6 capítulos principais e 20 subcapítulos selecionados pelos editores com base em revisão sistemática. Os capítulos seguem com uma abordagem inicial que se dedica ao tratamento primário da obesidade e sequencialmente enfatiza o tratamento das complicações da cirurgia bariátrica. A base da revisão sistemática tem por objetivo o aprendizado de técnicas apuradas, dentro de critérios claros e seguros, e sua futura aplicação. Editores e colaboradores esmeraram-se em ofertar uma obra bastante consistente e objetiva, de fácil compreensão, para uso consciente e judicioso da melhor evidência clínica disponível na tomada de decisões sobre tratamentos.

Esta publicação honra a endoscopia brasileira e é motivo de orgulho para seus editores e colaboradores. Em nome do Serviço de Endoscopia Gastrointestinal do HC-FMUSP, cumprimento todos os autores e coautores.

Prof. Dr. Paulo Sakai
Professor associado do Departamento de
Gastroenterologia da FMUSP

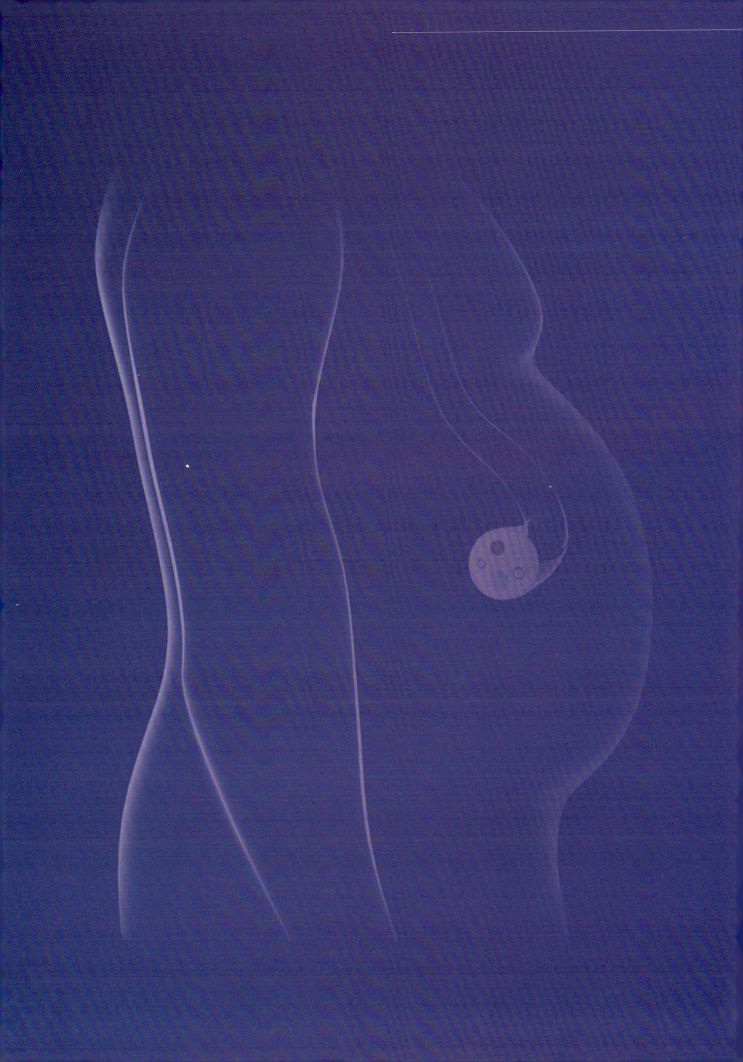

Sumário

CAPÍTULO 1 INTRODUÇÃO   1

1.1 Dispositivos e Terapia Endoscópica Bariátrica e Metabólica no Tratamento da Obesidade... 1

Eduardo Guimarães Hourneaux de Moura

CAPÍTULO 2 NUTRIÇÃO 11

2.1 Condução Dietética de Pacientes na Endoscopia Bariátrica............................ 11

Gabriel Cairo Nunes

CAPÍTULO 3 TRATAMENTO PRIMÁRIO DA OBESIDADE E RESGATE   23

3.1 Injeção de Toxina Botulínica... 23

Vítor Ottoboni Brunaldi
Fabio Alberto Castillo Bustamante

3.2 Balões Intragástricos.. 29

Jimi Izaques Bifi Scarparo
Antonio Coutinho Madruga Neto
Diogo Turiani Hourneaux de Moura

3.3 Terapia de Aspiração 71

Flaubert Sena de Medeiros
Thiago Arantes de Carvalho Visconti

3.4 Terapias Endoscópicas no Manejo do Diabetes Tipo II 81

Ivan Roberto Bonotto Orso
Diogo Turiani Horneaux de Moura
Galileu Ferreira Ayala Farias

3.5 Gastroplastia Vertical Endoscópica... 97

Thiago Ferreira de Souza
Antonio Coutinho Madruga Neto

CAPÍTULO 4   RECIDIVA DE PESO   109

4.1   Recidiva de Peso | Indicações e Contraindicações 109

Giorgio A. P. Baretta
Vitor Ottoboni Brunaldi

CAPÍTULO 5   ACESSO À VIA BILIAR   119

5.1   Acesso às Vias Biliares após *Bypass* em Y de Roux 119

Alberto Machado Ponte Neto

CAPÍTULO 6   TRATAMENTO ENDOSCÓPICO DAS COMPLICAÇÕES DA CIRURGIA BARIÁTRICA   127

6.1   Banda Gástrica | Migração e Deslizamento 127

Thiago Alonso Domingues
Bruno da Costa Martins

6.2   Estenose da Anastomose Gastrojejunal 135

Luiz Claudio Miranda da Rocha
Thiago Arantes de Carvalho Visconti

6.3   Anel de Restrição | Extrusão e Deslizamento 145

Flávio Coelho Ferreira
João Paulo de Souza Pontual
Josemberg Marins Campos

6.4   Fístula e Deiscência Após Cirurgia Bariátrica 153

Eduardo Turiani Hourneaux de Moura

6.5   Matriz Epitelial e/ou Clipes Metálicos no Tratamento de Fístulas e/ou Deiscências após Cirurgia Bariátrica 159

Marco Aurélio D'Assunção
Galileu Ferreira Ayala Farias

6.6   Prótese Metálica Autoexpansível no Tratamento de Fístulas e/ou Deiscências após Cirurgia Bariátrica 167

Alberto Machado Ponte Neto
Ossamu Okazaki

6.7   Septotomia no Tratamento de Fístulas e/ou Deiscências Pós-cirúrgicas...... 177

Flávio Ferreira
Josemberg Marins Campos
Lyz Bezerra

6.8   Técnica a Vácuo no Tratamento de Fístulas e/ou Deiscências após Cirurgia Bariátrica 183

Flaubert Sena de Medeiros
Thiago Arantes de Carvalho Visconti

6.9 Tratamento dos Vazamentos Pós-operatórios em Cirurgia Bariátrica |
Uso da Prótese Plástica Modelo Duplo Pigtail 191

João Paulo de Souza Pontual

6.10 Oclusor Septal Cardíaco no Tratamento de Fístulas após Cirurgia
Bariátrica.. 195

Diogo Turiani Horneaux de Moura
Alberto José Baptista Marchena
Christopher C. Thompson
Eduardo Guimarães Hourneaux de Moura

6.11 Hemorragia em Pacientes após Procedimentos Bariátricos |
Fatores de Risco e Manejo Endoscópico 205

Diogo Turiani Hourneaux de Moura
Igor Braga Ribeiro
Giorgio A. P. Baretta

Índice Remissivo.. 225

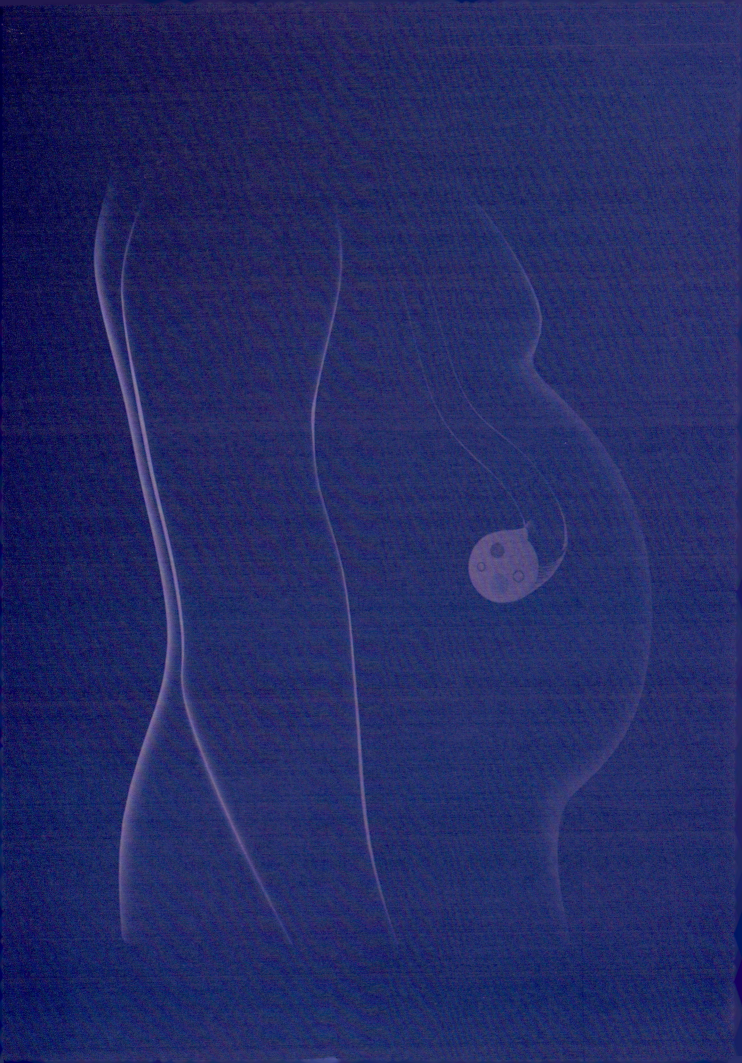

capítulo 1

INTRODUÇÃO

1.1 Dispositivos e Terapia Endoscópica Bariátrica e Metabólica no Tratamento da Obesidade

Segundo a Organização Mundial de Saúde (OMS),[1] a prevalência da obesidade vem aumentando entre adultos tanto nos países desenvolvidos quanto naqueles em desenvolvimento. A obesidade mundial quase triplicou desde 1975, e nota-se que a maioria da população mundial vive em países onde o excesso de peso e a obesidade matam mais que a desnutrição. Os números em 2016 eram alarmantes:

- Mais de 1,9 bilhão de adultos (18 anos ou mais) apresentavam excesso de peso, e destes, mais de 650 milhões eram obesos;
- 39% dos adultos (18 anos ou mais)estavam acima do peso e 13% eram obesos;
- 41 milhões de crianças (menores de 5 anos) estavam acima do peso ou eram obesas;
- Mais de 340 milhões de crianças e adolescentes (idade entre 5 e 19 anos) estavam acima do peso ou obesas.

De acordo com o Ministério da Saúde,[2] há um aumento da obesidade também no Brasil – uma em cada cinco pessoas no país está acima do peso. A prevalência da doença passou de 11,8%, em 2006, para 18,9%, em 2016 (Figuras 1.1.1 e 1.1.2).

O crescimento da obesidade contribuiu para o aumento da prevalência de diabetes e hipertensão. O diagnóstico de diabetes passou de 5,5%, em 2006, para 8,9%, em 2016. E o de hipertensão, no mesmo período, saiu de 22,5% para 25,7%. Em ambos os casos, o diagnóstico é mais prevalente em mulheres.

É fato que o índice de obesidade aumenta com o avanço da idade, mas, mesmo entre os brasileiros de 25 a 44 anos, o indicador é alto: 17%. O excesso de peso também cresceu entre a população das capitais, passando de 42,6% para 53,8% em 10 anos.

A determinação multifatorial do sobrepeso e da obesidade está relacionada ao modo de vida das populações modernas, que consomem cada

Eduardo Guimarães Hourneaux de Moura ▪

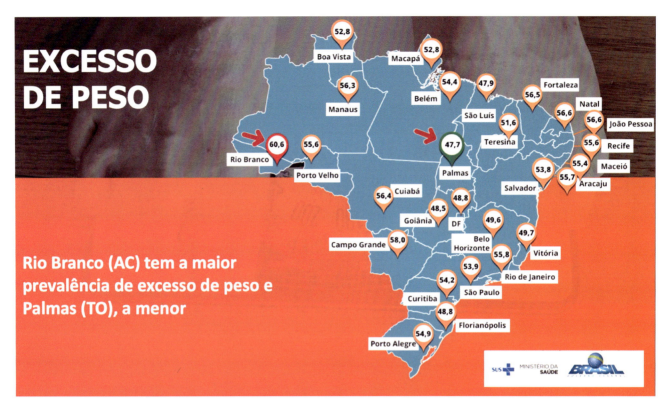

FIGURA 1.1.1 Distribuição da população com excesso de peso por estado brasileiro.
Fonte: Ministério da Saúde

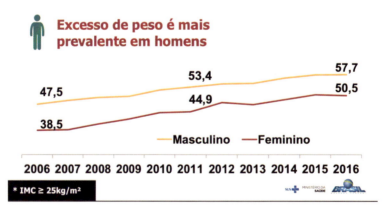

FIGURA 1.1.2 Distribuição da população com excesso de peso por sexo.
Fonte: Ministério da Saúde

vez mais alimentos processados, energeticamente densos e ricos em açúcares, gorduras e sódio, com quantidade de calorias superiores à necessidade individual. Esse desequilíbrio decorre, em parte, das mudanças do padrão alimentar aliadas e da prática reduzida atividade física, tanto no período laboral quanto no lazer.[3]

Considerando-se que as causas de sobrepeso e obesidade não são apenas individuais, mas também ambientais e sociais, a prevenção e o tratamento desses agravos requerem medidas complexas e uma atuação articulada entre os vários setores da sociedade para que indivíduos e coletividades possam adotar modos de vida saudáveis.

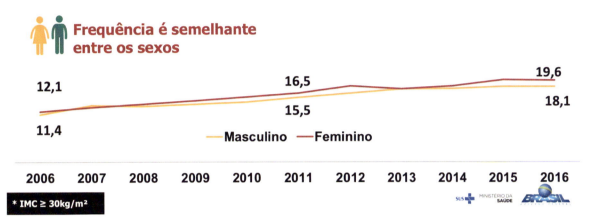

FIGURA 1.1.3 Prevalência da obesidade.
Fonte: Ministério da Saúde.

Atualmente, o objetivo de tratar a obesidade é alcançar um peso saudável, e não mais o peso ideal. O peso saudável é aquele adequado para desempenhar as atividades do organismo, nem para mais nem para menos. Trata-se de um peso em que as complicações associadas à obesidade são nulas ou mínimas.

O tratamento da obesidade varia de acordo com a gravidade da doença. Em alguns casos, são necessários o uso de medicamentos, a realização de procedimentos minimamente invasivos por endoscopia ou mesmo intervenções cirúrgicas. No entanto, existem recomendações gerais adequadas para a grande maioria dos obesos: educação (ou reeducação) alimentar, atividade física e participação familiar e comunitária nesse processo.[4]

A cirurgia bariátrica deve ser considerada o último recurso para quem luta contra a obesidade, pois, como orienta o Ministério da Saúde, a intervenção cirúrgica é apenas parte do tratamento integral da doença. Para que um paciente tenha indicação para a cirurgia, ele deve não ter respondido ao tratamento clínico, que inclui orientação e apoio para mudança de hábitos, recomendação de dieta, atenção psicológica, prática de atividade física e, em alguns casos, uso de medicamentos por no mínimo 2 anos. Esgotadas as possibilidades de tratamento clínico (medidas comportamentais e medicamentosas), o paciente poderá ser avaliado para fazer a cirurgia bariátrica. Se confirmada sua indicação, o paciente seguirá para o preparo pré-operatório, que inclui acompanhamento psicológico e nutricional, além de avaliação médica com especialistas, de acordo com a necessidade e o parecer da equipe multidisciplinar.

As indicações e contraindicações para a cirurgia bariátrica, segundo o Ministério da Saúde, são apresentadas no Quadro 1.1.1.

Dados do Ministério da Saúde mostram que houve aumento no número de cirurgias bariátricas realizadas pelo Sistema Único de Saúde (SUS) entre 2010 e 2015, passando de 4.489 para 7.530 procedimentos.

A comprovação dos efeitos benéficos da cirurgia bariátrica nos pacientes obesos mórbidos foi expressa no Boletim da Rede Brasileira de Avaliação de Tecnologias em Saúde (REBRATS, 2008),[5] que relata:

- A cirurgia bariátrica não representa a cura da obesidade mórbida, sendo a última opção na linha de cuidado;
- A indicação do procedimento deve obedecer aos critérios do Ministério da Saúde e do Conselho Federal de Medicina;
- O procedimento só deve ser realizado após a preparação e a conscientização do paciente e de sua família sobre os riscos da cirurgia, as futuras limitações e as mudanças de hábitos necessárias;

Quadro 1.1.1 Indicações e contraindicações para cirurgia bariátrica.

Indicações

- Indivíduos com índice de massa corporal (IMC) ≥ 50 kg/m²;

- Indivíduos com IMC ≥ 40 kg/m², com ou sem comorbidades, sem sucesso no tratamento clínico longitudinal realizado na atenção básica e/ou na atenção ambulatorial especializada por no mínimo 2 anos e que tenham seguido protocolos clínicos;

- Indivíduos com IMC > 35 kg/m² e com comorbidades, como pessoas com alto risco cardiovascular, diabetes mellitus e/ou hipertensão arterial sistêmica de difícil controle, apneia do sono e doenças articulares degenerativas, sem sucesso no tratamento clínico longitudinal realizado por no mínimo 2 anos e que tenham seguido protocolos clínicos;

- Indivíduos com IMC ≥ 50 kg/m²;

- Indivíduos com IMC ≥ 40 kg/m², com ou sem comorbidades, sem sucesso no tratamento clínico longitudinal realizado na atenção básica e/ou na atenção ambulatorial especializada por no mínimo 2 anos e que tenham seguido protocolos clínicos;

- Indivíduos com IMC > 35 kg/m² e com comorbidades, como pessoas com alto risco cardiovascular, diabetes mellitus e/ou hipertensão arterial sistêmica de difícil controle, apneia do sono e doenças articulares degenerativas, sem sucesso no tratamento clínico longitudinal realizado por no mínimo 2 anos e que tenham seguido protocolos clínicos.

Os seguintes critérios devem ser observados:

- Indivíduos que não responderam ao tratamento clínico longitudinal, que inclui orientação e apoio para mudança de hábitos, realização de dieta, atenção psicológica, prescrição de atividade física e, se necessário, farmacoterapia, realizado na atenção básica e/ou atenção ambulatorial especializada por no mínimo 2 anos e que tenham seguido protocolos clínicos;
- Deve-se respeitar os limites clínicos de acordo a idade. Em jovens entre 16 e 18 anos, poderá ser indicado o tratamento cirúrgico àqueles que apresentarem escore-Z > +4 na análise do IMC por idade; contudo, o tratamento cirúrgico não deve ser realizado antes da consolidação das epífises de crescimento. Portanto, a avaliação clínica do jovem deve constar em prontuário e incluir a análise da idade óssea e a avaliação criteriosa do risco-benefício, realizada por equipe multiprofissional com participação de dois profissionais médicos especialistas na área. Já em adultos com idade acima de 65 anos, deve ser realizada avaliação individual por equipe multiprofissional, considerando a análise criteriosa do risco-benefício e do risco cirúrgico, a presença de comorbidades, a expectativa de vida e os benefícios do emagrecimento;
- O indivíduo e seus responsáveis devem compreender todos os aspectos do tratamento e assumir o compromisso com o seguimento pós-operatório, que deve ser mantido por tempo a ser determinado pela equipe;
- Deve haver compromisso consciente do paciente em participar de todas as etapas da programação, com avaliação pré-operatória rigorosa (psicológica, nutricional, clínica, cardiológica, endocrinológica, pulmonar, gastroenterológica e anestésica).

Contraindicações

- Limitação intelectual significativa em pacientes sem suporte familiar adequado
- Quadro de transtorno psiquiátrico não controlado, incluindo uso de álcool ou drogas ilícitas. No entanto, quadros psiquiátricos graves sob controle não são contraindicações obrigatórias à cirurgia
- Doença cardiopulmonar grave e descompensada que influencie a relação risco-benefício
- Hipertensão portal com varizes esofagogástricas e doenças imunológicas ou inflamatórias do trato digestivo superior que predisponham o indivíduo a sangramento digestivo ou outras condições de risco
- Síndrome de Cushing decorrente de hiperplasia na suprarrenal não tratada e tumores endócrinos

- Uma equipe multidisciplinar deve avaliar os indivíduos no período pré-operatório e acompanhá-los no pós-operatório durante a vida toda;
- As melhores evidências disponíveis demonstram redução do peso e melhora das co-morbidades nos indivíduos com IMC > 40 kg/m² submetidos ao procedimento;
- Não existe evidência que comprove a superioridade de uma determinada técnica ou acesso cirúrgico;
- São necessários estudos de efetividade da utilização do procedimento nas diferentes realidades do sistema de saúde do Brasil para que se possa conhecer o real impacto do procedimento na saúde da população.

Parece claro o benefício da cirurgia nas condições expostas, mas deve-se lembrar que o maior contingente de pessoas está acima do peso ou apresenta obesidade tipo 1. Nessa circunstância, questiona-se o que é possível ofertar, além da mudança de comportamento alimentar e de hábitos de vida sedentários, para evitar que essa patologia crônica evolua e comprometa a qualidade de vida, contribuindo ainda para a ocorrência de diabetes, doenças cardiovasculares, distúrbios ventilatórios, esteatose hepática e câncer.

Há diversas opções de tratamentos medicamentosos que, embora não curem a obesidade, podem controlar a doença e suas comorbidades. Entre as drogas disponíveis, destacam-se os anorexígenos (dietilpropiona, mazindol, anfepramona), a sibutramina, o orlistate, os inibidores da recaptação de serotonina e a associação de bupropion e naltrexona. Todavia, essas medicações são alvo de controvérsias porque, ainda que haja evidências clínicas para a perda de peso, apresentam muitos efeitos colaterais.[6]

Os critérios utilizados para se considerar uma boa resposta terapêutica medicamentosa são:

- Perda de 1% de peso/mês, nos primeiros 3 meses, atingindo pelo menos a redução de 5% do peso corporal em 3 a 6 meses;
- Melhora dos fatores de risco presentes no início do tratamento;
- Manutenção sustentada dessa perda de peso, com variação ≤ 3% do peso atingido durante o tratamento.

Nos casos em que a resposta ao tratamento é satisfatória, a manutenção da terapêutica medicamentosa por período longo deve ser discutida. No entanto, se as metas mencionadas não forem atingidas ou se o paciente começar a recuperar o peso perdido na vigência da medicação, orienta-se a substituição da droga.

O uso de medicamentos no tratamento de obesidade e sobrepeso está indicado quando houver falha do tratamento não farmacológico em pacientes com:

- IMC ≥ 30 kg/m²;
- IMC ≥ 25 kg/m² associado a outros fatores de risco, como hipertensão arterial, diabetes melittus tipo 2, hiperlipidemia, apneia do sono, osteoartrose, entre outras;
- Circunferência abdominal ≥ 102 cm (homens) e ≥ 88 cm (mulheres).

Mais recentemente, tem-se utilizado fármacos análogos do GLP-1, mimetizando a ação desse hormônio. O GLP-1 é produzido pelas células neuroendócrinas L da mucosa intestinal e sua secreção no período pósprandial é estimulada por nutrientes. Esse hormônio promove o aumento da saciedade e, consequentemente, a redução da ingesta de alimentos por meio de dois mecanismos: ação central (centro da saciedade) e retardo no esvaziamento gástrico.

Além de estimular a secreção de insulina, o GLP-1 também inibe a secreção do glucagon. Entretanto, essas ações são glicose-dependentes e observadas apenas em condições de hiperglicemia.

Os efeitos fisiológicos do GLP-1 contribuem de modo importante para o controle da glicemia tanto no período pós-prandial quanto em jejum e estão diminuídos nos portadores de diabetes melittus tipo 2 (DM2). O aumento da concentração sérica do GLP-1 para níveis farmacológicos é capaz de corrigir a hiperglicemia de pacientes com DM2.

Em artigo de Tronieri et al.,[7] pacientes foram randomizados para terapia comportamental intensiva isolada (IBT-isolada), IBT associada a liraglutide 3 mg/dia (IBT-liraglutide) ou IBT-liraglutide combinado com dieta de substituição de refeição de 12 semanas (multicomponente), apresentando os seguintes resultados: após 52 semanas, os participantes tratados por IBT-isolada perderam 6,2 ± 1,6% do peso inicial, em comparação com 11,8 ± 1,6% e 12,1 ± 1,5% dos grupos IBT-liraglutida e multicomponentes, respectivamente. Os autores concluíram, portanto, que a associação de liraglutida e atividades comportamentais e dietéticas é favorável.

Pelo exposto, comprova-se também que dieta e exercícios, exceto em circunstâncias controladas, não são adequados para perda de peso eficaz e prolongada na maioria dos pacientes obesos.

Diversos fármacos destinados à redução do peso foram removidos do mercado e as novas drogas mostram perda de peso ainda modestas. A intervenção cirúrgica, especificamente os procedimentos que alteram a anatomia gastrintestinal, apresenta perda de peso adequada e sustentada ao longo do tempo, com cerca de 30% de reganho.[8]

Por outro lado, é conhecido que os procedimentos cirúrgicos requerem anestesia geral e podem apresentar complicações que acarretam um período prolongado de internação. Há, portanto, uma demanda por intervenções menos invasivas para perda de peso, que reduzam potencialmente a morbidade e facilitem o acesso a um maior número de pacientes. Uma variedade de novas modalidades endoscópicas podem se encaixar nesse perfil.

Fato relevante é que a terapia endoscópica bariátrica e metabólica (EBMT – *Endoscopic bariatric and metabolic therapies*), realizada em ambiente ambulatorial, oferece um adequado perfil de segurança, com menor custo em comparação à cirurgia bariátrica. Esses benefícios aumentam o apelo e a aceitação dessa terapia, principalmente em indivíduos com obesidade grau 1.

No momento, diversos dispositivos médicos empregados por via endoscópica estão sendo estudados para auxiliar na redução de peso, sendo alguns deles legalmente comercializados e citados neste livro em capítulos específicos.

Esses dispositivos podem ser categorizados de acordo com seu mecanismo de ação:

- Restrição: dispositivos que ocupam espaço (p. ex., balão intragástrico) e técnicas de sutura (p. ex., gastroplastia endoscópica);
- Má absorção: exclusão duodenal (p. ex., dispositivos que impedem o contato do alimento com a parede do intestino proximal);
- Alterações neuro-hormonais: modulação da saciedade (p. ex., injeção de toxina botulínica);
- Mecanismos combinados.

As EBMT estão indicadas como:

- Terapia primária: sobrepeso, obeso grau 1;
- Terapia em ponte: pré-operatória;
- Terapia metabólica: diabetes e hiperlipidemia;
- Terapia revisional: reganho de peso após *bypass* gástrico.

Em 2011, um grupo de trabalho envolvendo a American Society for Gastrointestinal Endoscopy/American Society for Metabolic and Bariatric Surgery (ASGE/ASMBS) publicou um artigo traçando o caminho para as terapias bariátricas endoscópicas com base nos limites de eficácia e segurança.[9] Os parâmetros adotados são apresentados no Quadro 1.1.2.

As Tabelas 1.1.1 e 1.1.2 permitem avaliar de modo bastante adequado os resultados globais dos diferentes objetivos da terapia endoscópica bariátrica e metabólica, no que tange às indicações de terapia primária, em ponte, intervenção precoce e doença metabólica, porém não contemplam a análise específica de cada tipo de dispositivo.

É necessário estabelecer um modelo de avaliação desses dispositivos endoscópicos, com base na determinação de risco-benefício, para sua incorporação ao algoritmo de tratamento do sobrepeso e da obesidade.

Segundo o Centro de Dispositivos e Saúde Radiológica (CDRH) da Food and Drug Administration (FDA),[10] órgão regulatório do governo americano, o processo de regulamentação para dispositivos médicos requer vários níveis de informação, como desenvolvimento do dispositivo, estudo piloto ou de viabilidade (que demonstre a eficácia inicial e a segurança) e comercialização. Embora essa informação possa ser utilizada para a avaliação inicial dos riscos associados ao dispositivo, dados adicionais são obtidos durante o estudo crucial que pode alterar ou confirmar o perfil de risco. A informação essencial do estudo é considerada durante a avaliação do dispositivo para comercialização.

Lerner *et al.*,[10] preocupados com a melhor maneira de analisar esses dispositivos, propuseram um novo modelo para avaliação sistemática dos riscos e benefícios associados a dispositivos de obesidade, considerando mais formalmente o tamanho da amostra e as determinações do objetivo final do estudo com base nos riscos previstos. A abordagem incluiu muitos conceitos importantes de avaliação de risco, como:

- Tipo de benefício;
- Magnitude e duração do benefício;
- Probabilidade de o paciente obter o benefício;
- Número, gravidade e tipos de eventos prejudiciais associados ao uso do dispositivo;
- Probabilidade de ocorrer um evento prejudicial.

O principal método para avaliação da perda de peso (proposto e aceito nesta reunião), é a percentagem de perda corporal total em vez da percentagem de excesso de perda de peso. O argumento é que, em populações de peso mais baixo, esse método fornece uma avaliação mais precisa do verdadeiro sucesso na perda de peso.

A Tabela 1.1.3 fornece as categorias propostas e exemplos de eventos incluídos em cada uma delas. A proposta categoriza eventos adversos de maneira diferente do tradicional. Para fins dessa avaliação risco-benefício, a divisão categoriza eventos de acordo com seu risco relativo com base no resultado.

Quadro 1.1.2 Critérios de EBMT.

1. Perda de peso

O sistema de classificação para perda de peso baseia-se na porcentagem de perda do excesso de peso (EWL) e na perda total de peso corporal (TBW /perda absoluta) obtidas a partir de uma intervenção.

- + Equivalente à terapia médica, mínimo de 5%
  Mudança no TBW
- ++ Mínimo de 20% EWL
- +++ Equivalente à banda gástrica, mínimo de 25% EWL, mas pode ser menor para procedimentos de baixo risco, dependendo da indicação primária da intervenção

2. Segurança

Este sistema de classificação compara a EBMT a outros procedimentos endoscópicos; como aqueles com risco mínimo (p. ex., colonoscopia com polipectomia) ou com potencial para risco significativo (p. ex., CPRE com esfincterotomia)

- + Risco moderado
- ++ Risco modesto
- +++ Risco mínimo

3. Eficácia

- + Alcança a redução relativa do risco, proporcionando perda de peso leve a moderada
- ++ Efeito modesto na perda de peso ou em doença metabólica, sem perda de peso substancial necessária
- +++ Efeito profundo na perda de peso e em doenças metabólicas

4. Durabilidade

- + Efeito rápido da terapia (perda de peso ou melhora metabólica), com duração de curto prazo (6 meses)
- ++ Efeito mínimo de 1 ano de terapia é passível de repetição
- +++ Efeito sustentado da terapia por 5 anos

5. Anatomia Alterada

- – Nenhuma mudança permanente na anatomia gastrintestinal
- + Aceitável mudança permanente da anatomia gastrintestinal

Tabela 1.1.1 Resultados graduados das EBMT.

EBMT	Perda de peso	Segurança	Eficácia	Durabilidade	Alteração anatômica
Intervenção precoce	+	+++	++	++	–
Ponte	+ ou ++	++	+	+	–
Doença metabólica	+	++	++	++	+
Cirurgia bariátrica endoluminal	+++	+	+++	++ ou +++	+

Fonte: Adaptada de ASGE/ASMBS Task Force on Endoscopic Bariatric Therapy, 2011.[9]

Tabela 1.1.2 Propriedades esperadas das EBMT de acordo com a intenção da intervenção.

Categoria/intenção da EBT	Repetibilidade	Expectativa de durabilidade
Primária (perda de peso)	Improvável	Longa
Terapia de ponte	Não é necessária	Curto
Intervenção precoce	Sim	Intermediária
Doença metabólica	Sim	Longa

Fonte: Adaptada de ASGE/ASMBS Task Force on Endoscopic Bariatric Therapy, 2011.[9]

Tabela 1.1.3 Definição dos níveis de risco com base na porcentagem de pacientes com eventos esperados e inesperados durante 1 ano após a colocação do dispositivo, definido por categoria.

	Categoria do evento adverso	Nível 1	Nível 2	Nível 3	Nível 4	Exemplos de eventos
A	Desconforto que não requer medicamentos prescritos ou outras intervenções médicas, mas talvez precise de medicamentos de venda livre	≤ 100%	≤ 100%	≤ 100%	Qualquer % maior que a listada no nível 3 coloca o dispositivo no nível 4	Náuseas, vômito, dor, constipação, arrotos, inchaço, gases, cólicas, dispepsia, diarreia, desidratação
B	Consultas médicas agendadas	≤ 100%	≤ 100%	≤ 100%		Ajuste de banda
C	Consultas médicas não agendadas	< 10%	< 50%	≤ 100%		Ajustes de banda devido a disfagia, administração de fluidos IV
D	Problemas que podem ser administrados com medicamentos prescritos, dietas, cuidados tópicos ou intervenções leves	< 5%	< 50%	≤ 100%		Náuseas, vômito, dor, infecção, desidratação, sangramento cutâneo, DRGE, esofagite, gastrite, anemia não hemorrágica, disfagia, inflamação, depressão que requer medicamentos
E	Endoscopia programada	< 2%	≤ 100%	≤ 100%		Remoção do dispositivo, ajustes do dispositivo, avaliação diagnóstica
F	Endoscopia não programada	< 2%	< 10%	< 20%		Remoção do dispositivo, ajustes do dispositivo, avaliação diagnóstica ou intervenção terapêutica (por exemplo, devido a disfagia ou sangramento)
G	Consequências da má absorção/desnutrição para a saúde	< 2%	< 10%	< 20%		Deficiências nutricionais (como anemia, deficiência de ferro, desequilíbrio de eletrólitos) ou efeitos sobre os níveis de medicação, desenvolvimento de um transtorno alimentar
H	Desconforto significativo que não é administrado, mesmo com medicamentos	< 0,1%	< 20%	< 50%		Fortes náuseas, vômito, inchaço, DRGE
I	Danos em tecidos que precisam de tratamento (não operações)	< 0,1%	< 10%	< 20%		Erosão, úlcera, sangramento da mucosa GI ou esofágica
J	Hospitalização, sem operação	< 0,1%	< 5%	< 5%		Visita ao PS, antibióticos IV para infecção, medicação IV para dor aguda, anemia severa com ou sem necessidade de transfusão de sangue, pneumonia, necessidade de anticoagulantes para embolia pulmonar, depressão grave

Tabela 1.1.3 (Cont.) Definição dos níveis de risco com base na porcentagem de pacientes com eventos esperados e inesperados durante 1 ano após a colocação do dispositivo, definido por categoria.

	Categoria do evento adverso	Nível 1	Nível 2	Nível 3	Nível 4	Exemplos de eventos
K	Hospitalização, com operação	< 0,1 %	< 1%	< 1%		Perfuração GI ou esofágica, remoção da vesícula biliar, obstrução (todas as etiologias), remoção não programada do dispositivo devido a dor aguda ou outros sintomas
L	Morte	< 0,1 %	< 0,1%	< 0,1%		

IV: intravenous, GERD: gastroesophageal reflex disease, GI: gastrointestinal, ER: emergency room.
Fonte: Adaptada de Lerner et al., 2013.[10]

A durabilidade esperada da perda de peso deve depender do nível de risco do dispositivo. Para um dispositivo com risco nível 1, não é necessário fornecer perda de peso a longo prazo; a eficácia pode ser avaliada apenas 6 meses após sua colocação. No entanto, para um dispositivo com risco nível 4, a eficácia deve ser avaliada em 3 anos, como foi feito para as aprovações originais dos dispositivos de banda gástrica. Alguns dispositivos temporários podem não ser destinados a fornecer perda de peso a longo prazo; nesses casos, a aceitabilidade da perda de peso a curto prazo dependeria do nível de risco do dispositivo.

A importância dos conceitos apresentados está diretamente relacionada ao o que esperar dos resultados dos diferentes dispositivos endoscópicos no tratamento do sobrepeso e da obesidade. Deve-se apresentar ao paciente as diferentes técnicas utilizadas de acordo com o objetivo a ser alcançado, o que trará a ele uma melhor qualidade de vida. Não se deve criar a expectativa de resultados semelhantes entre os métodos endoscópicos e cirúrgicos, visto que as indicações são diferentes, bem como a avaliação de riscos e benefícios. Como exemplo, pode-se citar o emprego do balão intragástrico (nível 1), que, com base na avaliação de risco e efetividade (Tabela 1.1.4), deve obter porcentagem de perda de peso absoluta (mensurada em 6 meses) mínima de 5%, mas superior estatisticamente quando comparada com a porcentagem de perda de peso absoluto obtida por adoção de dieta e prática de atividade física em estudos comparativos, conforme demonstrado por Moura et al.[11]

Essa avaliação difere quando se compara, por exemplo, o resultado final da perda de peso com o emprego da técnica cirúrgica de colocação de banda gástrica (nível 4). A meta, nessa circunstância, é obter um resultado da porcentagem de perda de peso absoluta (mensurada em 3 anos) com a banda gástrica 13% superior ao obtido no grupo *sham*.

A EBMT, como abordagem adjunta, preenche uma importante lacuna entre as tradicionais opções de tratamento. O relatório de avaliação da EBMT feito pela ASGE demonstra sua superioridade em comparação com as intervenções de mudanças comportamentais em ensaios clínicos randomizados, apresentando me-

Tabela 1.1.4 Nível de efetividade: porcentagem de perda absoluta de peso.

Nível 1	Nível 2	Nível 3	Nível 4
• TBWL observada de 5% e estatisticamente superior a dieta controlada e prática de exercícios • Mensuração em 6 meses	• TBWL observada de 8% acima do *sham* e 50% dos pacientes com perda de 5% da TBWL no grupo tratado • Mensuração em 1 ano	• TBWL observada de 10% acima do *sham* e 50% dos pacientes com 7% de TBWL no grupo tratado • Mensuração em 2 anos	• TBWL observada de 13% acima do sham e 50% dos pacientes com 10% de TBWL no grupo tratado • Mensuração em 3 anos

Fonte: Adaptada de Lerner et al., 2013.[10]

nores taxas de eventos adversos.[12] A posição da ASGE é de que as EBMT aprovadas pela FDA atendem aos limites de eficácia e segurança e devem ser incluídas no algoritmo de tratamento da obesidade como terapia adjuvante em programas de intervenção de estilo de vida, conforme delineado pela American Heart Association/Colégio Americano de Cardiologia/Sociedade de Obesidade para a gestão de sobrepeso e obesidade em adultos.[13]

Assim, conclui-se que o desenvolvimento e a aprovação de sistemas eficazes e seguros da EBMT representam uma opção a mais no tratamento dessa complexa patologia.[14] A expertise terapêutica obtida por meio de treinamento apropriado é, sem dúvida, importante; contudo, o benefício máximo da EBMT só é plenamente alcançado em um tratamento abrangente e multidisciplinar de controle de peso.

REFERÊNCIAS

1. World Health Organization. Obesity and overweight. Disponível em: https://www.who.int/news-room/fact-sheets/detail/obesity-and-overweight. Acesso em: 05/08/2019.

2. Ministério da Saúde. Indicações para cirurgia bariátrica. Disponível em: http://portalms.saude.gov.br/atencao-especializada-e-hospitalar/especialidades/obesidade/tratamento-e-reabilitacao/indicacoes-para--cirurgia-bariatrica. Acesso em: 05/08/2019.

3. Associação Brasileira para o Estudo da Obesidade e da Síndrome Metabólica. Diretrizes brasileiras de obesidade 2009/2010. 3.ed. Itapevi: AC Farmacêutica; 2009.

4. Sociedade Brasileira de Endocrinologia e Metabologia, Sociedade Brasileira de Clínica Médica, Sociedade Brasileira de Medicina da Família e Comunidade, Sociedade Brasileira de Nutrição Parenteral e Enteral, Associação Brasileira de Nutrologia. Obesidade e sobrepeso: tratamento farmacológico. Projeto Diretrizes, 2010. Associação Médica Brasileira e Conselho Federal de Medicina. Disponível em: http://diretrizes.amb.org.br/_BibliotecaAntiga/obesidade_e_sobrepeso_tratamento.pdf. Acesso em: 05/08/2019.

5. Brasil. Ministério da Saúde. Cirurgia bariátrica no tratamento da obesidade mórbida. Rebrats. 2008;3(5).

6. Gallwitz B. The evolving place of incretin-based therapy in type 2 diabetes. Pediatr Nephrol. 2010;25:1207-7.

7. Tronieri JS, Wadden TA, Walsh O, Berkowitz RI, Alamuddin N, Gruber K et al Effects of liraglutide on appetite, food preoccupation, and food liking: results of a randomized controlled trial. Int J Obes (Lond). 2019; [no prelo].

8. Chang SH, Stoll CR, Song J, Varela JE, Eagon CJ, Colditz GA.. The effectiveness and risks of bariatric surgery: an updated systematic review and meta-analysis, 2003-2012. JAMA Surg. 2014;149:275-87.

9. ASGE/ASMBS Task Force on Endoscopic Bariatric Therapy. A pathway to endoscopic bariatric therapies ASGE/ASMBS Task Force on endoscopic bariatric therapy. Surg Obes Relat Dis. 2011;7:672-82.

10. Lerner H, Whang J, Nipper R. Benefit-risk paradigm for clinical trial design of obesity devices: FDA proposal. Surg Endosc. 2013;27(3):702-7.

11. Moura DTH, Oliveira J, Moura EGH, Bernardo W, Galvão Neto M, Campos J et al. Effectiveness of intragastric balloon for obesity: a systematic review and meta-analysis based on randomized control trials. Surg Obes Relat Dis. 2016;12(2):420-9.

12. ASGE Bariatric Endoscopy Task Force, ASGE Technology Committee, Abu Dayyeh BK, Edmundowicz SA, Jonnalagadda S, Larsen M et al. Endoscopic bariatric therapies. Gastrointest Endosc. 2015;81:1073-86.

13. Jensen MD, Ryan DH, Apovian CM, Ard JD, Comuzzie AG, Donato KA et al. 2013 AHA/ACC/TOS guideline for the management of overweight and obesity in adults: a report of the American College of Cardiology/American Heart Association Task Force on Practice Guidelines and The Obesity Society. Circulation. 2014;129:S102-38.

14. Sullivan S, Edmondwicz SA, Thompson CC. Endoscopic bariatric and metabolic therapies: new and emerging technologies. Gastroenterology. 2017;152:1791-801.

capítulo **2**

NUTRIÇÃO

2.1 Condução Dietética de Pacientes na Endoscopia Bariátrica

INTRODUÇÃO

A base do controle do excesso de peso e da obesidade é uma associação entre as abordagens médica, nutricional, psicoterápica e esportiva. Essa terapêutica passa por orientação dietética hipocalórica (800 a 1.500 kcal/dia) devidamente regulamentada e acompanhada por um nutricionista com experiência na área e adaptada para cada indivíduo.[1] Perdas de 5 a 10% do peso já contribuem significativamente para a melhora do estado inflamatório da obesidade e o controle das doenças associadas ao excesso do peso.[2]

Tratamentos convencionais, como dieta, atividade física e terapias comportamentais e farmacológicas, não trazem resultados satisfatórios para uma grande parte da população, de modo que outras abordagens se tornaram populares,[3,4] a exemplo das terapias endoscópicas, que estão ocupando o espaço dos tratamentos cirúrgicos e das abordagens clínicas e comportamentais.[5-7]

Por via endoscópica é possível atuar no combate à obesidade por meio de métodos restritivos, como endosuturas e balões gástricos, e métodos disabsortivos, como bypass jejunal, próteses para revestimento intestinal e aspirações do conteúdo gástrico.[7]

Pouco se fala sobre a atuação do nutricionista em equipes de endoscopia bariátrica, embora a presença desse profissional na equipe seja consenso entre médicos brasileiros.[8] O papel do nutricionista na equipe de endoscopia bariátrica inicia-se na avaliação do estado nutricional do paciente, que deve incluir a análise de exames laboratoriais prévios, quando necessários, bem como das possíveis mudanças alimentares, com informações pessoais e familiares, e da taxa metabólica em diferentes momentos do tratamento. Além disso, o nutricionista também deve investigar aversões e preferências alimentares do paciente, para que possa elaborar um plano alimentar sustentável por longos períodos, visto que acompanhará a evolução da consistência e da qualidade dos alimentos nas diferentes fases do tratamento, evitando retiradas precoces de próteses, dificuldades de adaptação ao procedimento realizado e deficiências dietéticas.[9]

Gabriel Cairo Nunes ■

BALÃO INTRAGÁSTRICO

Após a inserção do balão intragástrico (BIG), a maioria dos pacientes apresenta desconforto gastrintestinal em graus variados, desde pequenas náuseas e cólicas até vômitos, refluxo e desidratação moderada a grave. Por essa razão, no início do tratamento, a dieta deve, obrigatoriamente, ser de fácil esvaziamento gástrico, com evolução gradual de consistência, de acordo com a tolerância de cada paciente.[9]

A progressão da dieta líquida para sólida é feita de acordo com a adaptação ao balão e a diminuição dos sintomas iniciais. A literatura sobre a evolução dietética é concordante (Tabela 2.1.1).

É importante lembrar muitos pacientes obesos utilizam hipoglicemiantes e hipotensivos orais, sendo prudente, nesses casos, acompanhar a glicemia e a pressão arterial, a fim de evitar a ocorrência de hipoglicemia e hipotensões nessa fase de restrição alimentar.[9]

Em todas as fases orienta-se que os pacientes evitem alimentos ricos em sacarose – não apenas para perda de peso, mas também para proteção da prótese, já que ocorre estase gástrica em virtude do uso de inibidores de bomba de prótons, o que facilita proliferação fúngica na superfície do BIG. Também se recomenda evitar ao máximo o consumo de bebidas alcoólicas e gaseificadas, porque, embora esses efeitos ainda sejam controversos, podem estar relacionados ao aumento da liberação de ácidos gástricos e ao relaxamento do esfíncter inferior, favorecendo maior esvaziamento gástrico, efeito contrário ao desejado com BIG. É útil, ainda, que o paciente descreva sua alimentação em um diário ou registro alimentar, a fim de facilitar a observação das mudanças alimentares.[9,18]

Tabela 2.1.1 Evidências em evolução da consistência da dieta após colocação de BIG.

Autor	Orientação dietética
Ganc et al.[10]	Líquida por 3 dias, em temperatura fria, até 800 kcal/dia, com evolução para pastosa (12 a 18 dias) e consistência livre até 1.000 kcal/dia
Sallet[11]	Líquida nos primeiros dias, individualizada, até 1.000 kcal/dia
Lopez-Navas et al.[12]	Líquida nos primeiros dias, com progressão lenta, até 1.000 kcal/dia
Kotzampassi et al.[13]	Líquida nos primeiros 3 dias, evoluindo para semissólida e, posteriormente, para sólida, de 800 até 1.000 kcal/dia
Dastis et al.[14]	Líquida por 3 dias, com shakes proteicos, progredindo para dieta adaptada ao paciente com controle de 1.000 kcal/dia dividas em 15% de proteínas, 30% ou menos de lipídios e o restante de carboidratos Evitar ao máximo o consumo de álcool
de Castro et al.[15]	Líquida, com evolução gradual para sólida, 1.000 kcal/dia Diferentemente dos demais autores, orienta o uso de complexo vitamínico
Göttig[16]	Líquida durante as três primeiras semanas e, depois, iniciar gradualmente dieta sólida
Gümürdülü et al.[17]	Líquida até o final da primeira semana; após esse período, evolução gradual ajustada individualmente com 1.100 kcal/dia
Nunes et al.[18]	• Fase 1: líquida restrita por 3 dias após a colocação do BIG, com 500 kcal/dia • Fase 2: líquida completa por 4 dias, com 700 kcal/dia • Fase 3: pastosa ou cremosa liquidificada por 7 dias, com 700 kcal/dia • Fase 4: branda ou amolecida pelo cozimento por 7 dias, com 750 kcal/dia • Fase 5: consistência normal hipocalórica até a véspera da retirada ou o ajuste do volume do BIG (800 a 1.000 kcal/dia) • Fase 6: líquida por dias, com 750 kcal/dia, para retirada do assessório

Balão intragástrico ajustável: progressão volumétrica

Alguns pacientes preferem utilizar um BIG ajustável em razão da possibilidade de aumento do volume, com incremento na perda de peso. A ideia principal da progressão volumétrica do BIG é que, aumentando o volume, haverá maior dificuldade no esvaziamento gástrico, diminuindo, consequentemente, a ingestão volumétrica de alimentos.

Após o ajuste do BIG, o paciente deve seguir protocolo similar ao inicialmente utilizado na colocação da prótese, porém com evolução mais rápida da consistência dietética.[19]

Diminuição volumétrica do BIG ajustável por desconforto

A maior parte dos pacientes apresenta desconforto em graus variados (náuseas, eructação, azia, refluxo, vômito, cólica), e essa condição pode se agravar se não houver um controle dietético adequado, principalmente de água e eletrólitos. Em alguns casos, os sintomas são tão evidentes que a redução volumétrica do BIG se torna uma opção para facilitar o esvaziamento gástrico. Idealmente, a diminuição do volume do BIG deve ser realizada apenas quando o paciente estiver seguindo de maneira correta o plano dietético e, mesmo assim, apresentar dificuldade de adaptação. Nos casos em que se orienta transgressão da dieta, o indicado é fazer uma regressão para consistência líquida por 2 dias e reavaliar a sintomatologia, reiniciando a progressão dietética para consistência normal.

Em alguns trabalhos, observa-se que, quando há diminuição do volume da prótese, esses sintomas melhoram, mas também há pouca perda de peso.[19] Por essa razão, antes de diminuir o volume da prótese em virtude de desconforto e possível impactação alimentar, recomenda-se fazer regressão da consistência da dieta.[18]

Intolerância e impactação alimentar

Uma das principais funções do BIG é o retardo do esvaziamento gástrico, causando maior plenitude gástrica. A impactação alimentar deve ser ajustada individualmente para cada paciente, visto que existe variabilidade na tolerância ao volume dietético entre os indivíduos. Por isso, a utilização de algum tipo de registro alimentar pode ser útil para a identificação de intolerância e o ajuste individualizado do volume da dieta.[9]

A presença de resíduos alimentares gástricos é uma condição frequente, ocasionando eructações fétidas por putrefação alimentar, azia por excesso de produção ácida (mesmo em uso de IBP), refluxo e, em alguns casos, vômitos espontâneos e cólica gástrica. A ferramenta mais eficiente para identificar o esvaziamento gástrico após uma refeição é o diário alimentar, relatando a sensação que o paciente tem após a ingestão, pois isso permite a reorientação sobre o volume e a distribuição da alimentação.

Proteínas de fonte animal, incluindo carne vermelha, são os alimentos mais comumente relacionados a eructação, cólica e refluxo. Contudo, é esperado que esses alimentos causem tal sintomatologia, uma vez que estão associados à maior liberação de hormônios de saciedade, os quais, em efeito cascata, diminuem o esvaziamento gástrico e a motilidade intestinal.[20,21]

Diante da sintomatologia de impactação/estase alimentar, recomenda-se a regressão da dieta para pastosa por no mínimo 3 dias, permitindo que os alimentos presentes na cavidade gástrica sejam esvaziados sem causar grande impactação alimentar. Alimentos na forma líquida, dependendo de sua composição de macronutrientes, podem promover um esvaziamento gástrico mais rápido, causando menor sensação de saciedade e, consequentemente, podendo acarretar maior ingestão energética.[22-24]

Dieta para retirada do BIG

O BIG causa diminuição da velocidade do esvaziamento gástrico, ou seja, para que o estômago esteja totalmente "limpo" para a remoção adequada do balão, é necessária uma dieta líquida de no mínimo 3 dias antes do procedimento e um jejum total de 8 h (fase 6).

Alguns autores relatam o uso de refrigerantes ou bebida gaseificadas para facilitar o esvaziamento gástrico,[13] porém não há relatos comprovando que essa prática é melhor que apenas a dieta líquida associada ao jejum.

Acompanhamento após retirada do BIG

A adesão às consultas nutricionais em grupos que tratam pacientes bariátricos é baixa.[25-27] Esse dado também é comum em pacientes que utilizam BIG, observando-se que 50% dos pacientes retornam menos de 6 vezes no período de 1 ano – em nosso trabalho,[18] constatou-se uma média de 47,2% retornos.[18] Essa evasão das consultas pode interferir negativamente nos resultados a longo prazo, porém esses dados são comumente encontrados na literatura em todos os tratamentos para perda de peso.[28-30]

ATUAÇÃO NUTRICIONAL NA GASTROPLASTIA ENDOSCÓPICA PRIMÁRIA

A técnica de gastroplastia endoscópica resulta em diminuição do volume gástrico quando comparado à sua capacidade natural. O papel do nutricionista é avaliar o estado nutricional prévio à realização da sutura a partir de exames físicos e laboratoriais, além de orientar uma alimentação de consistência líquida adaptada às comorbidades do paciente nas primeiras 2 semanas após o procedimento, progredindo individualmente a consistência até a quarta semana.[31,32] Após esse período, a elaboração de um plano alimentar hipocalórico, o uso, quando necessário, de complexo vitamínico e as orientações sobre alimentação prazerosa, porém com restrição de volume, fazem parte do tratamento nutricional, favorecendo a mudança de hábitos alimentares do paciente.

A progressão da dieta líquida para sólida é feita de acordo com a adaptação do paciente e a diminuição dos sintomas iniciais (cólicas, pequenas dores e refluxo). A literatura sobre a evolução dietética é concordante (Tabela 2.1.2).

A adesão ao acompanhamento nutricional resulta em melhores resultados na perda de peso em longo prazo, mas esse acompanhamento ainda é um obstáculo nos tratamentos endoscópicos para emagrecimento.[33]

Utiliza-se uma evolução nutricional similar à dos procedimentos cirúrgicos, em que, no pós-operatório imediato, a dieta tem como principais objetivos melhorar o processo de cicatrização tecidual e evitar ao máximo as complicações nutricionais. Por isso, deve-se obedecer uma sequência de consistências que variam de 4 a 6 semanas:

- Líquida clara: 3 a 5 dias;
- Líquida completa: 5 a 10 dias;
- Pastosa: 7 dias;
- Branda: após 21 dias;
- Consistência normal hipocalórica: adaptada individualmente.

Nas primeiras semanas, a dieta padronizada é a líquida, que tem como objetivos a readaptação do estômago, o repouso gástrico (evitando distensão e possíveis rupturas dos pontos) e a manutenção da hidratação, além de impedir que resíduos possam aderir à região grampeada.[35]

AspireAssist®

A técnica AspireAssist® tem por objetivo retirar o conteúdo ingerido do estômago por uma sonda que se assemelha a uma gastrostomia percutânea associada a uma bomba de infusão invertida (de dentro para fora). A perda de peso pode chegar a 18,6% em acompanhamento de 12 meses.[36]

Outro trabalho mostra que a utilização dessa técnica associada a uma orientação dietética hipocalórica (menos de 700 kcal e com 68 g de proteína/dia) previamente ao tratamento pode apresentar perdas de mais de 40% do excesso de peso em acompanhamento de 6 meses, de 54% em 12 meses e de 61,5% em 24 meses. Embora incomum, essa técnica é consistente para perda de peso, segura no que se refere a deficiências nutricionais e melhorou a qualidade de vida dos pacientes.[37]

Além da perda de peso, alguns trabalhos mostram que também há controle de comorbidades, principalmente de diabetes tipo 2. Quanto à técnica dietética, há poucos trabalhos mostrando como proceder,[36-38] porém, para que a bomba possa "sugar" o conteúdo gástrico, é ne-

Tabela 2.1.2 Evolução dietética após gastroplastia endoscópica.	
Autor	Orientação dietética
Lopez-Nava et al.[32]	Líquida por 2 semanas, evolindo com pequenas refeições semissólidas e hipocalóricas adaptadas às preferências alimentares após a quarta semana
Abu Dayyeh et al.[31]	Líquida com suplementos proteicos por 2 semanas, evoluindo para consistência pastosa na terceira semana e, posteriormente, para alimentação de consistência normal, com até 1.200 kcal e 70 g de proteína/dia
Lopez-Nava et al.[33]	Líquida no dia anterior ao procedimento, sendo continuada por pelo menos 2 semanas depois, progredindo, então, de líquidos hipocalóricos para pequenas refeições semissólidas ao longo de 4 semanas
Hill et al.[34]	Líquida por 3 dias, com progressão para pastosa e sólida em 2 semanas

cessário que o paciente ingira uma boa quantidade de líquidos junto com a refeição e mastigue o máximo que puder (até a exaustão). Somente 20 min após a refeição é que se inicia a aspiração, que dura em média 10 a 15 min e aspira cerca de 30% da refeição ingerida.[36]

Ainda que não tenham sido observadas carências nutricionais associadas a essa técnica, tratamentos para perda e manutenção da perda de peso devem ser acompanhados de modificação do comportamento alimentar, visando a uma mudança nos hábitos alimentares.

A orientação de alimentação hipocalórica, associada ao uso de complexos vitamínicos e proteicos diários (quando há restrições alimentares graves), deve ser estimulada para que haja manutenção da massa magra e para que sejam evitadas carências nutricionais. Supervisão nutricional com exames laboratoriais frequentes também é necessária.[1,9]

CONDUTAS NUTRICIONAIS NO REGANHO DE PESO APÓS CIRURGIA BARIÁTRICA

O bypass gástrico em Y de Roux (BGYR) é considerado padrão-ouro da cirurgia bariátrica.[39] O elemento restritivo diminui a capacidade gástrica, promovendo rápida sensação de saciedade após as refeições; já o elemento disabsortivo reduz a absorção dos nutrientes, além de envolver mecanismos neurais e hormonais que contribuem para a diminuição do apetite e a maior eficiência na perda de peso.[40,41]

O pico da perda de peso ocorre entre 18 e 24 meses de pós-operatório, mas, com o passar dos anos, pode haver recuperação de 10% a 15% do peso mínimo atingido.[42] Ganhos de peso mais expressivos, associados ao retorno de comorbidades anteriormente controladas, ou se o paciente não for capaz de manter pelo menos 50% da perda do excesso de peso, são considerados "patológicos".[43]

O reganho ou a perda insuficiente de peso no obeso mórbido operado causa frustração não só para o paciente, mas também para toda a equipe multidisciplinar. Os mecanismos responsáveis por isso são inúmeros, incluindo ingestão calórica abusiva, sedentarismo, fatores metabólicos, mudanças hormonais, fístulas gastro-gástricas, dilatação do pouch gástrico e dilatação da anastomose gastrojejunal.[44]

Um elemento importante para o sucesso em longo prazo da perda ponderal é o acompanhamento da equipe multidisciplinar com programas educativos que orientem quanto à necessidade de adesão às recomendações dietéticas, comparecimento às consultas e prática de atividade física.[45] Infelizmente, menos de 60% dos pacientes aderem aos retornos com equipe multiprofissional.[46]

Plasma de argônio

O procedimento de plasma de argônio promove progressivamente a redução do diâmetro da anastomose, levando a uma "estenose" programada, com consequente retardo do esvaziamento gástrico e sensação de saciedade precoce. Após a aplicação do plasma de argônio, o paciente é orientado a permanecer em dieta líquida para facilitar a cicatrização.[47]

Não há uma concordância no meio médico sobre quanto tempo o paciente deve permanecer em dieta líquida após o procedimento. Por experiência prática, recomendo, alimentação líquida sem resíduos nos 3 primeiros dias, evoluindo para líquida completa com 60 g de proteínas/dia e até 1.000 kcal.

Em trabalho multicêntrico,[48] observou-se que a indicação de dieta líquida variou entre 10 e 15 dias, com progressão para consistência normal após esse. Em 1 semana, inicia-se evolução gradual de consistência, sempre com 60 g de proteínas/dia e restrição calórica de até 1.000 kcal. É importante lembrar que, em sua grande maioria, esses pacientes apresentam carências nutricionais, de modo que a utilização de complexos vitamínicos diários e proteicos, quando necessário, é estimulada para atingir o mínimo de 60 g/dia. Essa conduta nutricional é preconizada por diversos pesquisadores no pós-operatório tardio de bypass.[49,50]

Sutura endoscópica

Este procedimento reduz o diâmetro de anastomose gastrojejunal,[51,52] dificultando a ingestão de alimentos, o que pode causar perda de peso.[53] Após a realização da sutura, o paciente precisa seguir um plano dietético líquido, a fim de evitar distensão gástrica e facilitar a passagem do alimento pela região suturada. Após 4 dias da dieta inicial (líquida clara e com pequeno volume), inicia-se dieta líquida completa até a segunda semana e, então, progride-se gradualmente de acordo com a capacidade individual,[35] sempre com dieta hipocalórica, rica em proteínas e suplementada por complexos vitamínicos.[49,50]

É importante informar ao paciente que a frequência nas consultas está diretamente relacionada ao melhor resultado na perda de peso e na qualidade de vida por mais tempo.[45]

Toxina botulínica

A injeção intragástrica de toxina botulínica (TB) já foi empregada para perda de peso em diversos estudos.[54-56] Seu mecanismo da está associado ao menor esvaziamento gástrico, o que aumenta a sensação de saciedade.[54-59]

Alguns autores apontam que a orientação dietética associada à aplicação da TB apresenta melhores resultados em pacientes obesos quando comparada ao aconselhamento nutricional isolado.[60]

Em trabalho com pacientes obesos em pré-operatório de cirurgia bariátrica, orientou-se dieta dividida em fases:

- Fases 1 a 3 (primeiros 14 dias): dieta líquida clara, com até 700 kcal/dia, evoluindo gradualmente, dependendo da sintomatologia;
- Fases 4 a 6 (do 15º ao 25º dia): evoluir para dieta para pastosa, dependendo da tolerância do paciente, até 800 kcal/dia;
- Fases 7 e 8 (a partir do 26º dia até o final do período de 6 meses): dieta sólida de até 1.000 kcal/dia de alimento, adaptada individualmente.

As dietas foram compostas de 30% de proteínas, 20% de gorduras e 50% de carboidratos. Esse modelo de evolução dietética possibilitou que os pacientes apresentassem perda de peso média de 23,4 kg. Embora não significativo com o grupo controle, a perda de peso foi bastante expressiva, além de os pacientes não terem apresentado deficiências nutricionais.[61]

Suplementação de vitaminas e minerais

Vitaminas e minerais são fatores e cofatores em muitos processos biológicos, entre eles: regulação direta ou indireta do peso corporal e controle do apetite, da fome, da absorção de nutrientes, da taxa metabólica, do metabolismo de lipídios e carboidratos, das funções das glândulas tireoide e suprarrenais, do armazenamento de energia, da homeostase da glicose, de atividades neurais, entre outros. Assim, a "adequação" dos nutrientes é importante não só para a manutenção da saúde, mas também para obter o máximo de sucesso na manutenção e na perda de peso a longo prazo.[62]

Além de sintomas como náuseas, refluxo e vômitos em grande quantidade em alguns casos e/ou por tempo prolongado, o uso do inibidor da bomba de prótons pode atrapalhar a absorção de alguns nutrientes por causar hipocloridria.[62]

Os sintomas de carência de micronutrientes geralmente são inespecíficos, em níveis subclínicos, e o exame físico pode não ser confiável para o diagnóstico precoce se não houver confirmação de exame laboratorial. Dessa forma, sinais clínicos específicos só são perceptíveis em fase muito evoluída da carência.[63]

Em todas as técnicas para perda de peso, nas quais o paciente obeso necessita seguir um plano alimentar hipocalórico (800 a 1.200 kcal), recomenda-se a utilização de complexos vitamínicos para atingir as necessidades diárias.[62,64,65]

Teor proteico da dieta

A alteração na composição de macronutrientes pode promover mudança na perda de peso. Contudo, a restrição energética é o principal fator independente para que ocorra perda ponderal.[66,67] Dietas ricas em proteínas conferem alto valor de gasto energético quando comparadas às ricas em carboidratos e lipídios, e esse efeito se deve à alta capacidade termogênica deste nutriente, levando à consequente perda de peso.[67,68]

O fator térmico dos alimentos (FTA) é o gasto energético gerado pelos processos de ingestão, digestão, absorção, utilização e estocagem dos nutrientes ingeridos. Ele representa 5 a 15% do gasto energético total (GET), mostrando seu importante papel na regulação do balanço energético e do peso corporal. Em uma dieta balanceada, o FTA pode representar um gasto energético de 10 a 15% do conteúdo calórico da dieta, mas, quando os macronutrientes são ingeridos separadamente, a proteína, o carboidrato e o lipídio apresentam FTA de 20 a 30%, 5 a 10% e 0 a 3% do valor calórico total ingerido, respectivamente.

O FTA é composto por duas fases distintas: a cefálica ou facultativa ocorre pela ação do sistema nervoso simpático (SNS), que é ativado pelas características sensoriais da dieta, e a gastrintestinal ou obrigatória, que se caracteriza pelo gasto energético na fase de absorção e utilização dos nutrientes pelo consumo de ATP.[69,70] Entre os fatores que modulam o FTA, o conteúdo calórico e a composição da dieta são os mais importantes.[70-72]

A proteína é o macronutriente mais termogênico, promovendo um gasto energético de 19% da energia ingerida para sua utilização e estocagem, enquanto o lipídio necessita de um gasto de 3% para o mesmo metabolismo.[69,70,72] O efeito térmico da proteína é 50 a 100% maior que o do carboidrato, geralmente atribuído ao custo metabólico da síntese de peptídio ligante, à ureogênese e à gliconeogênese.[73] A proteína também está associada ao controle do apetite, favorecendo uma sensação de saciedade mais longa, devido ao estímulo de hormônios sacietógenos, como colecistoquinina (CCK), glucagon-*like*-peptídio 1 (GLP-1) e peptídio YY (PYY).[72-74] Por isso, a alimentação na fase geral deve envolver uma média de 30% de alimentos fontes de proteína.

Na elaboração dessa dieta utilizam-se muitos alimentos lácteos, como leite desnatado, iogurte *light* e queijos brancos. Essa é uma maneira de aumentar o consumo de cálcio e o teor proteico provenientes da dieta regular.[9] Estudos mostram que alimentos lácteos ricos em cálcio parecem favorecer a perda de gordura corporal[75,76] e a manutenção dessa perda após o emagrecimento.[77,78] Também foi detectada a associação direta entre a ingestão de cálcio e a perda de gordura corporal.[79,80] Os mecanismos associados à ingestão de cálcio na dieta para reduzir tecido gorduroso também são evidentes, e uma das hipóteses é a formação de sais de cálcio no trato digestório, o que facilita a perda de gordura pelas fezes.[81]

Mesmo com os procedimentos endoscópicos que ajudam o paciente a ingerir menores quantidades de alimentos, como BIG, sutura endoscópica (primária ou secundária), TB e plasma de argônio, e aqueles que auxiliam na não absorção dos alimentos após a ingestão, como o Aspire, o nutricionista deve, junto com o paciente, desenvolver técnicas alimentares hipocalóricas, considerando a indicação de alimentos que causam mais saciedade e que tenham melhor consistência alimentar, promovendo adequação e supervisão nutricional (retorno). Quando a adequação nutricional não for possível apenas pela alimentação, recomenda-se utilizar suplementos nutricionais. Assim, promove-se a mudança de estilo de vida necessária para manutenção da perda de peso, também chamada de reeducação alimentar.

O Quadro 2.1.1 ilustra, de maneira simplificada, como deve ser a evolução dietética em cada procedimento.

Quadro 2.1.1 Evolução dietética de acordo com o procedimento.

Balão intragástrico

- **Líquida clara (0 a 3 dias):** água, chá, picolé de frutas sem leite, isotônicos, água de coco
- **Líquida completa (4 a 7 dias):** adição de iogurte líquido, leite desnatado, caldos de sopas, gelatinas, sucos naturais, suplementos de proteínas
- **Pastosa (8 a 15 dias):** purês de tubérculos e vegetais, ovos mexidos, queijo branco, frutas amolecidas
- **Branda (16 a 25 dias):** legumes amolecidos, carnes trituradas (moídas), peixes em lascas, frutas sem casca
- **Normal (+ 25 dias):** até 1.000 kcal/dia, com 30% de proteínas. Evitar açúcares, bebidas gaseificadas e álcool

Sutura endoscópica (tratamento primário)

- **Líquida clara (0 a 4 dias):** água, chá, picolé de frutas sem leite, isotônicos, água de coco
- **Líquida completa (4 a 15 dias):** adição de iogurte líquido, leite desnatado, caldos de sopas, gelatinas, sucos naturais, suplementos de proteínas
- **Pastosa (16 a 25 dias):** purês de tubérculos e vegetais, ovos mexidos, queijo branco, frutas amolecidas
- **Branda (26 a 40 dias):** legumes amolecidos, carnes trituradas (moídas), peixes em lascas, frutas sem casca
- **Normal (+ 40 dias):** até 1.000 kcal/dia, com 30% de proteínas. Evitar açúcares, bebidas gaseificadas e álcool

Toxina botulínica

- **Líquida clara (0 a 3 dias):** água, chá, picolé de frutas sem leite, isotônicos, água de coco
- **Líquida completa (4 a 7 dias):** adição de iogurte líquido, leite desnatado, caldos de sopas, gelatinas, sucos naturais, suplementos de proteínas
- **Pastosa (8 a 15 dias):** purês de tubérculos e vegetais, ovos mexidos, queijo branco, frutas amolecidas
- **Branda (16 a 25 dias):** legumes amolecidos, carnes trituradas (moídas), peixes em lascas, frutas sem casca
- **Normal (+ 25 dias):** até 1.000 kcal/dia, com 30% de proteínas. Evitar açúcares, bebidas gaseificadas e álcool

Plasma de argônio

- **Líquida clara (0 a 4 dias):** água, chá, picolé de frutas sem leite, isotônicos, água de coco, complexo vitamínico líquido ou em pastilhas
- **Líquida completa (5 a 10 dias):** adição de iogurte líquido, leite desnatado, caldos de sopas, gelatinas, sucos naturais, suplementos de proteínas, complexo vitamínico líquido ou em pastilhas

(Continua)

Quadro 2.1.1 Evolução dietética de acordo com o procedimento. *(Continuação)*

- **Pastosa (11 a 18 dias):** purês de tubérculos e vegetais, ovos mexidos, queijo branco, frutas amolecidas, suplementos de proteínas, complexo vitamínico líquido ou em pastilhas
- **Branda (19 a 25 dias):** legumes amolecidos, carnes trituradas (moídas), peixes em lascas, frutas sem casca, complexo vitamínico líquido ou em pastilhas
- **Normal (+ 25 dias):** até 1.000 kcal/dia, com 30% de proteínas, complexo vitamínico líquido ou em pastilhas. Evitar açúcares, bebidas gaseificadas e álcool

Sutura endoscópica (tratamento primário)

- **Líquida clara (0 a 4 dias):** água, chá, picolé de frutas sem leite, isotônicos, água de coco, complexo vitamínico líquido ou em pastilhas
- **Líquida completa (5 a 10 dias):** adição de iogurte líquido, leite desnatado, caldos de sopas, gelatinas, sucos naturais, suplementos de proteínas, complexo vitamínico líquido ou em pastilhas
- **Pastosa (11 a 18 dias):** purês de tubérculos e vegetais, ovos mexidos, queijo branco, frutas amolecidas, suplementos de proteínas, complexo vitamínico líquido ou em pastilhas
- **Branda (19 a 25 dias):** legumes amolecidos, carnes trituradas (moídas), peixes em lascas, frutas sem casca, complexo vitamínico líquido ou em pastilhas
- **Normal (+ 25 dias):** até 1.000 kcal/dia, com 30% de proteínas, complexo vitamínico líquido ou em pastilhas. Evitar açúcares, bebidas gaseificadas e álcool

REFERÊNCIAS

1. Herron DM. The surgical management of severe obesity. The Mount Sinai J Med. 2004;71:63-71.
2. Young T, Finn L, Hla M, Morgan B, Palta M. Snoring as part of a dose response relationship between sleep-disordered breathing and blood pressure. Sleep. 1996;19(10):202-6.
3. Buchwald H, Rucker RDJ. A history of morbid obesity. In: JS Najarian, Delaney JP. Advances in gastrointestinal surgery. Chicago: Year Book Medical Publishers; 1984.
4. Jung RT, Cuschieri A. Obese patients. In: Cuschieri A, Steele RJC, Moosa RA, (eds.). Essential surgical practice: basic surgical trainning. London: Hodder Arnold; 2011.
5. Abu Dayyeh BK, Kumar N, Edmundowicz SA, Jonnalagadda S, Larsen M, Sullivan S et al. ASGE Bariatric Endoscopy Task Force systematic review and meta-analysis assessing the ASGE PIVI thresholds for adopting endoscopic bariatric therapies. Gastrointest Endosc. 2015;82(3):425-38.e5.
6. Kim SH, Chun HJ, Choi HS, Kim ES, Keum B, Jeen YT. Current status of intragastric balloon for obesity treatment. World J Gastroenterol. 2016;22(24):5495-504.
7. Kumar N. Endoscopic therapy for weight loss: gastroplasty, duodenal sleeves, intragastric balloons, and aspiration. World J Gastrointest Endosc. 2015;7(9):847-59.
8. Neto MG, Silva LB, Grecco E, de Quadros LG, Teixeira A, Souza T et al. Brazilian Intragastric Balloon Consensus Statement (BIBC): practical guidelines based on experience of over 40,000 cases. Surg Obes and Rel Dis. 2018;14(2):151-9.
9. Nunes GC, Vasconcellos IM. O balão que emagrece. São Paulo: Livrus; 2014.
10. Ganc A, Ganc RL, De Paula A. A prospective evaluation of a new intra-gastric balloon for the treatment of obesity; a two center experience. In: DDW 15- 20 may; 2004; New Orleans; 2004.
11. Sallet JA. Balão intragástrico: gastroplastia endoscópica para o tratamento da obesidade. São Paulo: Caminho Editorial; 2001.
12. Lopez-Nava G, Rubio MA, Prados S, Pastor G, Cruz MR, Companioni E et al. BioEnterics® intragastric balloon (BIB®). Single ambulatory center Spanish experience with 714 consecutive patients treated with one or two consecutive balloons. Obes Surg. 2011;21(1):5-9.

13. Kotzampassi K, Grosomanidis V, Papakostas P, Penna S, Eleftheriadis E. 500 Intragastric balloons: what happens 5 years thereafter? Obes Surg. 2012;22(6):896-903.

14. Dastis NS, François E, Deviere J, Hittelet A, Ilah Mehdi A, Barea M et al. Intragastric balloon for weight loss: results in 100 individuals followed for at least 2.5 years. Endoscopy. 2009;41(7):575-80.

15. de Castro ML, Morales MJ, Martinez-Olmos MA, Pineda JR, Estévez P, del Campo V et al. Safety and effectiveness of gastric balloons associated with hypocaloric diet for the treatment of obesity. Revista española de enfermedades digestiva : organo oficial de la Sociedad Española de Patología Digestiva, v. 105, n. 9, p. 529–36, out. 2013.

16. Göttig S, Daskalakis M, Weiner s, Weiner RA. Analysis of safety and efficacy of intragastric balloon in extremely obese patients. Obes Surg. 2009;19(6):677-83.

17. Gümürdülü Y, Dogan ÜB, Akin MS, Tasdogan BE, Yalak S. Long-term effectiveness of BioEnterics intragastric balloon in obese patients. Turkish J Gastroenterol. 2013;24(5):387-91.

18. Nunes GC, Pajecki D, de Melo ME, Mancini MC, Cleva R, Santo MA. Assessment of weight loss with the intragastric balloon in patients with different degrees of obesity. Surg Laparosc Endosc Percutan Tech. 2017;27(4):e83-6.

19. Machytka E, Klvana P, Kornbluth A, Peikin S, Mathus-Vliegen LE, Gostout C et al. Adjustable intragastric balloons: a 12-month pilot trial in endoscopic weight loss management. Obes Surg. 2011;21(10):1499-507.

20. Anderson GH, Tecimer SN, Shah D, Zafar TA. Protein source, quantity and time of consumption determine the effect of proteins on short-term food intake in young men. J Nutr. 2004;134(11):3011-5.

21. Paddon-Jones D, Westman E, Matter RD, Wolfe RR, Astrup A, Westerterp-Plantenga, M. Protein, weight management, and satiety. Am J Clin Nut. 2008;87(5):1558S-61S.

22. Crovetti R, Porrini M, Santangelo A, Testolin G. The influence of thermic effect of food on satiety. Eur J Clin Nutr. 1998;52(7):482-8.

23. Westerterp-Plantenga MS, Rolland V, Wilson SAJ, Westerterp KR. Satiety related to 24 h diet-induced thermogenesis during high protein/carbohydrate vs high fat diets measured in a respiration chamber. Eur J Clin Nutr. 1999;53(6):495-502.

24. Doucet E, Tremblay A. Food intake, energy balance and body weight control. Eur J Clin Nutr. 1997;51(12):849-55.

25. Shen R, Dugay G, Rajaram K, Cabrera I, Siegel N, Ren CJ. Impact of patient follow-up on weight loss after bariatric surgery. Obes Surg. 2004;14(4):514-9.

26. Harper J, Madan AK, Ternovits GA, Tichansky DS. What happens to patients who do not follow-up after bariatric surgery? Am Surg. 2007;73(2):181-4.

27. Lanyon RI, Maxwell BM, Kraft AJ. Prediction of long-term outcome after gastric Bypass surgery. Obes Surg. 2009;19(4):439-45.

28. Pi-Sunyer X, Astrup A, Fujioka K, Greenway F, Halpern A, Krempf M et al. SCALE Obesity and Prediabetes NN8022-1839 Study Group. A randomized, controlled trial of 3.0 mg of Liraglutide in weight management. N Engl J Med. 2015;373(1):11-22.

29. James WP, Astrup A, Finer N, Hilsted J, Kopelman P, Rössner S et al. Effect of sibutramine on weight maintenance after wight loss: a randomised trial. STORM Study Group. Sibutramine trial of obesity reduction and maintenance. Lancet. 2000;356(9248):2119-25.

30. Switzer NJ, Merani S, Sklubeni D, Pelletier JS, Kanji R, Shi X et al. Quality of follow-up: systematic review of the research in bariatric surgery. Ann Surg. 2016;263(5):875-80.

31. Abu Dayyeh BK, Acosta A, Camilleri M, Mundi MS, Rajan E, Topazian MD et al. Endoscopic sleeve gastroplasty alters gastric physiology and induces loss of body weight in obese individuals. Clin Gastroenterol Hepatol. 2017;15(1):37-43.

32. Lopez-Nava G, Galvao M, Bautista-Castaño I, Fernandez-Corbelle JP, Trell M. Endoscopic sleeve gastroplasty with 1-year follow-up: factors predictive of success. Endosc Int Open. 2016;4:E222-7.

33. Lopes-Nava G, Galvão MP, Bautista-Castaño I, Fernandez-Corbelle JP, Trell M, Lopez N. Endoscopic sleeve gastroplasty for obesity treatment: two years of experience. Arq Bras Cir Dig. 2017;30(1):18-20.

34. Hill C, El Zein M, Agnihotri A, Dunlap M, Chang A, Agrawal A et al. Endoscopic sleeve gastroplasty: the learning curve. Endosc Int Open. 2017;5(9):E900-4.

35. Cambi MPC, Marchesini JB. Acompanhamento clínico, dieta e medicação. In: Garrido Jr AB, Ferraz EM, Barroso Fl, Marchesini JB, Szego T. Cirurgia da obesidade. São Paulo: Atheneu; 2002.

36. Sullivan S, Stein R, Jonnalagadda S, Mullady D, Edmundowicz S. Aspiration therapy leads to weight loss in obese subjects: apilot study. Gastroenterology. 2013;145:1245-52.

37. Forssell H, Norén E. A novel endoscopic weight loss therapy using gastric aspiration: results after 6 months. Endoscopy. 2015;47:68-71.

38. Thompson CC, Abu Dayyeh BK, Kushner K, Sullivan S, Schorr AB, Amaro A et al. The AspireAssist is an effective tool in the treatment of class II and class III obesity: results of a one- year clinical trial. Gastroenterology. 2016;150(4):S86

39. Buchwald H. Consensus conference statement bariatric surgery for obesity: health implications for patients, health professionals, and third-party payers. Surg Obes Related Dis. 2005;1:371-81.

40. Ravelli MN, Leandro AV, Mônaco DV, et al. Obesidade, cirurgia bariátrica e implicações nutricionais. Revista Brasileira em Promoção da Saúde. 2007;20(4):259-66.

41. Ferraz EM, Arruda PCL, Bacelar TS, Albuquerque AC. Tratamento cirúrgico da obesidade mórbida. Rev Col Bras Cir. 2003; 30(2):98:105.

42. Sjöström L. Bariatric surgery and reduction of morbidity andmortality: experiences from the SOS study. Int J Obes. 2008;32(Suppl 7):S93-7.

43. Coleman KJ, Toussi R, Fujioka K. Do gastric bypass patients characteristics, behavior, and health differ depending upon how successful weight loss is defined? Obes Surg. 2010;20(10):1385-92.

44. Barhouch AS, Zardo M, Padoin AV, Colossi FG, Casagrande DS, Chatkin R et al. Excess weight loss variation in late postoperative period of gastric bypass. Obes Surg Oxford. 2010;20(11):1479-83.

45. Shah M, Simha V, Garg A. Review: longterm impact of bariatric surgery on body weight, comorbidities, and nutritional status. J Clin Endocrinol Metab. 2006;91(11):4223-31.

46. Magro DO, Geloneze B, Delfini R, Pareja BC, Callejas F, Pareja JC. Long-term Weight regain after gastric bypass: a 5-year prospective study. Obes Surg. 2008;18(6):648-51.

47. Baretta GA, Alhinho HC, Matias JE, Marchesini JB, de Lima JH, Empinotti C et al. Argon plasma coagulation of gastrojejunal anastomosis for weight regain after gastric bypass. Obes Surg. 2015;25:72-9.

48. Moon RC, Teixeira AF, Neto MG, Zundel N, Sander BQ, Ramos FM et al. Efficacy of utilizing argon plasma coagulation for weight regain in Roux-en-Y gastric bypass patients: a multi-center study. Obes Surg. 2018;28(9):2737-44.

49. Mechanick JI, Youdin A, Jones DB, Garvey WT, Hurley DL, McMahon M et al Clinical practice guidelines for the perioperative nutritional, metabolic, and nonsurgical support of the bariatric surgery patient – 2013 update: cosponsored by American Association of Clinical Endocrinologists, The Obesity Society, and American Society for Metabolic & Bariatric Surgery. Obesity 2013;21(1):S1-27.

50. Busetto L, Dicker D, Azran C, Batterham RL, Farpour-Lambert N, Fried M, Hjelmesaeth J et al. Practical recommendations of the obesity management task force of the European Association for the Study of obesity for the post-bariatric surgery medical management. Obes Facts. 2017;10(6):597-632.

51. Kumar N, Thompson CC. Comparison of a superficial suturing device with a full-thickness suturing device for transoral outlet reduction (with videos). Gastrointest Endosc. 2014;79(6):984-9.

52. Thompson CC, Chand B, Chen YK, Demarco DC, Miller L, Schweitzer M et al. Endoscopic suturing for transoral outlet reduction increases weight loss after Roux-en-Y gastric bypass surgery. Gastroenterology. 2013;145(1):129-37.

53. Kumar N, Thompson CC. Transoral outlet reduction for weight regain after gastric bypass: long-term follow-up. Gastrointest Endosc. 2015;83(4):776-9.

54. Foschi D, Lazzaroni M, Sangaletti O, Corsi F, Trabucchi E, Bianchi Porro G. Effects of intramural administration of botulinum toxin A on gastric emptying and eating capacity in obese patients. Dig Liver Dis. 2008;40(8):667-72.

55. Sánchez Torralvo FJ, Valdés Hernández S, Tapia MJ, Abuín Fernández J, Olveira G. Inyección intragástrica de toxina botulínica mediante endoscopia, ¿una alternativa para el tratamiento para la obesidad? Una revisión sistemática. Nutr Hosp. 2017;34(6):1482-8

56. Bustamante F, Brunaldi VO, Bernardo WM, de Moura DTH, de Moura ETH, Galvão M et al. Obesity treatment with botulinum toxin-A is not effective: a systematic review and meta-analysis. Obes Surg Obes Sur. 2017;27:2716-23.

57. Rhee PL, Lee JY, Son HJ, Kim JJ. Rhee JC, Koh SD et al. Analysis of pacemaker activity in the human stomach. J Physiol. 2011;589(Pt24):6105-18.

58. Xing J, Chen JDZ. Alterations of gastrointestinal motility in obesity. Obes Res. 2004;12(11):1723-32.

59. Cullen JJ, Kelly KA. Gastric motor physiology and pathophysiology. Surg Clin North Am. 1993;73:1145-60.

60. Bang CS, Baik GH, Shin IS, Kim JB, Suk KT, Yoon JH et al. Effect of intragastric injection of botulinum toxin A for the treatment of obesity: a meta-analysis and meta-regression. Gastrointest Endosc. 2015;81(5):1141-49.

61. de Moura EGH, Ribeiro IB, Frazão MS, Mestieri LHM, de Moura DTH, Dal Bó CMR et al. EUS-guided intragastric injection of botulinum toxin a in the preoperative treatment of super-obese patients: a randomized clinical trial. Obes Surg. 2019;29(1):32-9.

62. Ledoux S, Msika S, Moussa F, Larger E, Boudou P, Salomon L et al. Comparison of nutritional consequences of conventional therapy of obesity, adjustable gastric banding, and gastric bypass. Obes Surg. 2006;16(8):1041-9.

63. Randominski RB. O papel da nutrição e da dieta no tratamento da obesidade. In: Halpern A (ed.). Manual de obesidade para o clínico. São Paulo: Roca; 2002.

64. Aills L, Blankenship J, Buffington C, Furtado M, Parrott J. ASMBS Allied Health Nutritional Guidelines for the Surgical Weight Loss Patient. Surg Obes Relat Dis. 2008;4(5 Suppl):S73-108.

65. Kasper DL, Braunwald E, Hauster S, Longo D, Jameson JL, Fauci AS. Harrisons principles of internal medicine. Disorders of vitamin and mineral metabolism: identifying vitamin deficiencies. 16.ed. Berkshire: McGraw Hill; 2006.

66. Almeida JC, Rodrigues TC, Silva FM, Azevedo MJ. Revisão sistemática de dietas de emagrecimento: papel dos componentes dietéticos. Arq Bras Endocrinol Metab. 2009;59(5):673-87.

67. Anderson GH, Tecimer SN, Shah D, Zafar TA. Protein source, quantity and time of consumption determine the effect of proteins on short-term food intake in young men. J Nutr. 2004;134(11):3011-5.

68. Paddon-Jones D, Westman E, Matter RD, Wolfe RR, Astrup A, Westerterp-Plantenga M. Protein, weight management, and satiety. Am J Clin Nut. 2008;87(5):1558S-61S.

69. Crovetti R, Porrini M, Santangelo A, Testolin G. The influence of thermic effect of food on satiety. Eur J Clin Nutr. 1998;52(7):482-8.

70. Westerterp-Plantenga MS, Rolland V, Wilson SAJ, Westerterp KR. Satiety related to 24 h diet-induced thermogenesis during high protein/carbohydrate vs high fat diets measured in a respiration chamber. Eur J Clin Nutr. 1999;53(6):495-502.

71. Heymsfield SB, Van Mierlo CAJ, Van Der Knaap HCM, Heo M, Frier HI. Weight management using a meal replacement strategy: meta and pooling analysis from six studies. Int J Obes. 2003;27(5):537-49.

72. Doucet E, Tremblay A. Food intake, energy balance and body weight control. Eur J Clin Nutr. 1997;51(12):849-55.

73. Johnston CS, Day CS, Swan PD. Postprandial thermogenesis is increased 100% on a high-protein, low-fat diet versus a highcarbohydrate, low-fat diet in healthy, young women. J Am Coll Nutr. 2002;21(1):55-61.

74. Astrup A, Raben A, Geiker N. The role of higher protein diets in weight control and obesity-related comorbidities. Int J Obes (Lond). 2014;39:721-6.

75. Haraguchi FK, Abreu WC, Paula He. Proteínas do soro do leite: composição, propriedades nutricionais, aplicações no esporte e benefícios para a saúde humana. Rev Nutr. 2006;19(4):479-88.

76. Westerterp-Plantenga MS. The significance of protein in food intake and body weight regulation. Curr Opin Clin Nutr Metab Care. 2003;6(6):635-8.

77. Pereira MA, Jacobs Jr DR, Horm L, Slaterry ML, Kartashov AI, Ludwing DS. Dairy consumption, obesity, and the insulin resistance syndrome in young adults: the CARDIA study. JAMA. 2002;287(16):2081-9.

78. Zemel MB, Thompson W, Milstead A, Morris K, Campbell P. Calcium and dairy acceleration of weight and fat loss during energy restriction in obese adults. Obes Res. 2004;12(4):582-90.

79. Zemel MB, Richards J, Mathis S, Milstead A, Gebhardt L, Silva E. Dairy augmentation of total and central fat loss in obese subjects. Int J Obes. 2005;29(4):391-97.

80. Fiorito LM, Ventura AK, Mitchell DG, Smiciklas-Wright H, Birch LL. Girls' dairy intake, energy intake, and weight status. J Am Diet Assoc. 2006;106:1851-5.

81. Estever EA, Paulino EJ, Rodrigues CA. A. Ingestão dietética de cálcio e adiposidade em mulheres adultas. Rev Nutr Campinas. 2010;23(4):543-52.

capítulo 3

TRATAMENTO PRIMÁRIO DA OBESIDADE E RESGATE

3.1 Injeção de Toxina Botulínica

INTRODUÇÃO

A medicina atual tem como uma das suas prioridades o desenvolvimento e a aplicação de técnicas reprodutíveis e eficientes para combater a pandemia de obesidade.[1] A terapia inicial envolve mudanças no estilo de vida e melhoria da dieta, porém essas medidas são muito pouco efetivas.[2] Após falha, a cirurgia bariátrica é o tratamento recomendado para obesidade classe II, se associada a comorbidades relacionadas, e classe III. Já para as classes I e II sem comorbidades, a cirurgia ainda não é consensual.[3,4] Ademais, uma parcela significativa de pacientes com indicação cirúrgica não é operada em virtude dos custos e da dificuldade de acesso ou por medo do procedimento.[5]

Muitos pacientes poderiam se beneficiar de tratamentos minimamente invasivos, como as terapias endoscópicas.[6] A injeção de toxina botulínica (BTA) na parede gástrica, por exemplo, é uma terapia endoscópica desenvolvida recentemente para o tratamento da obesidade.[7] A BTA provoca uma paralisia temporária no local da injeção ao bloquear a liberação de acetilcolina nas terminações neuromusculares colinérgicas.[8,9] Hipoteticamente, se injetada na camada muscular do estômago, promoveria retardo do esvaziamento gástrico, com sensação prolongada de saciedade.

INDICAÇÕES

A eficácia da aplicação de BTA para tratamento de obesidade ainda é bastante questionável, e não existem diretrizes ou consensos sobre qual seria a indicação adequada do tratamento. Sugere-se, então, reservar essa técnica para pacientes com sobrepeso (IMC ≥ 25 kg/m^2) não candidatos à cirurgia bariátrica.

Vítor Ottoboni Brunaldi
Fabio Alberto Castillo Bustamante

CONTRAINDICAÇÕES

Assim como não há indicação precisa para o tratamento, também não há consenso sobre as contraindicações. Entretanto, habitualmente, não se recomenda a realização do procedimento em pacientes com estado geral debilitado que impeça a sedação; com cirurgias gástricas prévias, devido à possível alteração anatômica do marcapasso gástrico; e com diagnóstico prévio de gastroparesia, pela possibilidade de piora dos sintomas.

COMPLICAÇÕES

Nos estudos controlados, não há eventos adversos graves relatados na literatura, independentemente de técnica, dose ou local de injeção. Quanto aos eventos adversos amenos, observam-se, raramente, sintomas dispépticos leves e transitórios, diarreia e náuseas.[10,11] A maioria dos pacientes descritos na literatura não apresenta qualquer evento adverso relacionado ao procedimento.[12]

TÉCNICA

A técnica da injeção de BTA é bastante variável na literatura, mas, de modo geral, envolve minimamente quatro ou cinco aplicações circunferenciais no antro gástrico, associadas ou não a aplicações adicionais em corpo e/ou fundo. As injeções do antro podem ser realizadas nas porções proximal, média e distal, confeccionando, assim, anéis paralelos (Figura 3.1.1).

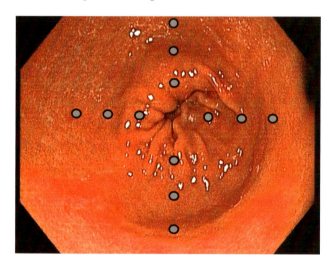

FIGURA 3.1.1 Pontos de injeção de BTA no antro para tratamento da obesidade.

As injeções podem ser realizadas com endoscópio padrão e agulha de esclerose ("às cegas") ou com punções ecoguiadas direcionadas à camada muscular própria gástrica, utilizando-se uma agulha de ecopunção 25 Gauge (Figura 3.1.2).

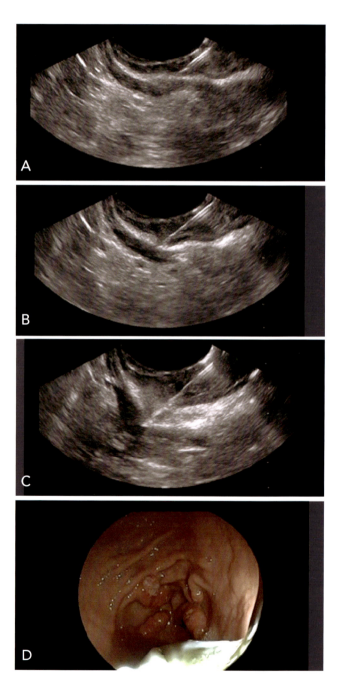

FIGURA 3.1.2 Sequência do procedimento de injeção ecoguiada de BTA na camada muscular própria do estômago. (**A** e **B**) Identificação da camada muscular e punção. (**C**) Injeção na camada muscular própria. (**D**) Aspecto endoscópico final.

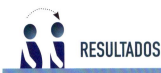

RESULTADOS

As doses totais de BTA utilizadas no tratamento da obesidade variam entre 100 e 500 IU. Respeitando os locais previamente descritos, a aplicação pode ser dividida entre 8 e 24 injeções.

Diversas séries não controladas demonstraram boa perda ponderal relacionada à terapia primária contra obesidade com injeção de BTA. Revisão sistemática com metanálise publicada por Bang *et al.*[7] demonstrou eficácia superior à da toxina botulínica quando comparada a terapias de controle (injeção salina ou terapia conservadora). Entretanto, sérios desvios metodológicos questionam a credibilidade dessa revisão, entre eles a análise conjunta de estudos controlados e não controlados, o que sabidamente aumenta a medida de efeito e favorece a identificação de uma diferença que não existe (erro tipo II). Por esse motivo, foi publicada uma carta aos editores criticando a metodologia utilizada,[13] o que levou à realização de uma nova metanálise, a qual contou com robusta e confiável análise estatística, foi amparada pelas recomendações do Preferred Reporting Items for Systematic Review and Meta-Analyses (PRISMA statement)[14] e incluiu apenas estudos randomizados comparando injeção de BTA e solução salina.[15]

Após a avaliação de 8.787 títulos, foram identificados quatro ensaios clínicos randomizados que cumpriam os critérios de elegibilidade.[8,10,16,17] A análise do risco de vieses utilizando escore de JADAD[18] e a plataforma do *software* Review Manager 5.3 (RevMan 5.3, The Cochrane Collaboration, The Nordic Cochrane Centre, Copenhagen, Denmark) demonstraram baixo risco de vieses. Os dois desfechos possíveis de avaliação foram perda absoluta de peso (kg) e redução do IMC (kg/m^2).

Para as análises dos dois desfechos, o artigo publicado por Foschi *et al.*[8] foi identificado como *outlier* pelo teste de Higgins, que acusou alta heterogeneidade entre os estudos. Após a exclusão deste artigo pela análise de sensibilidade, foi encontrada uma amostra homogênea que não demonstrou diferença estatística entre injeção salina e BTA. Para o desfecho de perda absoluta de peso, a medida sumária foi 0,12 [IC 95% (-1,14, 1,38), p = 0,85; Figura 3.1.3); já para a redução de IMC, a medida sumária foi -0,06 [IC 95% (-0,92, 0,81), p = 0,90; Figura 3.1.4).

Essa metanálise, utilizando quatro ensaios clínicos randomizados, demonstrou que a BTA não é efetiva na promoção de perda ponderal em comparação com o grupo placebo (solução salina).[15]

Estudo subsequente a essa metanálise utilizou ecoendoscopia para realizar injeções direcionadas na camada muscular própria do estômago. A população incluída também diferiu dos trabalhos anteriores. Moura *et al.*[12] avaliaram 32 pacientes superobesos em programação de cirurgia bariátrica que foram submetidos à terapia de ponte pré-operatória com BTA ou solução salina, de forma prospectiva, randomizada e duplo-cega. O grupo intervenção recebeu 200 UI divididas em cinco injeções, enquanto o grupo placebo recebeu solução salina a 0,9%. Os índices de massa corporal, perda absoluta de peso e perda de excesso de peso foram medidos mensalmente por um período de 6 meses, e cintilografia de esvaziamento gástrico foi realizada antes e após o procedimento.

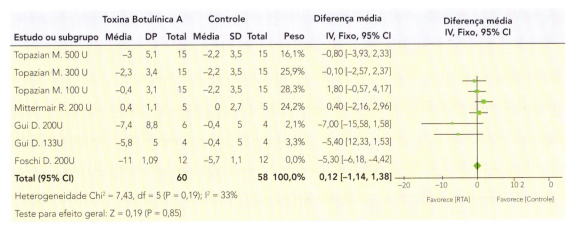

FIGURA 3.1.3 *Forest plot* após remoção do estudo *outlier* demonstrando ausência de diferença entre BTA e solução salina em relação à perda ponderal absoluta.

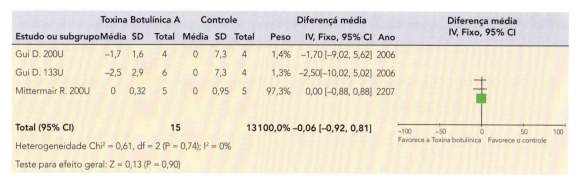

FIGURA 3.1.4 *Forest plot* após remoção do estudo *outlier* demonstrando ausência de diferença entre BTA e solução salina em relação à redução de IMC.

Aos 6 meses, a perda de peso média entre os pacientes nos grupos BTA e controle foi de 24,3 kg e 20,2 kg, respectivamente (p = 0,41). Em termos de perda do excesso de peso, o grupo intervenção apresentou 26,1% contra 21,3% do placebo (p = 0,33). Não houve diferença estatística entre os grupos em relação à perda percentual total de peso e à redução de IMC.

A análise adicional de esvaziamento gástrico com cintilografia também não mostrou diferença entre os grupos (p = 0,36) ou internamente no grupo BTA na análise pré *versus* pós-procedimento (p = 0,28).[12]

Portanto, com base na literatura disponível, é possível afirmar que o tratamento da obesidade em quaisquer das suas classificações com a injeção intragástrica de BTA não é eficaz na promoção de perda ponderal e não altera de maneira mensurável a motilidade gástrica. Assim, não se recomenda seu emprego fora do contexto específico de pesquisa clínica regida pelas devidas diretrizes éticas.

REFERÊNCIAS

1. Buchwald H, Oien DM. Metabolic/bariatric surgery worldwide 2011. Obes Surg. 2013;427-36.
2. Fildes A, Charlton J, Rudisill C, Littlejohns P, Prevost AT, Gulliford MC. Probability of an obese person attaining normal body weight: cohort study using electronic health records. Am J Public Health. 2015;105(9):e54-9.
3. Busetto L, Dixon J, De Luca M, Shikora S, Pories W, Angrisani L. Bariatric surgery in class I obesity : a position statement from the International Federation for the Surgery of Obesity and Metabolic Disorders (IFSO). Obes Surg. 2014;24(4):487–519.
4. ASMBS Clinical Issues Committee. Bariatric surgery in class I obesity (body mass index 30-35 kg/m(2)). Surg Obes Relat Dis. 2013;9(1):e1-10.
5. Kumbhari V, Hill C, Sullivan S. Bariatric endoscopy: state-of-the-art. Curr Opin Gastroenterol. 2017;33(5):358-65.
6. Roman S, Napoléon B, Mion F, Bory RM, Guyot P, D'Orazio H et al. Intragastric balloon for "non-morbid" obesity: a retrospective evaluation of tolerance and efficacy. Obes Surg. 2004;14(4):539-44.
7. Bang CS, Baik GH, Shin IS, Kim JB, Suk KT, Yoon JH et al. Effect of intragastric injection of botulinum toxin A for the treatment of obesity: a meta-analysis and meta-regression. Gastrointest Endosc. 2015;81(5):1141-7.
8. Foschi D, Corsi F, Lazzaroni M, Sangaletti O, Riva P, La Tartara G et al. Treatment of morbid obesity by intraparietogastric administration of botulinum toxin: a randomized, double-blind, controlled study. Int J Obes.. 2007;31(4):707-12.

9. Jankovic J, Brin MF. Therapeutic uses of botulinum toxin. N Engl J Med. 1991 Apr;324(17):1186–94.

10. Gui D, Mingrone G, Valenza V, Spada PL, Mutignani M, Runfola M et al. Effect of botulinum toxin antral injection on gastric emptying and weight reduction in obese patients: a pilot study. Aliment Pharmacol Ther. 2006;23(5):675-80.

11. Okazaki O, Bernardo WM, Brunaldi VO, Junior CCC, Minata MK, de Moura DTH et al. Efficacy and safety of stents in the treatment of fistula after bariatric surgery: a systematic review and meta-analysis. Obes Surg. 2018;28(6):1788-96.

12. de Moura EGH, Ribeiro IB, Frazao MSV, Mestieri LHM, de Moura DTH, Dal Bo CMR et al. EUS-guided intragastric injection of botulinum toxin a in the preoperative treatment of super-obese patients: a randomized clinical trial. Obes Surg. 2019;29(1):32–9.

13. de Moura EGH, Bustamante FAC, Bernardo WM. Reviewing the reviewers: critical appraisal of "Effect of intragastric injection of botulinum toxin A for the treatment of obesity: a meta-analysis and meta-regression". Gastrointest Endosc. 2016;83(2):478.

14. Moher D, Liberati A, Tetzlaff J, Altman DG. Preferred reporting items for systematic reviews and meta-analyses: the PRISMA statement. BMJ. 2009;339:b2535.

15. Bustamante F, Brunaldi VO, Bernardo WM, de Moura DTH, de Moura ETH, Galvao M et al. Obesity treatment with botulinum toxin-A is not effective: a systematic review and meta-analysis. Obes Surg. 2017;27(10):2716-23.

16. Mittermair R, Keller C, Geibel J. Intragastric injection of botulinum toxin A for the treatment of obesity. Obes Surg. 2007;17(6):732-6.

17. Topazian M, Camilleri M, Enders FT, Clain JE, Gleeson FC, Levy MJ et al. Gastric antral injections of botulinum toxin delay gastric emptying but do not reduce body weight. Clin Gastroenterol Hepatol. 2013;11(2):145-50.e1.

18. Jadad AR, Moore RA, Carroll D, Jenkinson C, Reynolds DJ, Gavaghan DJ et al. Assessing the quality of reports of randomized clinical trials: is blinding necessary? Control Clin Trials. 1996;17(1):1-12.

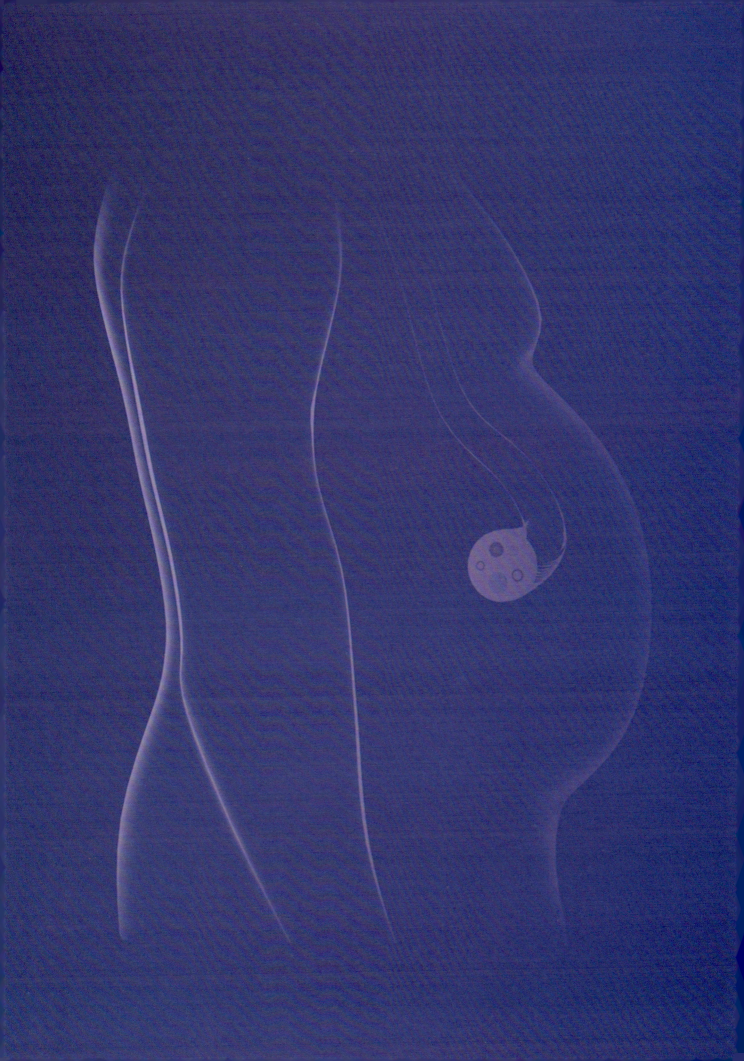

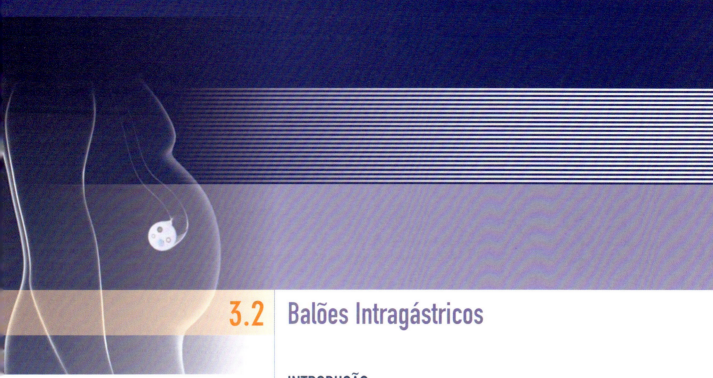

3.2 Balões Intragástricos

INTRODUÇÃO

Balão intragástrico (BIG) é um dispositivo de silicone ou polímero que é introduzido no estômago por via endoscópica a fim de promover diminuição do apetite, redução da ingesta alimentar e aumento da saciedade, possibilitando a mudança no padrão alimentar e facilitando a perda de peso.[1,2]

O exato mecanismo de ação dos BIG não está totalmente claro, mas sabe-se que existem pelo menos três possibilidades:

- **Obstrução mecânica:** causa sensação de saciedade precoce pelo obstáculo relativo à dieta, promovendo estímulo periférico, diminuição da capacidade gástrica e aumento do tempo de esvaziamento gástrico;

- **Hormonal:** altera a secreção de hormônios e neuropeptídios gastrintestinais (produção de GLP1 no intestino e PPY no estômago) que alteram o apetite e o esvaziamento gástrico;

- **Neurogênico:** provoca estímulo central do núcleo paraventricular do trato solitário (via estímulo vagal).

Outros mecanismos prováveis estão relacionados à gastroparesia causada pela ativação de receptores por meio de estiramento gástrico e obstrução de saída gástrica mecânica intermitente. Também se postulado que os BIG podem diminuir a grelina e aumentar as concentrações de colecistoquinina (CCK) a partir do contato com a mucosa do fundo gástrico. No entanto, isso não foi claramente demonstrado na literatura.[3-5]

A história do BIG teve início em 1985, quando a Food and Drug Administration (FDA), nos EUA, aprovou o uso da bolha gástrica Garren-Edwards (GEGB), um dispositivo cilíndrico de poliuretano, com o centro oco, capacidade para 200 a 220 mL de ar e que exigia retirada em 4 meses (Figura 3.2.1). Entretanto, complicações frequentes, como úlceras gástricas, obstruções, perfurações e rápido reganho do peso rápido do peso após sua retirada, fizeram com que esse dispositivo fosse retirado do mercado em 1992.

Jimi Izaques Bifi Scarparo
Antonio Coutinho Madruga Neto
Diogo Turiani Hourneaux de Moura

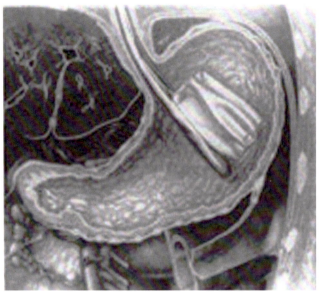 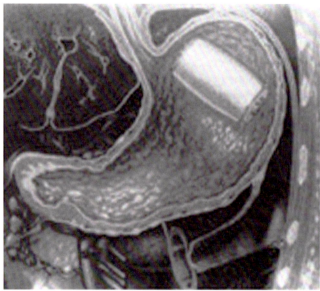

FIGURA 3.2.1 Bolha gástrica Garren-Edwards inserida no estômago e inflada com 200 mL de ar.

Fonte: (Fromvelchik Mg, Kramer M, Stunkard Aj, Alavi A. Effect of the Garren-Edwards Gastric Bubble on Gastric Emptying. J Nucl Med. 1989;30:692–6. ©Society of Nuclear Medicine and Molecular Imaging, Inc.).

Para abordar os problemas encontrados no GEGB, foi realizada na Flórida, em 1997, uma conferência em que se chegou ao consenso de que o BIG ideal deveria ter as seguintes características:

- Material de silicone de alta qualidade, com resistência à agressão ácida;
- Preenchimento por solução salina;
- Formato esférico com superfície lisa;
- Marcador radiopaco;
- Volume ajustável entre 400 e 700 mL (Figura 3.2.2).

Em resposta a essas propostas, foi desenvolvido, em 1999, o Bioenterics Intragastric Balloon (BIB®), um dispositivo preenchido por solução salina, com capacidade de 400 a 750 mL e que poderia permanecer no estômago do paciente por até 6 meses. Outros tipos de BIG também foram e continuam sendo desenvolvidos após o BIB®, na tentativa de superar suas limitações.

O uso do BIG, no entanto, independentemente do tipo, propicia ao seu portador a oportunidade de manter uma reeducação alimentar, devendo, portanto, servir de impulso para o emagrecimento saudável, sem os efeitos colaterais dos medicamentos anorexígenos e das cirurgias bariátricas, não só transcirúrgicos (fístulas e deiscências), mas também pós-cirúrgicos, como aqueles relacionados à absorção de vitaminas.[5]

Independentemente do método escolhido para a promoção do emagrecimento, é importante que se façam mudanças nos hábitos de vida, com adoção de uma dieta adequada, prática de exercícios físicos e melhorias na relação pessoal do indivíduo com a comida; do contrário, todos métodos estão fadados ao fracasso em algum tempo após o procedimento, no que tange à manutenção do peso. No caso do balão, é aconselhável que o paciente receba acompanhamento multidisciplinar mensal, sugerido para os 6 meses em que o paciente está com o BIG e para os 6 meses subsequentes à sua retirada, totalizando 12 meses de supervisão. Desse modo, será possível conceber um plano individual voltado às particularidades de cada paciente, resultando em maior taxa de sucesso no tratamento a longo prazo. Cabe ressaltar, ainda, a importância do estabelecimento de metas e do gerenciamento do peso durante o acompanhamento.[6-9]

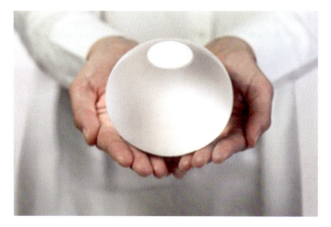

FIGURA 3.2.2 Balão gástrico nos moldes atuais.

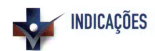

INDICAÇÕES

De modo geral, o tratamento da obesidade com o BIG é indicado para pacientes com índice de massa corporal (IMC) entre 30 e 40 kg/m² e que não apresentam perda de peso sustentável com medidas conservadoras (terapia medicamentosa e mudança do estilo de vida) ou que não desejam ser submetidos a terapias mais invasivas (técnicas de cirurgia bariátrica).[10,11] Pacientes com IMC entre 27 e 35 kg/m², que não preenchem critérios para o tratamento cirúrgico e que falharam no tratamento conservador, são outro grupo que se pode beneficiar do tratamento bariátrico com o BIG.[12,13]

Esse dispositivo também tem mostrado resultados satisfatórios em pacientes com IMC maior que 40 quando associado a um programa de reeducação alimentar e exercícios físicos, sendo indicado àqueles que não querem ou não podem realizar uma cirurgia bariátrica. Em pacientes com IMC maior que 50, o BIG demonstrou resultados satisfatórios para redução da hepatomegalia, condição que dificulta a técnica da cirurgia bariátrica.[11,14-16]

O BIG também é indicado como "terapia de ponte" para cirurgia bariátrica definitiva em pacientes superobesos com risco de complicações perioperatórias patentes, com o objetivo de promover perda de peso pré-operatória e melhorar as comorbidades relacionadas à obesidade.[11,17]

A inserção do balão favorece a perda de peso a curto prazo, no entanto, quando usado previamente às abordagens cirúrgicas bariátricas definitivas (banda gástrica, Sleeve ou Bypass em Y de Roux), resultados duradouros podem ser mais efetivamente alcançados.[18]

A Tabela 3.2.1 sintetiza as indicações do BIG com base no IMC do paciente.

Tabela 3.2.1 Indicações do uso do balão intragástrico de acordo com o IMC.

IMC	Indicações
Entre 27 e 35 kg/m²	Pacientes que não alcançaram ou não mantiveram perda de peso com medidas conservadoras
Entre 27 e 35 kg/m²	Pacientes que apresentam contraindicação ou não desejam ser submetidos à cirurgia bariátrica
> 50 kg/m² (superobesos)	Como terapia em ponte para a cirurgia bariátrica ou como tratamento definitivo para pacientes que não desejam ou não podem ser operados

Em todos os tratamentos com BIG, é necessário e importante um acompanhamento multidisciplinar com:

- Apoio irrestrito da equipe médica;
- Orientação de profissionais nutricionistas habilitados para tratamento com o balão, visto que este causa obstrução relativa à dieta;
- Aconselhamento psicológico para frear as compulsões e corrigir os distúrbios alimentares;
- Acompanhamento paralelo com endocrinologista e qualquer outro profissional que se faça necessário.

CONTRAINDICAÇÕES

O BIG é **contraindicado** em algumas circunstâncias, mas é importante observar e avaliar as particularidades em cada situação. Inicialmente, não se indica o uso do balão em casos demonstrados de contraindicações absolutas ou relativas, a saber:

- **Contraindicações absolutas:**
  - Úlcera esofágica, gástrica ou duodenal em atividade;
  - Cirurgia gástrica prévia;
  - Gestação;
  - Hérnia hiatal volumosa (> 5 cm);
  - Coagulopatias;
  - Hepatopatia grave;
  - Alcoolismo ou dependência de outras substâncias químicas;
  - Transtornos psiquiátricos não controlados;
  - Gravidez e lactação (o implante do balão é autorizado somente após os 6 meses de amamentação exclusiva, ainda que o lactente continue a usar o seio materno);
  - Alergia ao material utilizado;
  - Idade mínima de 16 anos (antes disso, somente com autorização dos pais/responsáveis, pediatra, psicólogo e endocrinologista, e se puberdade já tiver sido atingida);
  - Anormalidades esofagianas que possam comprometer a passagem do endoscópio;
- **Contraindicações relativas:**
  - Doença do refluxo gastresofágico (DRGE) não controlada;
  - Esofagite eosinofílica;
  - Outras situações com risco aumentado de sangramento gastrintestinal (GAVE , varizes esofagogástricas e telangiectasias graves, como as da síndrome de Weber-Osler-Rendu);
  - Doença inflamatória intestinal não controlada;
  - IMC < 27 kg/m^2 (embora o I Consenso Brasileiro de BIG sugira que qualquer paciente com IMC > 25 e que falhou em outros tratamentos já se configura como indicação do tratamento);[19]
  - Hérnia hiatal ≤ 5 cm e com sintomatologia importante (há risco de encarceração do BIG e refluxo insuportável nesses casos);
  - Uso de anticoagulantes e anti-inflamatórios não esteroides sem possibilidade de interrupção;
  - Impossibilidade de em participar de um programa de perda de peso supervisionado.

TIPOS DE BALÃO INTRAGÁSTRICO

Atualmente, existem diferentes tipos de BIG que se distinguem entre si em virtude de algumas características específicas, como:

- Tempo de permanência do balão no estômago:
  - 4 meses: Elipse®;
  - 6 meses: Orbera®, Corporea®, GFE®, Helioscope®, Obalon®, ReShape®;
  - 12 meses: Spatz®, Corporea®;
- Material com o qual o balão é preenchido:
  - Fluidos: Orbera®, Corporea®, GFE®, ReShape®, Spatz®, Elipse®;
  - Ar: Helioscope®, Obalon®;
- Forma de implante do balão:
  - Por endoscopia: Orbera®, Corporea®, GFE®, ReShape®, Spatz, Helioscope®;
  - Balão deglutível: Obalon®, Elipse®;
- Número de balões implantados ao longo do tratamento:

- Balão único: Orbera®, Corporea®, GFE®, Spatz®, Helioscope®, Elipse®;
- Mais de um balão: ReShape® (dois balões conectados), Obalon® (até 3 balões);
- Volume de preenchimento do balão (variável; descrito adiante na técnica de cada balão).

Tipos de balão intragástrico aprovados para uso no Brasil

O Brasil é um dos países que mais utiliza esse tratamento na perda de peso, estimando-se mais de 60 mil balões já implantados, um número pequeno quando comparado ao número de cirurgias bariátricas realizadas no país, que ultrapassam 100 mil/ano.

Há dois tipos de balões quando se considera seu preenchimento: o de líquido e o de ar. No entanto, existem três modelos de balões quando se consideram outros fatores, como tempo de permanência e possibilidade de reajustes.

Algumas marcas nacionais e internacionais distribuem-se no fornecimento desses tipos de balões no Brasil. Existe, portanto, o balão de líquido de permanência de 6 meses, sem a possibilidade de reajustes, e o balão de ar com permanência de 6 meses. Há também o balão de 1 ano de preenchimento líquido, que pode ser ajustado durante o tratamento, com aumento ou diminuição do seu volume.

A Tabela 3.2.2 mostra essas comparações de maneira didática.

O balão de líquido com permanência de 6 meses é o mais usado, porque, além de ter custo menor, também foi o primeiro disponível no Brasil, estando no mercado desde a década de 1990, com boa sedimentação científica entre o público médico. No entanto, ambos os balões, de 12 meses ajustáveis e de preenchimento de ar, vêm ganhando campo em virtude de suas propostas diferentes de tratamento.

Balão de 6 meses líquido (Orbera®, Corporea®, GFE®)

Este é o mais utilizado e estudado entre os BIG disponíveis atualmente.[20] Trata-se de um único balão esférico de silicone, que é preenchido com 450 a 700 mL de solução salina com azul de metileno. O balão é mantido por 6 meses e, após este período, é removido por meio de procedimento endoscópico (Figura 3.2.3).

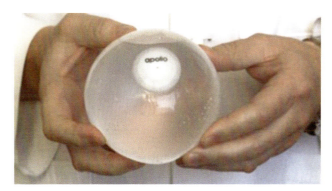

FIGURA 3.2.3 Orbera™ Intragastricballoon System.
Fonte: www.orbera.com

Balão de 1 ano ajustável (Spatz3®)

O balão de 1 ano ajustável (Spatz3®; Figura 3.2.4), único, esférico, de silicone e com uma válvula de ajuste, é preenchido com 450 a 900 mL de solução salina com

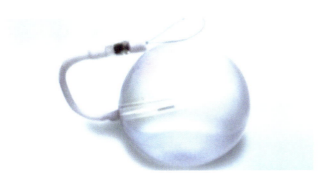

FIGURA 3.2.4 Balão ajustável Spatz.
Fonte: www.canalspatz.com.br

Tabela 3.2.2 Tipos de balão gástrico disponíveis no Brasil.			
Balão	Conteúdo	Tempo de permanência	Possibilidade de ajustes
Orbera®, Corporea®, GFE®	Líquido	6 meses	Não
Spatz3®	Líquido	12 meses	Sim
Helioscope®	Ar	6 meses	Não

azul de metileno e assume uma proposta diferente, pois possibilita reajustes durante o tratamento. Isso pode ser muito conveniente nos casos em que há uma intolerância exagerada (3% dos pacientes), nos quais a solução seria a remoção do balão. Nesssas situações, se o paciente está com o balão ajustável, se procede a deflação do mesmo, com retirada de pelo menos 50% do seu volume, o que melhora consideravelmente os sintomas e a intolerância, não impondo o paciente a uma retirada precoce.

Da mesma forma, um ajuste pode ser realizado com infusão de mais líquido. Isso é particularmente importante após os 3 primeiros meses de tratamento, quando já houve total adaptação do paciente ao dispositivo, com redução da saciedade, aumento da ingesta e estagnação da perda de peso. Nesse momento, um ajuste com 200 a 300 mL a mais resgatará um poder mais restritivo e mais saciatório para o final do tratamento. Portanto, apesar de ainda não comprovado na literatura, supõe-se que o balão de 1 ano só promoverá mais perda que o de 6 meses se for ajustado. Do contrário, o índice de perda de peso provavelmente permanecerá o mesmo.

A grande desvantagem desse balão é sua válvula de ajuste, que o torna mais ulcerogênico que os outros; entretanto, a empresa responsável já busca solução para isso, alterando o formato da válvula, e promete lançar nos próximos anos.

Além do poder de ajustes, a possibilidade de permanência por mais tempo (12 meses) parece ter grande influência na sustentação da perda após sua remoção, pois não apenas ajuda o paciente a permanecer mais tempo em protocolo de gerenciamento de perda, promovendo melhor reeducação alimentar do seu portador, como também permite uma melhor estabilização metabólica do peso perdido, dificultando o reganho de peso.[21,22]

Balão de ar (Helioscope®)

Já a proposta do balão de ar difere de ambos os balões de líquido, por ter tem comportamento distinto tanto na perda de peso quanto na sintomatologia, adaptação e percepção do paciente, e também por sua constituição. O balão de ar pesa 30 g, enquanto os de líquido têm em média 600 a 700 g quando preenchidos, e isso faz toda a diferença.

O balão de ar é feito de polímero, ou seja, mais plástico e menos borracha, enquanto os líquidos são feitos de silicone, e não tem marcador interno – embora seu rompimento seja muito raro –, como aqueles recebem solução salina com azul de metileno (Figura 3.2.5).

O balão de ar quando, comparado ao balão de líquido, costuma causar menos náuseas e vômitos, sendo dor

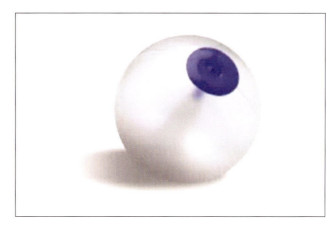

FIGURA 3.2.5 Balão de Ar – Helioscope.

o sintoma mais comum nos primeiros dias. Este balão proporciona uma perda de peso mais gradativa até o final do tratamento, enquanto o balão de líquido causa perda mais abrupta nos três primeiros meses.

Esse balão permanece na cúpula gástrica, provocando menos estase alimentar e, portanto, menos sintomas com eructação e refluxo durante todo o tratamento. Além disso, dispensa preparação com dieta líquida prolongada prévia e uso de refrigerantes de cola para o procedimento de explante, bastando jejum prolongado de 10 h.[23]

Apesar de tudo isso, os **balões regulares de líquido e de permanência de 6 meses** (Orbera®, Corporea®, GFE®), ainda que não tenham possibilidade de ajustes, não podem ser considerados inferiores. Eles funcionam muito bem e têm seu uso muito bem sedimentado em virtude dos muitos anos de seu emprego. São balões de mais fácil manuseio clínico e também implante e explante mais simples. As fabricantes do balão, inclusive, lançarão ainda em 2019 o balão de 12 meses de permanência (Orbera365® e Corporea12®), o que comprova que a permanência prolongada é vantajosa para o portador.[24,25]

Outros tipos de balão intragástrico ainda não aprovados para uso no Brasil

Além dos balões descritos anteriormente e que estão em uso no Brasil, novos tipos de BIG vêm sido estudados, incluindo balões deglutíveis.

Balão duplo (Reshape®: Reshape Medical)

Trata-se de dois balões de silicone conectados que visam a aumentar a saciedade e diminuir a chance de migração (Figura 3.2.6).[20] Nos EUA, está aprovado pela FDA, desde 2015, para o tratamento de adultos com IMC entre 30 e 40 kg/m².[20]

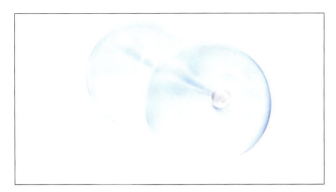

FIGURA 3.2.6 Balão gástrico Reshape Duo.

Cada balão é inserido endoscopicamente e preenchido com 450 mL de solução salina com azul de metileno, totalizando um volume de 900 mL. Após 6 meses, os balões são desinsuflados e removidos endoscopicamente. Cabe salientar que cada balão apresenta um canal independente; assim, em caso de vazamento ou desinsuflação de um dos balões, o outro não é afetado.

Esse tipo de balão apresenta resultados semelhantes aos dos outros balões, porém com incidência maior de ulcerações.

Obalon® (Obalon Therapeutics)

É um dos tipos de balão deglutível, não necessitando de procedimento endoscópico ou sedação para ser inserido (Figura 3.2.7). A cápsula do Obalon® é deglutida e a correta posição gástrica é confirmada com auxílio de radioscopia. Em seguida, o balão é insuflado com 250 mL de uma mistura de gás, contendo nitrogênio. Ao longo dos 6 meses de tratamento, podem ser inseridos até três balões. Ao fim do período de tratamento, os balões são removidos endoscopicamente, similarmente as outros tipos de balões.[13]

Elipse® (Allurion Technoligies)

Assim como o Obalon®, o Elipse® também é um balão deglutível, dispensando endoscopia ou sedação para sua inserção. Após a confirmação da posição gástrica, o que é feito por radioscopia, o balão é preenchido com 500 mL de solução salina e não necessita de endoscopia ou sedação para sua remoção, visto que, após 4 meses, desinsufla espontaneamente e é eliminado nas fezes (Figura 3.2.8).

Este é o único balão disponível que não necessita de endoscopia nem para sua colocação nem para sua remoção.[26]

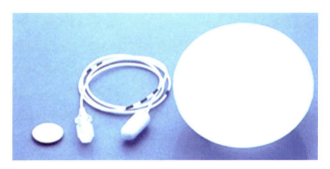

FIGURA 3.2.8 ELIPSE – Balão gástrico deglutível.
Fonte: Machyta *et al.*, 2017.

Transpyloric Shuttle® (TPS, Baronova Inc.)

O Transpyloric Shuttle não é propriamente um BIG, nem fisicamente nem em seu mecanismo de ação. Esse dispositivo foi recentemente aprovado para uso nos EUA pela FDA, após atingir perda de peso total 5% maior que o grupo controle em estudo randomizado (não publicado até a impressão deste livro).

Esse dispositivo não ocupa um espaço considerável no estômago, como os outros BIG descritos neste capítulo, mas age retardando o esvaziamento gástrico. É composto por um balão esférico de silicone preenchido por conteúdo sólido (56 mm), cerca de 80% menos que um BIG convencional, conectado por meio de um cateter (4 mm x 96 mm) a um pequeno peso. É colocado através de um *overtube* com o peso pré-preenchido na porção do "pequeno balão", seguido da implantação do conteúdo sólido no estômago. Após a implantação, ele atua de maneira diferente de outros BIG. As contrações gástricas agem no sentido de passar o dispositivo para o duodeno, como na passagem do alimento, porém seu "balão com conteúdo sólido" não consegue avançar o piloro, em virtude de seu tamanho e sua consistência, resultando em obstrução gástrica intermitente.[27]

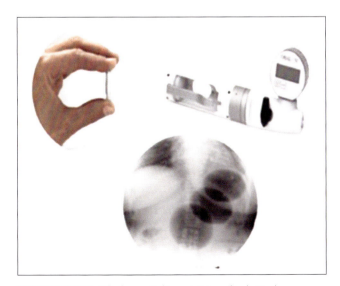

FIGURA 3.2.7 Obalon – Balão gástrico deglutível.
Fonte: Sullivan *et al.*, 2018.

TÉCNICAS DE IMPLANTE E EXPLANTE DOS BALÕES

Embora o explante do balão seja considerado um procedimento de maior risco que o implante, ambos são simples e de baixo risco quando comparados a outros procedimentos terapêuticos endoscópicos. No entanto, como qualquer remoção de corpo estranho por via endoscópica, apresentam potencial de complicação.

Para a realização segura desses procedimentos, em qualquer tipo de balão, existem alguns pré-requisitos e recomendações:

- Realizar em ambiente adequado, com suporte avançado de vida e preparado para reanimação cardiorrespiratória;
- Realizar os primeiros 100 procedimentos com intubação orotraqueal conduzida por anestesista, tanto no implante quanto no explante da prótese;
- Utilizar materiais e acessórios específicos para o propósito de implante e explante;
- Ter sempre uma prótese extra para os casos de desconexões;
- Seguir as técnicas de implante e explante preconizadas pelos fabricantes;

Preferir que a técnica seja realizada por um médico endoscopista familiarizado com pacientes obesos e com a introdução de próteses endoscópicas.[12,19]

Isso posto, serão apresentadas a seguir as peculiaridades técnicas que cada balão apresenta em seus respectivos implante e explante.

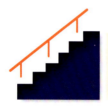

1 PASSO A PASSO DA TÉCNICA ENDOSCÓPICA

Balões líquidos convencionais (não ajustáveis)

Tanto o implante quanto o explante de todas as marcas utilizadas no Brasil para o balão de líquido de 6 meses são realizados conforme apresentado a seguir.

Implante

1. Os pacientes são instruídos a manter jejum de 8 a 12h antes do procedimento.
2. Endoscopia digestiva alta é minuciosamente praticada, a fim de identificar contraindicações para o implante, ainda que uma endoscopia prévia já tenha sido realizada pelo próprio médico ou por outro colega.
3. Não se identificando contraindicações, a esfera de silicone é inserida ainda vazia pela boca, similarmente à introdução de qualquer sonda orogástrica (Figura 3.2.9), passando-se pelo esôfago, até chegar ao estômago, onde será insuflada sob visão endoscópica (todo o procedimento dura aproximadamente 15 min).
4. Antes de proceder com o enchimento do balão, deve-se assegurar de seu correto posicionamento, bem como do cateter de introdução, para não insuflá-lo inadvertidamente em locais inadequados, como no próprio esôfago, o que ocasionaria lesões ao paciente ou danos ao dispositivo (Figura 3.2.10).
5. Acoplado ao balão, um cateter fio-guia serve de veículo para a mistura de soro fisiológico e azul de metileno a 2% de concentração, que irá preenchê-lo (Figura 3.2.11). Caso o dispositivo se rompa durante a permanência do balão, a solução azulada é absorvida totalmente pelo intestino e tinge a urina, denunciando o ocorrido, que deve ser comunicado imediatamente ao médico. O paciente terá micções sucessivas de cor azul-esverdeada e é praticamente impossível isso passar despercebido por ele (Figura 3.2.12).

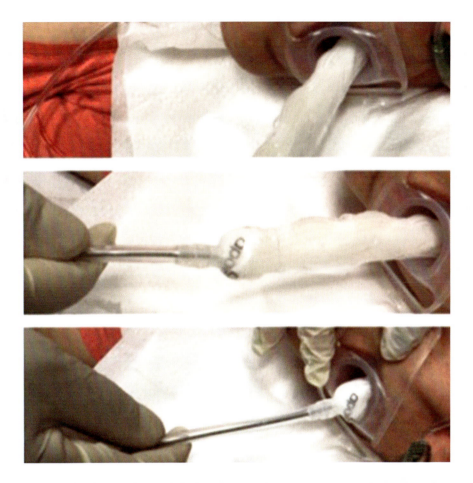

FIGURA 3.2.9 Introdução do balão tipo orogástrica.

Uma vez que o balão foi preenchido com a quantidade adequada de solução salina (de acordo com a indicação do fabricante ou a critério do próprio médico, individualizando a indicação para cada paciente), a tubulação de enchimento é retirada junto com o endoscópio. Um re-exame (*second-look*) imediato é realizado a fim de examinar possíveis traumas e garantir que não haja vazamento do balão.[28-30]

É natural que, com o tempo, haja desgaste do silicone do balão, visto que ele sofre toda a ação de um ambiente hostil como o estômago, seja pela própria acidez estomacal na produção dos seus sucos, seja pela agressão provocada pela ingesta alimentar. Por isso, recomenda-se que o balão seja retirado dentro do prazo preestabelecido (até 6 ou até 12 meses, conforme a marca). A permanência prolongada do dispositivo no estômago pode favorecer também sua contaminação fúngica, acelerando ainda mais seu envelhecimento (Figura 3.2.13).

É notório que quanto maior tempo de permanência, mais frágil o balão se torna e mais fácil é seu rompimento, o que pode trazer complicações indesejáveis, como migração do dispositivo e obstrução intestinal. Além disso, como o dispositivo fica em contato direto com a mucosa do órgão, pode contribuir para o aparecimento de úlceras e gastrite em longo prazo.

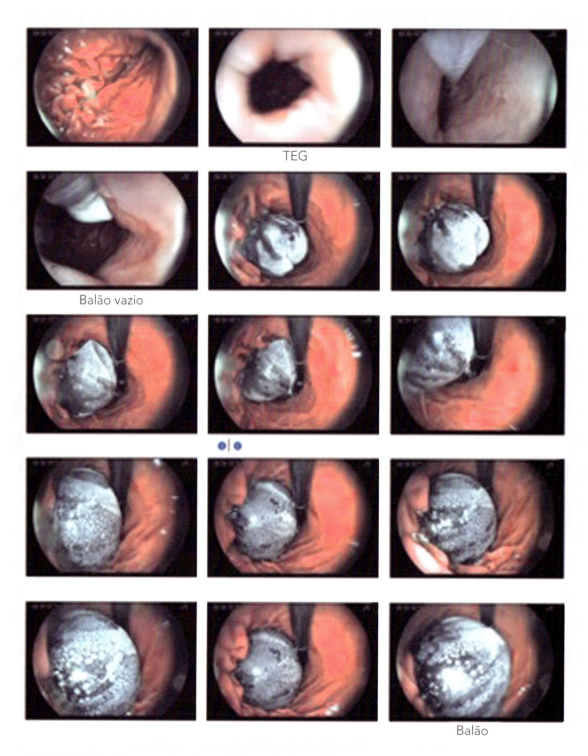

FIGURA 3.2.10 Colocação do Orbera™ Intragastricballoon System.

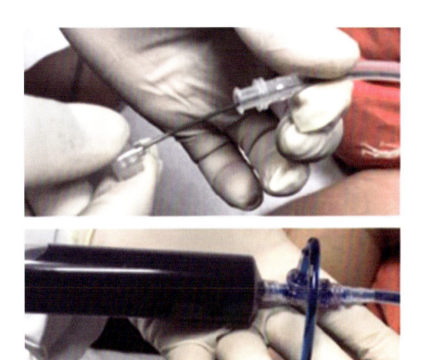

FIGURA 3.2.11 Modo de preenchimento do balão de 6 meses.

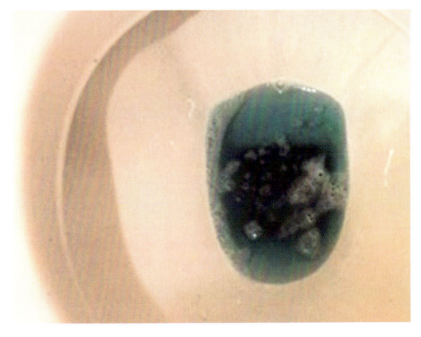

FIGURA 3.2.12 Aspecto característico da urina após rompimento do balão.

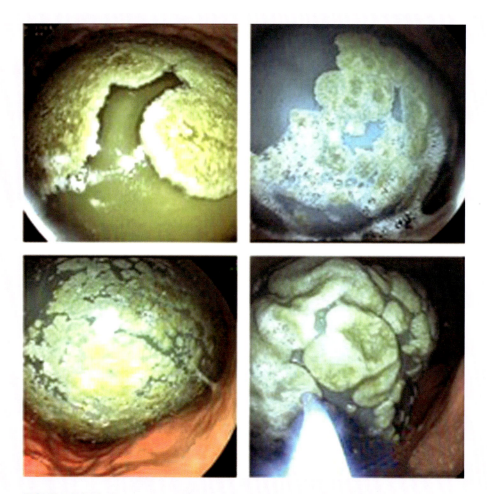

FIGURA 3.2.13 Contaminação fúngica da superfície e silicone do balão.

Remoção

A endoscopia é necessária para a remoção de todos os balões, com exceção de apenas um tipo de balão deglutível. O procedimento de explante segue a sequência inversa do implante.

1. Antes do procedimento, o paciente deve manter 12h de jejum. Recomenda-se alimentação exclusiva com dieta puramente líquida por um período de pelo menos 72h. A recomendação de ingesta abusiva de refrigerantes de cola nessas 72h é muito importante para limpeza da câmara gástrica. Procinéticos, como bromoprida, também podem ser prescritos por 5 a 7 dias antes do procedimento. A retirada do dispositivo pode ser feita com entubação orotraqueal (EOT) ou não, a critério do médico que assiste o paciente; no entanto, a exclusão da via respiratória é sempre um item extra de segurança. Alguns autores recomendam veementemente que as primeiras 100 extrações de balão sejam feitas com entubação orotraqueal para os principiantes no método.[29-32]

2. Antes da retirada do balão, é necessário que o médico endoscopista visualize o estômago. Se houver resíduos, deve-se fazer a intubação ou suspender o procedimento, com novo preparo do paciente.

3. A técnica utiliza uma agulha retrátil para perfurar o balão sob visualização direta. A punção do balão pode ser feita por visualização direta frontal, que é a melhor forma, ou por retrovisão. Uma vez posicionado adequadamente, realiza-se a perfuração do BIG com agulha apropriada para a técnica, introduzindo-a alguns centímetros dentro do balão. Não são recomendadas agulhas que não sejam próprias para este fim.

4. Posteriormente, deve-se recolher a agulha e iniciar a aspiração do líquido através do cateter que permanece dentro do balão. É recomendável o uso de aspiradores cirúrgicos potentes, com sucção efetiva e rápida, diminuindo o tempo do procedimento e, consequentemente, seus riscos. O volume aspirado deve ser sempre controlado, não pela visualização do balão deflacionando, mas pelo fluxo contínuo no cateter e no tubo de aspiração (Figura 3.2.14).

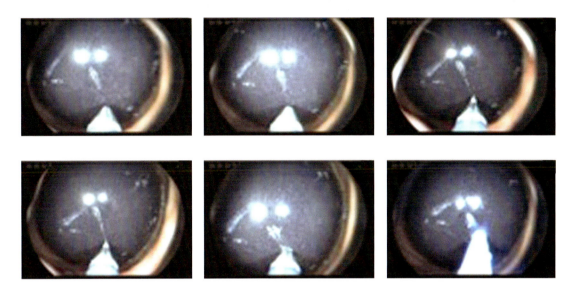

FIGURA 3.2.14 Visualização direta do balão durante procedimento de retirada.

5. O balão deve estar totalmente vazio, ou seja, bem colabado, para então ser retirado. Após o esvaziamento completo, deve ser capturado com pinça de corpo estranho na face contralateral à válvula (Figura 3.2.15). A retirada deve ser lenta e gradual, mantendo o balão junto à ponta do endoscópio. Lubrificantes apropriados podem ser utilizados para facilitar a extração do dispositivo, bastando para isso besuntar o esôfago em toda a sua extensão, desde a TEG até seu terço médio, com o próprio cateter de aspiração e desinsuflação do balão (Figura 3.2.16). Há duas maneiras comuns de promover a extração do balão:

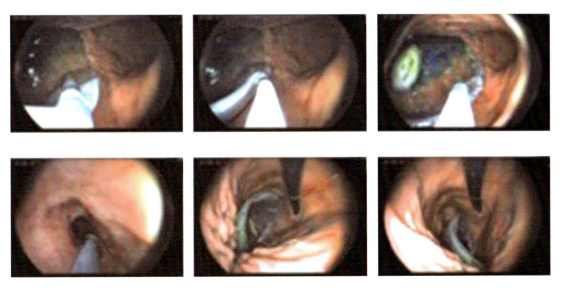

FIGURA 3.2.15 Esvaziamento completo e apreensão do balão gástrico.

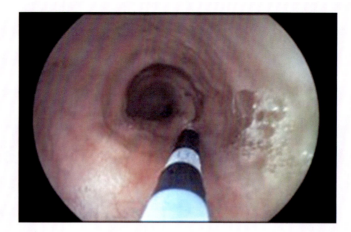

FIGURA 3.2.16 Lubrificação do esôfago com óleo mineral ou vegetal para extração do balão, usando o próprio catéter de esvaziamento do balão.

- Endoscópio de duplo canal, inserindo-se por um canal uma pinça de corpo estranho (Grasper ou Raptor; Figura 3.2.17) que apreende o balão e, pelo outro, uma alça de polipectomia que apreenderá o balão por cima da apreensão prévia da pinça (Figura 3.2.18);

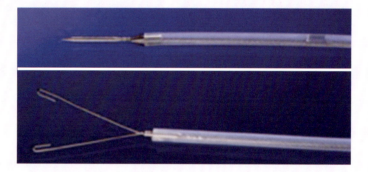

FIGURA 3.2.17 Agulha apropriada para punção do balão de 6 meses e pinça tipo grasper para apreensão do balão.

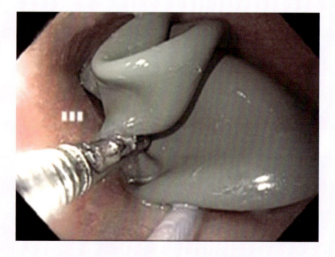

FIGURA 3.2.18 Retirada do orbera™ intragastricballoon system com duplo canal com dupla apreensão (alça de polipectomia + pinça raptor).

Fonte: Imagem cedida pela sander medical center – bariatric endoscopy center.

- Endoscópio de canal simples, passando-se pelo canal de trabalho apenas uma pinça de corpo estranho que tracionará o balão para fora (Figura 3.2.19). Na região cervical, durante a retirada, é necessário hiperextender o mento para diminuir resistência à passagem do BIG. Alguns autores recomendam, para aqueles que se aventuram na retirada do balão, uma pinça de Maguil (Figura 3.2.20), a qual deve sempre estar por perto e à disposição para casos em que o balão impacta no cricofaríngeo, especialmente se o paciente não estiver entubado.[14]

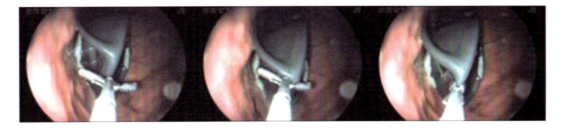

FIGURA 3.2.19 Retirada do orbera™ intragastricballoon system com canal único com apreensão simples pela pinça raptor.

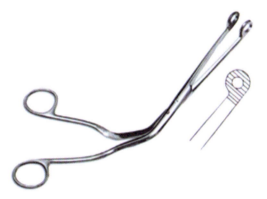

FIGURA 3.2.20 Pinça de maguil para apreensão.

6. Após a extração do balão, deve-se realizar uma visualização endoscópica de todo o trato digestivo alto (duodeno, estômago, esôfago e orofaringe) para detectar possíveis lesões. Após a retirada do BIG, o paciente deve ficar em observação até sua completa recuperação.

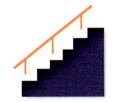

2
PASSO A PASSO DA TÉCNICA ENDOSCÓPICA

Balões líquidos ajustáveis

No que tange ao balão de líquido ajustável, o implante e o explante são diferentes da técnica do de 6 meses. O balão de 1 ano tem um "rabicho" siliconado com mais ou menos 10 cm de extensão, que, em seu interior, possui outro cateter, este elástico, por onde serão realizados o enchimento e o esvaziamento do balão (ajustes; ver Figura 3.2.4).[21]

Implante

1. O implante do balão de 1 ano ajustável não é feito como tal qual uma sonda orogástrica, como no caso do balão de 6 meses. O *kit* de introdução do balão é composto pelo próprio balão, por uma seringa de 60 mL, uma tampa de vedação, um sistema de equipo apropriado para o enchimento balão e uma camisinha de silicone (Figura 3.2.21). O balão é adaptado junto à ponta do endoscópio e a camisinha de silicone recobre o conjunto, tornando-o um monobloco de introdução (Figura 3.2.22). É importante ter um bocal com boa abertura para a passagem desse conteúdo único. Uma vez acoplado à ponta do endoscópico, é necessário certificar-se de que ele está firmemente aderido ao aparelho de endoscopia (Figura 3.2.23).

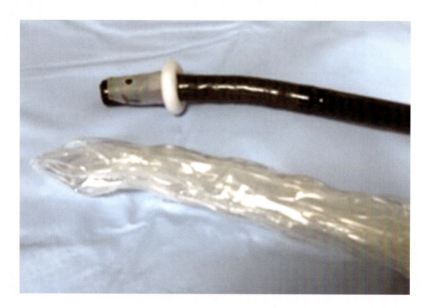

FIGURA 3.2.21 Balão de 1 ano ajustável – camisinha e balão.

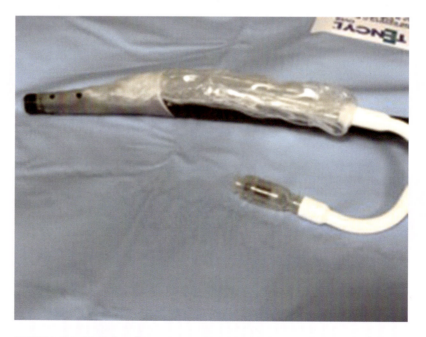

FIGURA 3.2.22 Balão de 1 ano acoplado ao aparelho pela camisa de silicone.

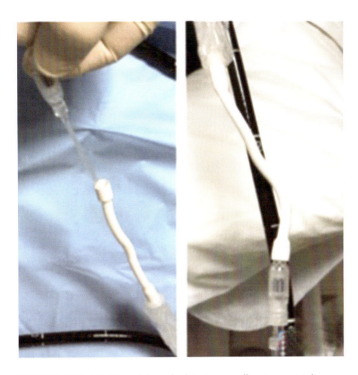

FIGURA 3.2.23 Monobloco balão + aparelho + camisinha.

2. Na sequência, conecta-se a válvula de enchimento ao sistema de equipo especial, este já conectado a um soro com azul de metileno a 2% (Figura 3.2.24). Todo o conjunto é introduzido por via endoscópica, sob visão frontal, até o antro gástrico (Figura 3.2.25). Uma vez no antro, faz-se a retrovisão para visualizar se todo o conjunto está na câmara gástrica – isso é fácil ao se visualizar a válvula de enchimento (rabicho) já dentro do estômago (Figura 3.2.26).

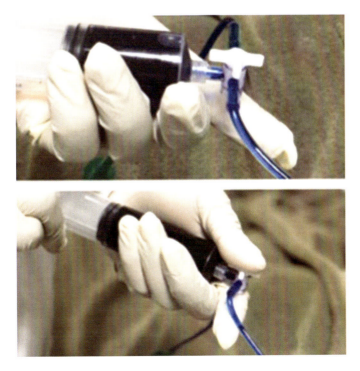

FIGURA 3.2.24 Conexão do equipo com sf 0,9% + azul de metileno 2%.

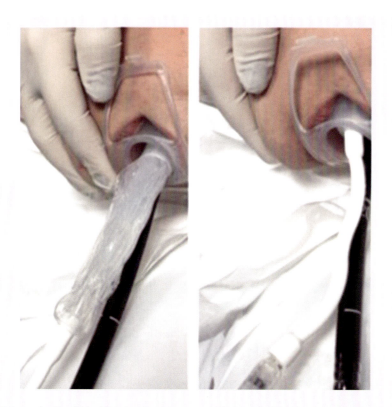

FIGURA 3.2.25 Introdução do balão ajustável em monobloco aderido ao aparelho.

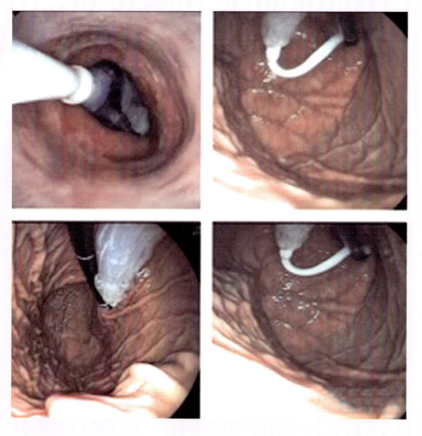

FIGURA 3.2.26 Introdução de todo o balão no estômago – visualização da válvula (rabicho) após a cárdia.

3. Procede-se com o enchimento pela seringa de 60 mL do conteúdo salino e corado até o volume desejado pelo profissional e adequado ao paciente (Figura 3.2.24). Com cerca de 500 mL, o balão se desprende do aparelho, liberando-o. Nesta técnica, há que se lembrar de que até o enchimento do balão em torno de 500 mL, o que leva aproximadamente 5 min, o aparelho permanece preso no balão, sem possibilidade de remoção da câmara gástrica. Isso agrega um risco, especialmente se o procedimento estiver sendo feito sem EOT, porque se o paciente tiver uma depressão cardiorrespiratória nesse período, não será possível entubá-lo enquanto o aparelho não se desprender. Por isso, alguns médicos optam por realizar a introdução com o auxílio de uma alça de polipectomia. Em vez de acoplá-lo ao aparelho, simplesmente se recobre o balão com a camisinha, deixando apenas 1 cm dela externo, sem recobrir o balão – é nesse local que se faz a pega com a alça, que então já foi introduzida pelo canal do aparelho e agora está com o balão fixo. Todo o conjunto é introduzido como na realização de uma endoscopia. Uma vez o que o balão está no estômago, a alça é aberta, o balão liberado e o aparelho de endoscopia ficam livres (Figura 3.2.27).

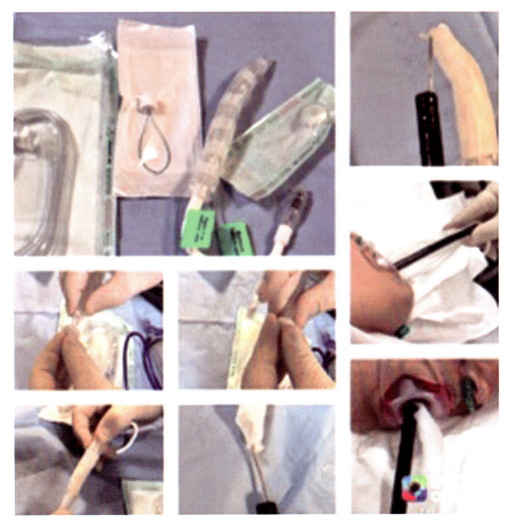

FIGURA 3.2.27 Apreensão do balão com alça de polipectomia + introdução do balão com auxílio da alça (variante técnica).

4. Já com o balão preenchido e o aparelho fora do paciente, procede-se a tração da válvula de enchimento, que é elástica e vem até a boca (Figura 3.2.28). Então, desconecta-se o equipo de enchimento e veda-se com a tampa fornecida para este fim (Figura 3.2.29). Com uma pinça de corpo estranho passada pelo canal do aparelho, captura-se o fio de *nylon* aderido à válvula e introduz-se o rabicho para a câmara gástrica (Figura 3.2.30). Ao retirar o endoscópico de dentro do estômago, deve-se observar se a camisinha de silicone veio afixada na ponta do aparelho (Figura 3.2.31); do contrário é necessário nova intubação para resgatá-la. Alguns médicos optam por deixar essa válvula (rabicho) para cima, em direção ao fundo gástrico; outros já optam por deixá-lo em direção ao antro, por acreditarem que a chance de essa válvula causar uma ulceração de contato é menor. Todavia, não há estudos na literatura que comparem a posição do rabicho e o risco de complicações.

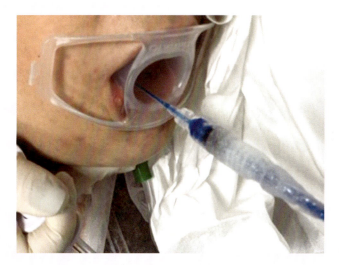

FIGURA 3.2.28 Tração da válvula do balão ajustável até a boca para vedação.

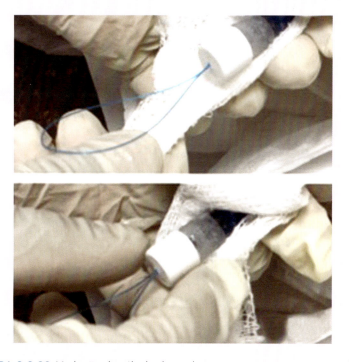

FIGURA 3.2.29 Vedação da válvula de enchimento com tampa apropriada.

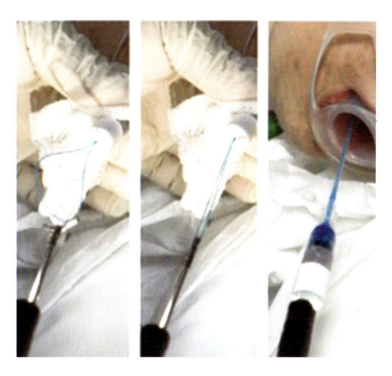

FIGURA 3.2.30 Devolução controlada da válvula de enchimento ao estômago, onde será colocada na posição desejada pelo operador endoscopista.

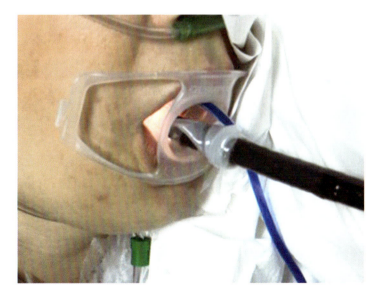

FIGURA 3.2.31 Extração da camisinha junto a ponta do aparelho.

Remoção

Para a extração deste balão existem duas possibilidades:

- Proceder exatamente como se faz com o balão de líquido de 6 meses, com perfuração, aspiração do conteúdo e extração com pinça de corpo estranho;
- Esvaziá-lo pela própria válvula de enchimento e proceder com a extração, puxando essa válvula com uma alça de polipectomia ou mesmo puxando-a externamente pela boca, ou, ainda, usando a pinça de corpo estranho após tê-lo esvaziado (Figura 3.2.32).

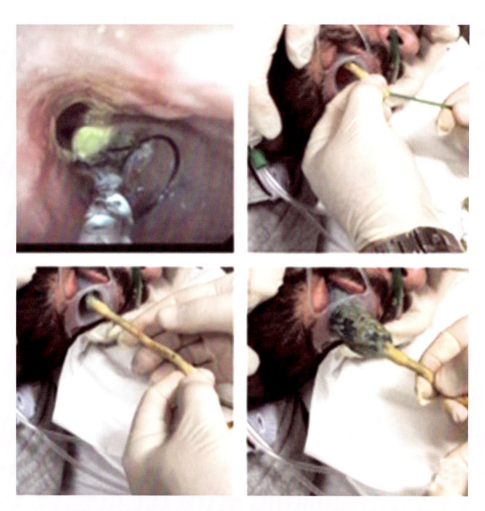

FIGURA 3.2.32 Extração do balão de 1 ano pela válvula de ajuste.

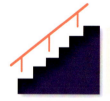

3
PASSO A PASSO DA TÉCNICA ENDOSCÓPICA

Balões de ar

Os balões de ar também apresentam procedimentos de implante e explante diferentes dos balões de líquido.

Implante

1. A introdução é similar à do balão de líquido de 6 meses, como se fosse uma sonda orogástrica. No entanto, esse balão é mais duro e menos flexível quando comparado ao balão de líquido (Figura 3.2.33). Para sua introdução, é necessário fazer o apoio digital do dedo indicador no direcionamento do balão para a orofaringe e o esôfago. Empurra-se o conjunto até o estômago. A endoscopia é feita para locar o balão no corpo gástrico.

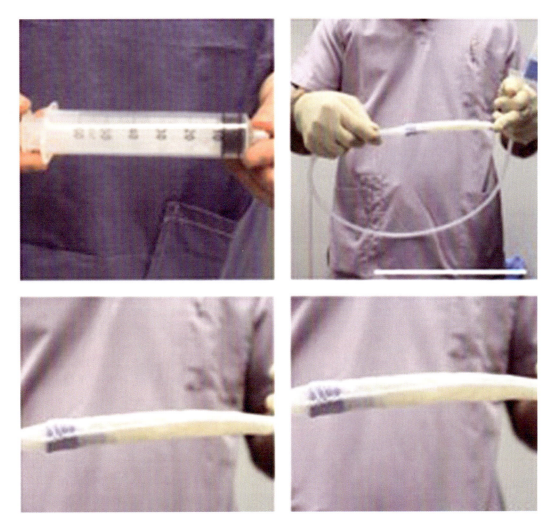

FIGURA 3.2.33 Balão de ar dentro do casulo – mais rígido.

2. Uma vez locado, procede-se à liberação do casulo que engloba o balão. Para tanto, é necessário tracionar um pequeno fio que vem fixado por um adesivo no guia de introdução. Ao tracioná-lo, o casulo é desfeito e libera o balão para enchimento (Figura 3.2.34). Não é necessário remover nenhum fio-guia. Pelo próprio guia de introdução, há um cateter interno, com lúmen, para conexão da seringa de 60 mL (também parte do *kit* de introdução) e posterior insuflação com ar (Figura 3.2.35).
3. Diferentemente dos outros balões, este apresenta apenas duas possibilidades de volume: 600 ou 720 mL. Então, é necessário observar o balão escolhido para o paciente – se for de 600 mL, deve-se injetar 10 seringas de 60 mL de ar e, se for de 720 mL, injetar 12 seringas. A injeção deve ser feita lentamente. O balão ficará no corpo distal, mas subirá assim que o paciente assumir a posição ortostática (Figura 3.2.36).
4. Após o preenchimento completo com o volume recomendado, deve-se tracionar o fio-guia metálico até sua marcação de cor negra neste guia. Isso significa que o cateter já liberou a válvula de enchimento e se desconectou dela. Nesse momento, procede-se à tração de todo o conjunto, que forçará a desconexão do balão ao nível do cárdia (Figura 3.2.37).

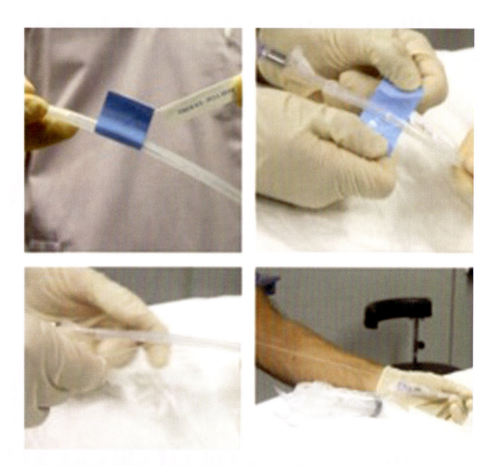

FIGURA 3.2.34 Liberação do balão de dentro do casulo por tração do fio.

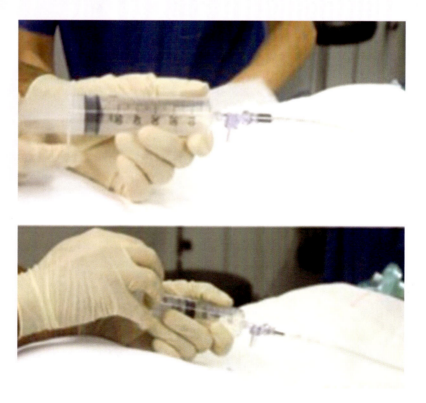

FIGURA 3.2.35 Enchimento do balão com ar (600 ou 720 mL).

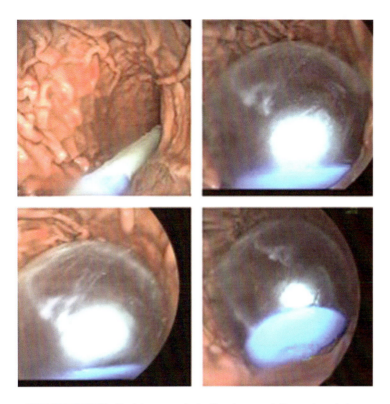

FIGURA 3.2.36 Enchimento do balão de ar – visão endoscópica.

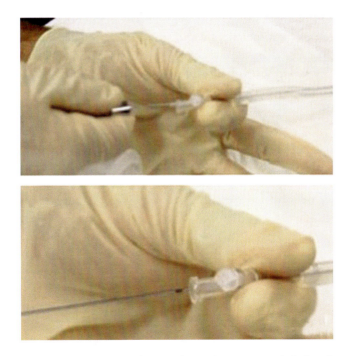

FIGURA 3.2.37 Extração fio metálico e desconexão do balão de ar.

Remoção

1. O procedimento de explante é similar ao do balão de líquido de 6 meses. Deve-se puncionar o balão e aspirá-lo até seu completo esvaziamento. A diferença é que a agulha para fazer isso não é a mesma, devendo-se utilizar uma agulha especial fornecida pelo fabricante do balão (Figura

3.2.38). É uma agulha bastante alongada e mais grossa, que adentra no balão. Não há remoção de fio-guia de penetração e a aspiração deve ocorrer pelo próprio fio. Apenas a agulha penetra o balão, diferentemente do balão líquido de 6 meses, no qual todo o cateter se projeta para dentro.

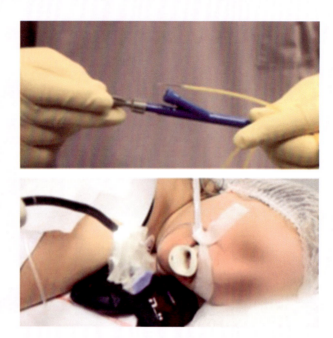

FIGURA 3.2.38 Agulha apropriada para retirada de balão de ar e extração do balão de ar (polímero).

2. Após o esvaziamento completo, procede-se igualmente, com a pinça de corpo estranho mista (jacaré + dente de rato): apreende-se o balão e o traciona pelo esôfago até sua exteriorização completa. Devido ao polímero, o balão é mais rígido e grosso que aqueles de silicone, mas, após a lubrificação adequada do esôfago, não oferece muita resistência para sua extração (Figura 3.2.39).

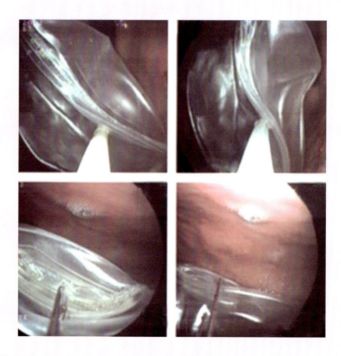

FIGURA 3.2.39 Esvaziamento completo do balão de ar + apreensão para extração.

ORIENTAÇÕES DO TRATAMENTO COM O BALÃO GÁSTRICO

A grande diferença no sucesso para perda de peso não está relacionada apenas aos procedimentos de implante ou explante do BIG, porque, como visto, estes são procedimentos endoscópicos simples, sem grandes dificuldades técnicas. O que de fato determina o aumento de chances de sucesso, além dos fatores intrínsecos ao paciente, são a condução e a manutenção do tratamento.

O profissional que se dispõe a realizar esse tratamento deve ter boa paciência e resignação, porque o paciente com problemas de obesidade e excesso de peso é exigente e carece sempre de atenção durante o tempo de permanência. É preciso ser diligente nas queixas e condutas, estar apto a realizar endoscopias sempre que necessário, substituir o balão em casos raros de rotura, responder mensagens de texto com orientações e promover retiradas precoces em situações de intolerância exagerada. Essa diligência é o que mais evita complicações importantes com o balão; portanto, é fundamental valorizar as queixas do paciente e tomar condutas a contento.

É importante que o planejamento cirúrgico envolva a completa compreensão e o consentimento do paciente com relação ao procedimento ao qual será submetido e suas possíveis consequências e complicações. As normas vigentes exigem que o paciente e seu familiar assinem um "termo de consentimento informado", documento que explica todos os benefícios, vantagens e desvantagens do método.

O procedimento endoscópico para introdução do balão é costumeiramente feito de forma ambulatorial, ou seja, sem internação, com alta no mesmo dia, e é similar aos demais exames endoscópicos diagnósticos não cirúrgicos.[19] Contudo, antes de iniciar o tratamento, deve-se fazer uma boa seleção do candidato ao balão. Essa seleção é o que definirá as chances de sucesso de perda de peso, os riscos de complicações e a escolha do melhor tipo de balão a ser implantado.

A anamnese deve começar pela investigação do IMC – se este estiver acima de 40, deve-se recomendar o método cirúrgico, pois quanto maior é o IMC, mais alto é o risco de complicações trans e pós-operatórias. Na anamnese também se deve investigar problemas cardiológicos, endocrinológicos e doenças infectocontagiosas. É importante tentar identificar um passado de distúrbios psicológicos, psiquiátricos ou distúrbios alimentares, como compulsões instaladas que possam atrapalhar totalmente a perda de peso. Da mesma forma, deve-se investigar o passado endoscópico do paciente, isto é, os exames já realizados, o comportamento durante a sedação e possíveis reações alérgicas aos medicamentos, além de afastar contraindicações absolutas ou relativas, especialmente se o paciente já tiver sido submetido a alguma cirurgia gástrica. Por fim, muito importante para o sexo feminino em idade fértil, é afastar a possibilidade de gravidez inicial.[33,34]

Na primeira consulta, é interessante compreender o quanto o paciente já conhece esse tratamento, analisar se ele tem alguma pretensão quanto a um tipo de balão específico e qual é sua expectativa de perda, ajudando-o a dimensioná-la para a realidade do balão, avaliando os motivos que o levaram a engordar e em quanto tempo isso aconteceu. Nessa consulta, é importante observar o quanto esse paciente está disposto ao acompanhamento sério e frequente de uma equipe multidisciplinar, com nutricionista e psicólogo, e se já está enquadrado em algum programa de atividades físicas, bem como se a família ou o cônjuge apoiam essa decisão – esses fatores são relevantes em caso de insucessos e complicações. Também é imprescindível saber se é a primeira vez que o paciente usa o balão.

Logo na primeira consulta o médico deve avaliar quais exames pré-operatórios serão solicitados, e se há realmente essa necessidade. Uma vez selecionado o paciente e agendado o procedimento, recomendam-se as seguintes condutas:[35]

- Iniciar inibidor de bomba de prótons (IBP) o quanto antes;
- Indicar procinéticos e dieta líquida 48 h antes do procedimento;
- Oferecer o consentimento informado alguns dias antes, para leitura e assinatura;
- Orientar o paciente a preparar os primeiros dias de dieta pós-operatória e comprar todos os medicamentos;
- Solicitar jejum de pelo menos 8 h para o procedimento.

Após o implante, independentemente do tipo de balão, recomenda-se seguir um protocolo ideal para sua adaptação na câmara gástrica. Nos primeiros dias após a colocação, é comum a ocorrência de sintomas como náuseas, vômitos e dores abdominais. Trata-se de uma resposta fisiológica do organismo, que está em fase de adaptação ao dispositivo. Ainda assim, em comparação ao balão de ar, esses sintomas são muito menos evidentes, sugerindo que estão mais relacionados ao peso líquido do que ao seu tamanho. A propósito, para aumentar 1 cm o diâmetro do balão preenchido, são necessários 300 mL a mais de líquido.

A medicação para o manejo dos sintomas deve ser prescrita para o paciente após a colocação do BIG, a fim de estar disponível imediatamente após a alta. Os pacientes não devem esperar que os sintomas desencadeiem o pedido de medicação, porque isso pode atrasar ou diminuir sua tolerância geral após a colocação do balão. Podem ser prescritos medicamentos sintomáticos para alívio dos sintomas, como antieméticos e antiespasmódicos, e medicamentos para diminuir a acidez do estômago, como os IBP.

O uso de IBP é extremamente importante e imprescindível ao tratamento, porque a presença do dispositivo estimula muito a produção contínua e excessiva do ácido clorídrico, e isso traz prejuízos por três motivos:

- Facilita a permanência de sintomas dispépticos e até mesmo a presença de lesões dispépticas;
- Acelera o envelhecimento do balão pela corrosão ácida do silicone;
- Acelera o esvaziamento gástrico, o que diminui a saciedade.[14,35,36]

Portanto, a receita clássica pós-balão deve conter basicamente os seguintes medicamentos:

- Um bom IBP de última geração;
- Um anti-espasmódico;
- Um antiemético potente (prefere-se a associação de ondansertrona e metoclopramida);
- Um analgésico, se possível morfínico.

Em nossos serviços, a título de proteção tópica da mucosa gástrica, opta-se também por prescrever flaconetes de sucralfato nos primeiros 5 dias após o procedimento.

É fundamental que o paciente realize hidratação intensa, além de uma dieta adequada prévia e posterior ao implante. Inicialmente, o plano alimentar é composto por líquidos, com poucos resíduos e que sejam facilmente digeridos. De acordo com a aceitação do paciente, é introduzida uma dieta cremosa, depois pastosa e, finalmente, sólida, o que pode levar até 1 mês para acontecer.

A evolução da dieta deve respeitar não somente a quantidade, mas também a qualidade, a velocidade de ingestão e a consistência dos alimentos. A partir do primeiro mês completo, o nutricionista deve assumir a prescrição dietética até o final do tratamento, e é fundamental a realização de uma dieta hipocalórica, se possível inferior a 900 kcal/dia, sem perder a qualidade nutricional – eis aqui porque um nutricionista treinado em balão faz toda diferença. Deve-se equilibrar o emagrecimento progressivo, a reeducação alimentar, a nutrição do paciente, a obstrução relativa provocada pelo balão e os anseios do paciente, e esse equilíbrio não é tão fácil.[37]

De maneira geral, a dieta pode ser distribuída, conforme descrito na Tabela 3.2.3.[14]

Após o implante do balão, é importante que o paciente tenha todos os contatos possíveis para seu suporte, incluindo toda a equipe multidisciplinar. É necessário também fornecer atestados de afastamento por pelo menos 5 dias. Por haver boas chances de este paciente visitar o pronto-socorro nessa fase inicial, é de bom tom fazer uma carta de encaminhamento ao colega do pronto-socorro, orientando-o sobre o que está acontecendo e sobre a previsibilidade desses sintomas, sugerindo condutas

Tabela 3.2.3 Orientações dietéticas durante e após a colocação do balão intragástrico.	
Dias	Orientações
1 e 2	Apenas líquidos claros
3 a 14	Dieta líquida completa, limitada a 800 kcal/dia As primeiras 2 semanas são um período de rápida perda de peso
15 a 21	Alimentos cremosos e pastosos 1.000 a 1.200 kcal/dia, com 60 a 80 g de proteína por dia
22º dia até o final do 4º mês	Alimentos com textura normal
5º e 6º meses	A perda de peso geralmente estabilizou Observar e registrar a ingestão de alimentos, para saber quanta comida o paciente precisa para manter a perda de peso
Após a remoção do balão	Continuar acompanhamento mensal da dieta para garantir a manutenção da perda de peso

e fornecendo algum contato telefônico também. Nesse momento, o paciente precisa ter o laudo com fotos do balão implantado.

As atividades físicas costumam ser liberadas após o 1º mês do balão, e normalmente não há necessidade de suplementação vitamínica. Deve-se proibir apenas o uso de líquidos gasosos, especialmente os de cola, durante o tratamento, pois favorecem uma hiperadaptação e a descida precoce dos balões para o corpo distal. Obviamente, recomenda-se a troca do açúcar por adoçantes dietéticos.[38]

Caso o paciente tenha optado pelo balão ajustável, recomenda-se um reajuste entre o 3º e 4º mês para resgate da saciedade e aumento da restrição. Normalmente, costuma-se a infusão de 200 a 300 mL a mais intrabalão.

Algumas orientações pós-implante para manter o tratamento equilibrado e o paciente confortável e bem conduzido são:

- Retornar regularmente ao nutricionista para conduzir a dieta a partir do 2º mês. Os principais sintomas que surgem durante o tratamento com o balão após a adaptação ter ocorrido estão relacionados ao padrão dietético. Por isso, o nutricionista é muito importante na equipe de suporte;
- Dormir do lado esquerdo: em virtude da conformação gástrica e da obstrução oferecida pelo balão, essa conduta diminui muito as chances de refluxo e desconforto do sono no uso do balão;
- Viagens de avião: não estão proibidas, mas quando prolongadas podem apresentar sintomas de impactação no destino final. Nesses casos, é necessário retornar a uma dieta líquida por 3 dias;
- Risco de gravidez: devido à estase gástrica, inclusive dos medicamentos, criam-se janelas de anticoncepção que, somadas a uma perda de peso considerável, com consequente aumento da fertilidade, podem levar a uma gravidez durante o tratamento. Se isso acontecer, recomenda-se aguardar o primeiro trimestre para remoção do balão. Também muito comum é alteração do ciclo menstrual, seja no intervalo, seja na menorréia. Hipermenorreia é muito comum;
- Alteração do hábito intestinal: a estase alimentar e a digestão retardada podem alterar a flora intestinal e causar episódios esporádicos de diarreia durante o tratamento. No início do tratamento, o inverso é mais comum. A obstipação se deve à dieta pobre em fibras e ao uso de medicamentos relaxantes da musculatura lisa intestinal, favorecendo a obstipação;
- Uso do álcool: não é necessariamente proibido, exceto pelas cervejas, em virtude de sua constituição e por conterem gás. Deve-se lembrar que o álcool é um agressor da mucosa gástrica e que, somado à presença do balão, pode favorecer lesões dispépticas. No entanto, a vida social do paciente deve ser mantida, resguardando a moderação do uso;
- Ruptura do balão: pode ocorrer, embora seja extremamente rara. Caso isso aconteça, no caso dos líquidos, haverá micção repetida (mais de 10 vezes) de cor muito esverdeada. Deve-se orientar o paciente a não se desesperar, mas avisar imediatamente. Sugere-se tomar antiespasmódicos e programar a retirada ou substituição do balão em até 72 h;
- Atividades físicas: não existe uma atividade física específica a ser proibida, mas algumas podem causar desconforto do paciente com o balão, especialmente aquelas que aumentam a pressão intrabdominal;
- Reajustes: em caso de balão ajustável, não se recomenda realizar reajustes após o 8º mês de permanência, pelo fato de a elasticidade e a complacência do balão já estarem debilitada. Há risco de rompimento durante o reajuste.

Quando o tratamento é levado com diligência apropriada, além de efetivo, é muito seguro. Mesmo assim, ainda que todos os cuidados sejam tomados, complicações de procedimentos e tratamentos médicos são inerentes.

COMPLICAÇÕES

O BIG é uma técnica endoscópica amplamente utilizada no tratamento primário da obesidade, sendo considerado um dispositivo com baixo risco de eventos adversos severos.[39,40]

Embora a maioria dos pacientes tolere o tempo de permanência do BIG sem intercorrências, alguns apresentam sintomas adaptativos intensos ou complicações que requerem sua remoção precoce.[41] Entre os sintomas adaptativos, destacam-se náuseas persistentes, vômitos, dor ou desconforto abdominal e sintomas de refluxos. Esses sintomas são comuns, mas tendem a ser autolimitados.[41] Os eventos adversos raramente ocorrem, mas, entre eles, destacam-se obstrução gastrintestinal, crescimento bacteriano ou fúngico no líquido com o qual o balão foi preenchido, lacerações, sangramentos ou ulcerações esofágicas ou gástricas e perfuração.[41-43]

As possíveis complicações relacionadas ao balão intragástrico são:

- Reação adversa à anestesia ou sedação profunda;
- Lacerações da mucosa esofágica (Figura 3.2.40);

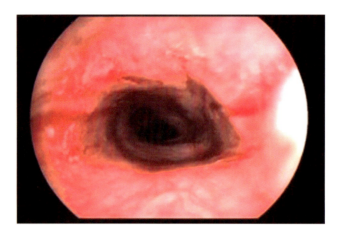

FIGURA 3.2.40 Lacerações e traumas por introdução ou extração do balão.

- Perfuração do trato digestivo alto (Figura 3.2.41);

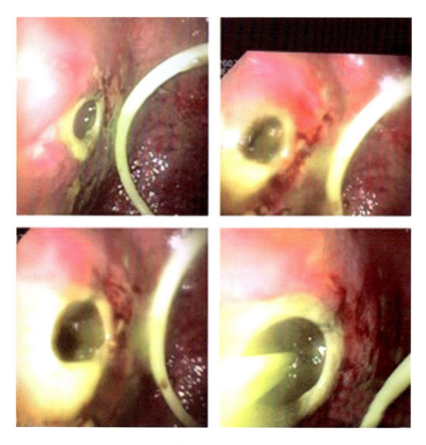

FIGURA 3.2.41 Perfuração gástrica por uso de balão.

- Cólicas abdominais;
- Deflação espontânea do balão e migração para porções distais (Figura 3.2.42);

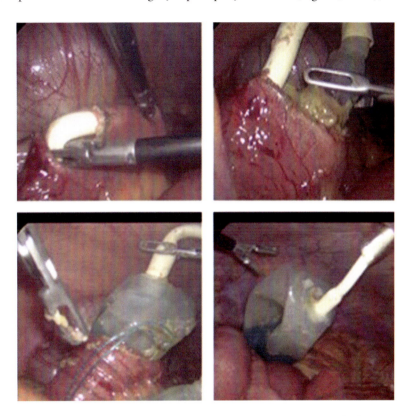

FIGURA 3.2.42 Migração espontânea do balão com remoção por videolaparoscopia.

- Hiperinflação espontânea do balão (Figura 3.2.43);

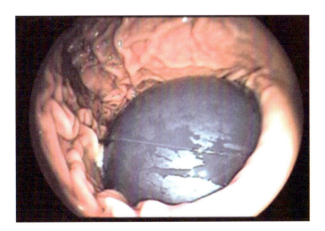

FIGURA 3.2.43 Impactação antral do balão.

- Doença do refluxo com suas consequências;
- Síndrome de Wernick;
- Traumas ou irritação na faringe;
- Hemorragias digestivas;

- Broncoaspiração do conteúdo gástrico;
- Alergias aos componentes do balão ou ao azul de metileno;
- Impactação antral do balão (isso ocorre especialmente com volumes inferiores a 600 mL no balão; Figura 3.2.44);

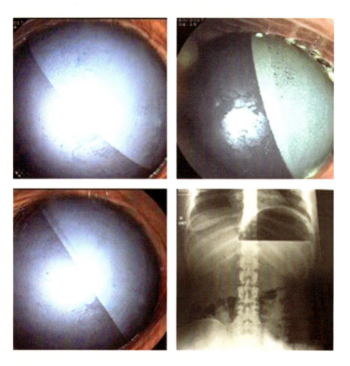

FIGURA 3.2.44 Hiperinsuflação espontânea do balão com ar (área mais clara).

- Pancreatite aguda por contato do balão com o pâncreas;
- Úlceras gástricas de contato ou isquêmicas (Figura 3.2.45);

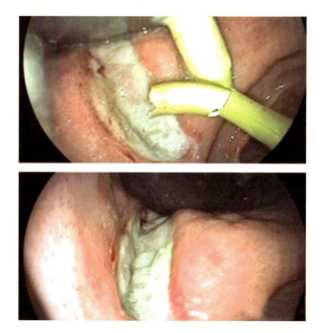

FIGURA 3.2.45 Úlceras gástricas isquêmicas ou de contato.

- Isquemia ou necrose difusa da parede gástrica (Figura 3.2.46).

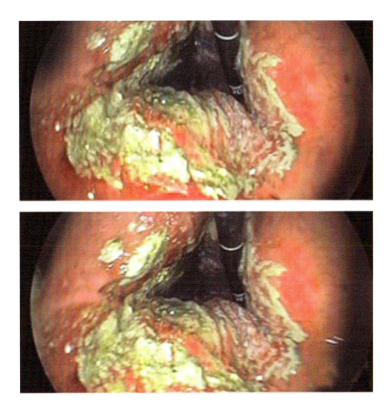

FIGURA 3.2.46 Isquemia ou necrose difusa da parede gástrica por contato do balão.

Recente revisão sistemática que avaliou 26 estudos, incluindo 6.101 pacientes submetidos ao tratamento com BIG de líquido ou de ar, demonstrou as taxas de efeitos adversos relacionados ao balão, incluindo náuseas e vômitos (23,9%), dor abdominal (19,9%), DRGE (14,3%), diarreia ou constipação (10,4%), entre outros.[44] A taxa de remoção precoce foi de 3,5%. Entre as principais causas de remoção precoce, destacam-se dor abdominal (17,3%) e náuseas e vômitos (18,3%).[44]

Também existem casos de complicações graves e raras, como perfuração gástrica, obstrução intestinal, necrose parcial (mucosa e submucosa) ou total (transmural) da parede gástrica, pancreatite aguda, hematêmese, contaminação e crescimento bacteriano dentro do balão e efeitos adversos à saúde decorrentes da perda excessiva de peso. Complicações como obstrução, perfuração e necrose do intestino podem ocorrer em razão do autoesvaziamento do BIG e de sua consequente descida pelo trato intestinal. O diagnóstico do esvaziamento do BIG não é difícil, seja para o médico, seja para o paciente, já que geralmente os balões contêm azul de metileno em concentração que, quando absorvida pelo sistema digestivo, é excretada abusivamente na urina.[45-48]

A rotura do BIG é um evento bastante raro, especialmente no prazo preconizado de permanência. No entanto, quanto mais envelhecido o balão fica com o passar do tempo, maior é essa chance de ruptura. Uma vez identificada a urina esverdeada na primeira micção do paciente, recomenda-se esperar a próxima micção para comprovação dessa hipótese, haja vista que existem limpadores de vasos sanitários com coloração bastante parecida com a que se observa na ruptura do balão. Convém perguntar ao paciente se ele está em uso de algum medicamento novo, pois algumas substâncias podem provocar alteração na coloração da urina, como os depuradores urinários. De qualquer maneira, a grande confirmação se dará pelo exame endoscópico, que mostrará o balão vazio ou roto (Figura 3.2.47).

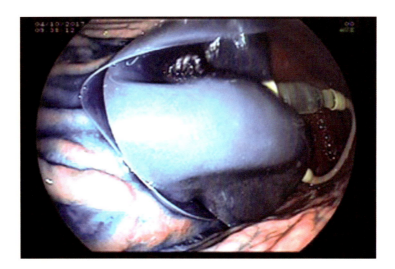

FIGURA 3.2.47 Ruptura espontânea do balão.

Por isso, o médico deve alertar o paciente sobre o risco permanecer além do prazo preconizado não só em seus documentos, mas também verbalmente de maneira enfática. Embora seja rara a progressão do balão para as porções intestinais distais, quando ocorre, em mais de 70% das vezes há evacuação espontânea do mesmo pelas fezes. No entanto, 30% dos casos podem causar obstrução do trato intestinal. Assim, uma vez identificada ou suspeitada a obstrução, o dispositivo pode ser removido por meio de endoscopia ou colonoscopia, laparotomia ou cirurgia laparoscópica (ver Figura 3.2.42). Caso haja ruptura do balão e ele não seja evidenciado na câmara gástrica durante o exame endoscópico, é necessário encaminhar o paciente imediatamente para um ambiente hospitalar e solicitar exames radiográficos para diagnosticar a presença do balão no trânsito intestinal.[46-48]

Também há relatos de complicação fatal durante o uso do BIG devido à perfuração gástrica (ver Figura 3.2.41), mas a origem dessa grave complicação ainda não está clara. A formação de úlceras gástricas pela presença do BIG parece estar relacionada com a irritação da mucosa gástrica e com a falta de citoproteção secundária à diminuição dos níveis de prostaglandina. A impactação de alimentos entre o balão e a parede gástrica ou a superfície irregular pode aumentar a pressão da parede, criando uma zona enfraquecida e, eventualmente, promovendo uma perfuração. Esse risco aumenta quando o paciente já foi submetido à cirurgia gástrica prévia, de modo que esse fator representa uma contraindicação absoluta ao posicionamento de um BIG.[49,50]

Para evitar complicações mais graves, é necessário enfatizar a importância de remover o BIG de acordo com as instruções do fabricante, adicionar um marcador para diagnóstico precoce do autoesvaziamento do balão e ter necessidade de uma equipe multidisciplinar de especialistas (não-cirurgiões e cirurgiões) que acompanhem o paciente.[41,43,51,52]

A mesma revisão sistemática anteriormente citada demonstrou taxas de deflação com migração do BIG de 1,9%, deflação sem migração de 0,7%, obstrução de 0,8% e mortalidade de apenas 0,05%, comprovando que realmente se trata de um método seguro, em especial quando conduzido de acordo com as orientações discutidas neste capítulo.[44]

Em relação a dados nacionais, no Consenso Brasileiro de BIG[19], onde foram avaliados 41.866 pacientes submetidos ao tratamento, incluindo balões de líquido, ajustáveis e de ar, o balão ajustável apresentou maior taxa de efeitos adversos, com taxa de 8,2%, sendo a maioria úlceras (5,1%).

RESULTADOS

Resultados individuais de cada tipo de balão intragástrico

Balão de líquido

Entre os diferentes tipos de BIG, o de líquido (Orbera®) é o mais amplamente utilizado e também o mais estudado. Metanálise elaborada pela Sociedade Americana de Endoscopia Gastrintestinal (ASGE), envolvendo 55 estudos e mais de 6.500 implantações do Orbera®, demonstrou porcentagem de perda de peso total (%TWL) de 13,2% e 11,3% em 6 e 12 meses, respectivamente.[24] Um estudo randomizado envolvendo 125 pacientes comparou um grupo que recebeu o balão de líquido + medidas de mudança no estilo de vida *versus* outro grupo que realizou apenas medidas de mudança no estilo de vida.[9] Ao final de 6 meses, a %TBWL do grupo de intervenção foi de 10,7% ± 6,8%, contra 4,7% ± 5% do grupo controle.[9]

Outro estudo não comparativo avaliou os efeitos sobre o peso, a resistência insulínica e a esteatose hepática. A redução média do IMC foi de 6,4 kg/m^2, a porcentagem de pacientes com glicemia superior a 100 mg/dL reduziu de 50% para 12% e a porcentagem de pacientes com níveis sanguíneos de triglicerídeos maiores que 150 mg/dL foi de 58% para 19%.[53]

Balão ajustável

Ainda faltam estudos sobre o balão ajustável, apesar de este ter passado por modificações, visto que versões anteriores apresentaram taxas elevadas de eventos adversos sérios. Um pequeno estudo piloto com 18 pacientes mostrou %EWL em 6 e 12 meses de 26,4% e 38,8%, respectivamente; no entanto, 39% dos balões tiveram de ser removidos precocemente por diversos motivos, incluindo desinsuflação precoce, lacerações de Mallory-Weiss, úlcera gástrica com perfuração e separação do cateter de insuflação/desinsuflação.[54] Em outro estudo, envolvendo 73 pacientes, a %EWL em 12 meses foi de 45,7%, porém a taxa de remoção precoce do balão foi de 30%.[21]

É importante salientar que esses dados do balão ajustável são relacionados à versão antiga do dispositivo. A versão atual (Spatz 3®), em estudo incluindo 165 pacientes, apresentou 16,4% TWL e 67,4% EWL. A taxa de efeitos adversos diminuiu drasticamente, com apenas cinco úlceras relatadas e uma perfuração que necessitou de tratamento cirúrgico. Não foram reportadas deflações nem migrações do dispositivo nesse estudo.[55]

Balão de ar

A literatura sobre balão de ar não é tão vasta como a do balão de líquido, porém alguns trabalhos demonstram seus resultados. Em estudo randomizado duplo cego comparando o balão de ar com o balão de líquido, a taxa de perda de peso foi semelhante entre os dois balões (12,8 ± 8 *versus* 14,1 ± 8 kg), bem como a redução do IMC (4,6 ± 3 *versus* 5,5 ± 3 kg/m^2) e a perda do excesso de peso (27 ± 16 *versus* 30,2 ± 17).[56] A taxa de remoção precoce do balão devido à intolerância do paciente foi maior no grupo do balão de líquido (20% *versus* 0%). No entanto, durante a remoção, dois dos 18 balões de ar não foram encontrados no estômago (migração) e quatro pacientes tiveram de remover o balão com esofagogastroscópio rígido ou cirurgicamente devido à rigidez do mesmo.[56] Vale salientar, porém, que esse estudo é antigo e que a empresa modificou o balão recentemente, visando à melhora do produto em relação à sua rigidez.

Balão duplo

Em relação ao duplo balão ReShape®, um ensaio clínico randomizado comparou balão + mudança de estilo de vida *versus* sham + mudança de estilo de vida.[57] No seguimento de 6 meses, a %TWL no grupo de intervenção foi de 7,6% e, no grupo controle, de 3,6%.[57] A %EWL em 6 meses também foi favorável ao grupo do ReShape®(25,2% *versus* 11,3%).[57]

Uma metanálise de estudos randomizados comparou o uso de BIG (Orbera® ou ReShape®) *versus* sham e encontrou %EWL 14% maior no grupo de intervenção em relação ao grupo controle.[58]

Balões deglutíveis

A literatura sobre os balões deglutíveis ainda é escassa. Há um único ensaio clínico randomizado, que comparou o uso do Obalon® (185 pacientes) contra o sham (181 pacientes).[13] Em 6 meses, o grupo de intervenção teve %TWL de 6,6%, o que foi 3,2% maior que o grupo controle, sendo essa estatisticamente significativa.[13] Além desse estudo, há uma grande série multicêntrica de casos, que acompanhou 1.343 pacientes durante 6 meses e relatou %TWL de 9,2%.[59]

Até o momento, não existem estudos comparativos randomizados envolvendo o Elipse®. A síntese dos resultados de cinco séries de casos, envolvendo um total de 344 pacientes, com seguimento entre 4 e 6 meses, mostrou %TWL de 11,9% dentro desse período.[25,26,60-62] Em um desses estudos, houve um seguimento de até 12 meses, com %TWL de 17,6% em 12 pacientes.[60]

Resultados gerais sobre todos os tipos de balões intragástricos

Recentemente, foi realizado o Consenso Brasileiro de Balão Intragástrico[19], com base na experiência de 35 especialistas e em dados sobre 41.186 procedimentos. Nesse estudo, a taxa de perda total de peso corporal foi de 18,4%, incluindo diversos tipos de BIG. O sistema de votação era eletrônico e considerado consenso quando atingia o índice de 70% em alguma das alternativas propostas. A Tabela 3.2.4 demonstra os tópicos considerados consenso entre os especialistas convidados.

Tabela 3.2.4 Resumo do Consenso Brasileiro de Balão Intragástrico.	
Questão	Consenso (%)
Idade mínima recomendada: 12 anos ou mais, já em puberdade, após falência do tratamento clínico e/ou na presença de comorbidades, com liberação da equipe multidisciplinar e autorização por escrito dos responsáveis	84,8%
Idade máxima recomendada: qualquer idade, desde que o paciente apresente condições clínicas adequadas para a realização de procedimentos endoscópicos	96,7%
Em relação ao IMC, a melhor indicação do tipo de balão: o médico deve a seu critério escolher o melhor tipo de BIG para o paciente	> 70%
Necessidade de realização de endoscopia prévia ao implante: não há necessidade, podendo ser realizada pelo próprio médico que implantará o balão no dia do procedimento; suspendendo-o, se necessário	84,3%
Em relação à equipe multidisciplinar, profissionais devem que devem obrigatoriamente compor a equipe (além do endoscopista): nutricionista	90%
Em relação à equipe multidisciplinar: nutrólogo e psiquiatra não são necessários	> 95%
São contraindicações (absolutas) ao BIG: úlceras gástricas ativas, cirurgias gástricas prévias, varizes de esôfago ou gástrica, uso de anticoagulante, hérnia de hiato > que 5 cm,	> 70%
	(Continua)

Tabela 3.2.4 Resumo do Consenso Brasileiro de Balão Intragástrico.	(*Continuação*)
Questão	Consenso (%)
Contraindicações (relativas) ao BIG: angiectasias sem sinais de sangramento, HIV + paciente imunocompetente, transtornos psiquiátricos sem controle ou tratamento de esofagite eosinofílica	> 70%
IMC mínimo para implante de BIG: a partir de 25 kg/m^2 (sobrepeso), com aumento progressivo do peso e refratário ao tratamento clínico	84,3%
Qualificações profissionais mínimas recomendadas para que o médico possa realizar procedimentos de implante e explante de BIG: • Atuar na área endoscópica por pelo menos 5 anos e com formação em endoscopia; e/ou • Ter título de especialista que o habilita a exames endoscópicos; e/ou • Ter residência médica e/ou especialização de 2 anos em endoscopia (87,1%)	> 75%
Estrutura clínica mínima recomendada para implante do BIG: pode ser realizado em clínicas com suporte avançado de vida (tipo II) e com retaguarda de serviço de remoção	83,8%
Gravidez durante o uso do BIG/Momento adequado para remoção: retirar o balão no segundo trimestre (após o período embrionário)	81,2%
Recomendações prévias para implante do BIG: • Jejum de pelo menos 8 h	90,3%
Uso do azul de metileno no BIG: sempre, com exceção em caso de alergias à substância	100%
Uso de IBP durante todo o tratamento: obrigatório	87,5%
Tempo de uso de medicamentos sintomáticos no pós-BIG: 3 a 5 dias	93,7%
Recomendações prévias para explante do BIG: • Jejum de pelo menos 12 h; • Dieta líquida de pelo menos 2 dias • Ingesta prévia, por pelos menos 2 dias, de refrigerante de cola	> 75%
O explante do dispositivo deve ser recomendado em caso de: • Evidência de diagnóstico de pancreatite aguda moderada ou grave • Hemorragias digestivas contidas por terapêutica endoscópica • Solicitação do paciente por qualquer motivo	> 75%
Ruptura do balão: momento ideal para explante: imediatamente	93,5%
Reimplantes de BIG: podem ser realizados quantas vezes forem necessárias ou desejadas pelo paciente, desde que existam parâmetros indicativos	100%
Devem ser consideradas complicações da presença do balão que justifiquem o médico retirar o balão a despeito da vontade do paciente em mantê-lo: presença de úlcera gástrica, hiperinsuflação espontânea sintomática e distúrbio hidreletrolítico recorrente	> 75%

(*Continua*)

Tabela 3.2.4 Resumo do Consenso Brasileiro de Balão Intragástrico.	(*Continuação*)
Questão	Consenso (%)
Uso de *overtube* para implante e explante de balão: somente em casos selecionados	74,7%
Drogas recomendadas para adaptação do BIG: ondasertona, escopolamina ou hioscina, dexametasona, IBP, analgésicos e dimenidrato	> 70%
Drogas recomendadas para adaptação do BIG: metoclopramida, anti-inflamatórios e ansiolíticos	> 70%
Melhor acessório de extração do balão: Raptor	75%
Substância recomendada para preenchimento DO BIG: soro fisiológico a 0,9%	90%

Em revisão sistemática e metanálise incluindo apenas estudos randomizados (12 estudos) comparando BIG + dieta *versus* dieta isolada e, portanto, fornecendo a melhor evidência possível (evidência 1 A) da literatura, foi comprovado que o BIG está associado a perda de peso, diminuição do IMC e perda do excesso de peso.[58]

Outra metanálise baseada em estudos randomizados comparou balões de líquido (Orbera® e ReShapeDuo®) com balões de ar (Obalon® e Heliosphere®) e concluiu que aqueles com solução salina apresentam perda de peso superior aos preenchidos com ar.[63] Entretanto, os balões com ar apresentam maior tolerância e menor índice de retirada precoce.[63]

CONCLUSÃO

O BIG é um método efetivo no tratamento do sobrepeso e da obesidade, estando associado a baixas taxas de complicação. O tratamento deve ser realizado por equipe multidisciplicar e seu sucesso depende de alterações alimentares e comportamentais.

É importante ressaltar que esse procedimento não finaliza o tratamento da obesidade, sendo apenas o início de um período de mudanças comportamentais e alimentares.

PONTOS-CHAVE/*CORE TIPS*

- O BIG associado à dieta é um método efetivo no tratamento do sobrepeso e obesidade (evidência 1A);
- No Brasil, três tipos de balão estão disponíveis: líquido, líquido ajustável e ar;
- Cada tipo de balão tem suas peculiaridades no que tange à sua implantação e à sua remoção, de modo que o médico deve compreender cada uma delas antes de realizar o procedimento;
- Já existem no mercado internacional balões deglutíveis que eliminam a necessidade do procedimento endoscópico;
- Segundo o Consenso Brasileiro de Balão de Intragástrico, o BIG pode ser indicado para pacientes com IMC > 25 kg/m^2;
- O BIG é associado a baixas taxas de efeitos adversos graves.

REFERÊNCIAS

1. Kotzampassi K, Shrewsbury AD. Intragastric balloon: ethics, medical need and cosmetics. Dig Dis. 2008;26(1):45-8.

2. Fernandes M, Atallah AN, Soares BG, Humberto S, Guimarães S, Matos D et al. Intragastric balloon for obesity. Cochrane Database Syst Rev. 2007(1):CD004931.

3. Mathus-Vliegen EM, Eichenberger RI. Fasting and meal-suppressed ghrelin levels before and after intragastric balloons and balloon-induced weight loss. Obes Surg. 2014;24(1):85-94.

4. Martinez-Brocca MA, Belda O, Parejo J, Jimenez L, del Valle A, Pereira JL et al. Intragastric balloon-induced satiety is not mediated by modification in fasting or postprandial plasma ghrelin levels in morbid obesity. Obes Surg. 2007;17(5):649-57.

5. Mathus-Vliegen EM, de Groot GH. Fasting and meal-induced CCK and PP secretion following intragastric balloon treatment for obesity. Obes Surg. 2013;23(5):622-33.

6. Vyas D, Hozain AE. Clinical peer review in the United States: history, legal development and subsequent abuse. World J Gastroenterol. 2014;20(21):6357-63.

7. Kim SH, Chun HJ, Choi HS, Kim ES, Keum B, Jeen YT. Current status of intragastric balloon for obesity treatment. World J Gastroenterol. 2016;22(24):5495-504.

8. Vargas EJ, Rizk M, Bazerbachi F, Abu Dayyeh BK. Medical devices for obesity treatment: endoscopic bariatric therapies. Med Clin North Am. 2018;102(1):149-63.

9. Courcoulas A, Abu Dayyeh BK, Eaton L, Robinson J, Woodman G, Fusco M et al. Intragastric balloon as an adjunct to lifestyle intervention: a randomized controlled trial. Int J Obes (Lond). 2017;41(3):427-33.

10. Madruga-Neto AC, Bernardo WM, de Moura DTH, Brunaldi VO, Martins RK, Josino IR et al. The effectiveness of endoscopic gastroplasty for obesity treatment according to FDA thresholds: systematic review and meta-analysis based on randomized controlled trials. Obes Surg. 2018;29(8):2932-40.

11. Zerrweck C, Maunoury V, Caiazzo R, Branche J, Dezfoulian G, Bulois P et al. Preoperative weight loss with intragastric balloon decreases the risk of significant adverse outcomes of laparoscopic gastric bypass in super-super obese patients. Obes Surg. 2012;22(5):777-82.

12. Averbach M, Ferrari Junior AP, Segai F, Eijima FF, de Paulo GA, Fang FL et al. Tratado ilustrado de endoscopia digestiva. Rio de Janeiro: Revinter; 2018.

13. Sullivan S, Swain J, Woodman G, Edmundowicz S, Hassanein T, Shayani V et al. Randomized sham-controlled trial of the 6-month swallowable gas-filled intragastric balloon system for weight loss. Surg Obes Relat Dis. 2018;14(12):1876-89.

14. Papademetriou M, Popov V. Intragastric balloons in clinical practice. Gastrointest Endosc Clin N Am. 2017;27(2):245-56.

15. Sullivan S, Kumar N, Edmundowicz SA, Abu Dayyeh BK, Jonnalagadda SS, Larsen M et al. ASGE position statement on endoscopic bariatric therapies in clinical practice. Gastrointest Endosc. 2015;82(5):767-72.

16. Sallet JA, Marchesini JB, Paiva DS, Komoto K, Pizani CE, Ribeiro ML et al. Brazilian multicenter study of the intragastric balloon. Obes Surg. 2004;14(7):991-8.

17. Busetto L, Segato G, De Luca M, Bortolozzi E, MacCari T, Magon A et al. Preoperative weight loss by intragastric balloon in super-obese patients treated with laparoscopic gastric banding: a case-control study. Obes Surg. 2004;14(5):671-6.

18. Ashrafian H, Monnich M, Braby TS, Smellie J, Bonanomi G, Efthimiou E. Intragastric balloon outcomes in super-obesity: a 16-year city center hospital series. Surg Obes Relat Dis. 2018;14(11):1691-9.

19. Neto MG, Silva LB, Grecco E, de Quadros LG, Teixeira A, Souza T et al. Brazilian Intragastric Balloon Consensus Statement (BIBC): practical guidelines based on experience of over 40,000 cases. Surg Obes Relat Dis. 2018;14(2):151-9.

20. Hill C, Khashab MA, Kalloo AN, Kumbhari V. Endoluminal weight loss and metabolic therapies: current and future techniques. Ann N Y Acad Sci. 2018;1411(1):36-52.

21. Brooks J, Srivastava ED, Mathus-Vliegen EM. One-year adjustable intragastric balloons: results in 73 consecutive patients in the U.K. Obes Surg. 2014;24(5):813-9.

22. Mathus-Vliegen EM, Tytgat GN. Intragastric balloon for treatment-resistant obesity: safety, tolerance, and efficacy of 1-year balloon treatment followed by a 1-year balloon-free follow-up. Gastrointest Endosc. 2005;61(1):19-27.

23. Mion F, Gincul R, Roman S, Beorchia S, Hedelius F, Claudel N et al. Tolerance and efficacy of an air-filled balloon in non-morbidly obese patients: results of a prospective multicenter study. Obes Surg. 2007;17(6):764-9.

24. Abu Dayyeh BK, Kumar N, Edmundowicz SA, Jonnalagadda S, Larsen M, Sullivan S et al. ASGE Bariatric Endoscopy Task Force systematic review and meta-analysis assessing the ASGE PIVI thresholds for adopting endoscopic bariatric therapies. Gastrointest Endosc. 2015;82(3):425-38.e5.

25. Alsabah S, Al Haddad E, Ekrouf S, Almulla A, Al-Subaie S, Al Kendari M. The safety and efficacy of the procedureless intragastric balloon. Surg Obes Relat Dis. 2018;14(3):311-7.

26. Machytka E, Gaur S, Chuttani R, Bojkova M, Kupka T, Buzga M et al. Elipse, the first procedureless gastric balloon for weight loss: a prospective, observational, open-label, multicenter study. Endoscopy. 2017;49(2):154-60.

27. Sullivan S, Edmundowicz SA, Thompson CC. Endoscopic bariatric and metabolic therapies: new and emerging technologies. Gastroenterology. 2017;152(7):1791-801.

28. Bennett MC, Badillo R, Sullivan S. Endoscopic management. Gastroenterol Clin North Am. 2016;45(4):673-88.

29. Vyas D, Deshpande K, Pandya Y. Advances in endoscopic balloon therapy for weight loss and its limitations. World J Gastroenterol. 2017;23(44):7813-7.

30. Laing P, Pham T, Taylor LJ, Fang J. Filling the void: a review of intragastric balloons for obesity. Dig Dis Sci. 2017;62(6):1399-408.

31. Associação Brasileira para o Estudo da Obesidade e da Síndrome Metabólica. Diretrizes brasileiras de obesidade 2009/2010. 3.ed. Itapevi: AC Farmacêutica; 2009.

32. Ali MR, Moustarah F, Kim JJ, Committee ASfMaBSCI. American Society for Metabolic and Bariatric Surgery position statement on intragastric balloon therapy endorsed by the Society of American Gastrointestinal and Endoscopic Surgeons. Surg Obes Relat Dis. 2016;12(3):462-7.

33. Abu Dayyeh BK, Edmundowicz SA, Jonnalagadda S, Kumar N, Larsen M, Sullivan S et al. Endoscopic bariatric therapies. Gastrointest Endosc. 2015;81(5):1073-86.

34. Abu Dayyeh BK, Edmundowicz S, Thompson CC. Clinical practice update: expert review on endoscopic bariatric therapies. Gastroenterology. 2017;152(4):716-29.

35. Imaz I, Martínez-Cervell C, García-Alvarez EE, Sendra-Gutiérrez JM, González-Enríquez J. Safety and effectiveness of the intragastric balloon for obesity. A meta-analysis. Obes Surg. 2008;18(7):841-6.

36. Wahlen CH, Bastens B, Herve J, Malmendier C, Dallemagne B, Jehaes C et al. The BioEnterics Intragastric Balloon (BIB): how to use it. Obes Surg. 2001;11(4):524-7.

37. Melissas J. IFSO guidelines for safety, quality, and excellence in bariatric surgery. Obes Surg. 2008;18(5):497-500.

38. Schapiro M, Benjamin S, Blackburn G, Frank B, Heber D, Kozarek R et al. Obesity and the gastric balloon: a comprehensive workshop. Tarpon Springs, Florida, March 19-21, 1987. Gastrointest Endosc. 1987;33(4):323-7.

39. Ginsberg GG, Chand B, Cote GA, Dallal RM, Edmundowicz SA, Nguyen NT et al. A pathway to endoscopic bariatric therapies. Gastrointest Endosc. 2011;74(5):943-53.

40. Lerner H, Whang J, Nipper R. Benefit-risk paradigm for clinical trial design of obesity devices: FDA proposal. Surg Endosc. 2013;27(3):702-7.

41. Trang J, Lee SS, Miller A, Cruz Pico CX, Postoev A, Ibikunle I et al. Incidence of nausea and vomiting after intragastric balloon placement in bariatric patients - A systematic review and meta-analysis. Int J Surg. 2018;57:22-9.

42. Al-Subaie S, Al-Barjas H, Al-Sabah S, Al-Helal S, Alfakharani A, Termos S. Laparoscopic management of a small bowel obstruction secondary to Elipse intragastric balloon migration: A case report. Int J Surg Case Rep. 2017;41:287-91.

43. Barrichello Junior SA, Ribeiro IB, Fittipaldi-Fernandez RJ, Hoff AC, de Moura DTH, Minata MK et al. Exclusively endoscopic approach to treating gastric perforation caused by an intragastric balloon: case series and literature review. Endosc Int Open. 2018;6(11):E1322-E9.

44. Yorke E, Switzer NJ, Reso A, Shi X, de Gara C, Birch D et al. Intragastric balloon for management of severe obesity: a systematic review. Obes Surg. 2016;26(9):2248-54.

45. Smigielski JA, Szewczyk T, Modzelewski B, Mandryka Y, Klimczak J, Brocki M. Gastric perforation as a complication after BioEnterics intragastric balloon bariatric treatment in obese patients--synergy of endoscopy and videosurgery. Obes Surg. 2010;20(11):1597-9.

46. Oztürk A, Akinci OF, Kurt M. Small intestinal obstruction due to self-deflated free intragastric balloon. Surg Obes Relat Dis. 2010;6(5):569-71.

47. Moszkowicz D, Lefevre JH. Deflated intragastric balloon-induced small bowel obstruction. Clin Res Hepatol Gastroenterol. 2012;36(1):e17-9.

48. Drozdowski R, Wyleżoł M, Frączek M, Hevelke P, Giaro M, Sobański P. Small bowel necrosis as a consequence of spontaneous deflation and migration of an air-filled intragastric balloon – a potentially life--threatening complication. Wideochir Inne Tech Maloinwazyjne. 2014;9(2):292-6.

49. Mohammed AE, Benmousa A. Acute pancreatitis complicating intragastric balloon insertion. Case Rep Gastroenterol. 2008;2(3):291-5.

50. Issa I, Taha A, Azar C. Acute pancreatitis caused by intragastric balloon: A case report. Obes Res Clin Pract. 2016;10(3):340-3.

51. Spyropoulos C, Katsakoulis E, Mead N, Vagenas K, Kalfarentzos F. Intragastric balloon for high-risk super--obese patients: a prospective analysis of efficacy. Surg Obes Relat Dis. 2007;3(1):78-83.

52. Koutelidakis I, Dragoumis D, Papaziogas B, Patsas A, Katsougianopoulos A, Atmatzidis S et al. Gastric perforation and death after the insertion of an intragastric balloon. Obes Surg. 2009;19(3):393-6.

53. Forlano R, Ippolito AM, Iacobellis A, Merla A, Valvano MR, Niro G et al. Effect of the BioEnterics intragastric balloon on weight, insulin resistance, and liver steatosis in obese patients. Gastrointest Endosc. 2010;71(6):927-33.

54. Machytka E, Klvana P, Kornbluth A, Peikin S, Mathus-Vliegen LE, Gostout C et al. Adjustable intragastric balloons: a 12-month pilot trial in endoscopic weight loss management. Obes Surg. 2011;21(10):1499-507.

55. Usuy E, Brooks J. Response rates with the Spatz3 adjustable balloon. Obes Surg. 2018;28(5):1271-6.

56. De Castro ML, Morales MJ, Del Campo V, Pineda JR, Pena E, Sierra JM et al. Efficacy, safety, and tolerance of two types of intragastric balloons placed in obese subjects: a double-blind comparative study. Obes Surg. 2010;20(12):1642-6.

57. Ponce J, Woodman G, Swain J, Wilson E, English W, Ikramuddin S et al. The REDUCE pivotal trial: a prospective, randomized controlled pivotal trial of a dual intragastric balloon for the treatment of obesity. Surg Obes Relat Dis. 2015;11(4):874-81.

58. Moura D, Oliveira J, De Moura EG, Bernardo W, Galvão Neto M, Campos J et al. Effectiveness of intragastric balloon for obesity: a systematic review and meta-analysis based on randomized control trials. Surg Obes Relat Dis. 2016;12(2):420-9.

59. Moore RL, Seger MV, Garber SM, Smith AB, Nguyen RT, Shieh MK et al. Clinical safety and effectiveness of a swallowable gas-filled intragastric balloon system for weight loss: consecutively treated patients in the initial year of U.S. commercialization. Surg Obes Relat Dis. 2019;15(3):417-23.

60. Raftopoulos I, Giannakou A. The Elipse Balloon, a swallowable gastric balloon for weight loss not requiring sedation, anesthesia or endoscopy: a pilot study with 12-month outcomes. Surg Obes Relat Dis. 2017;13(7):1174-82.

61. Al-Subaie S, Khalifa S, Buhaimed W, Al-Rashidi S. A prospective pilot study of the efficacy and safety of Elipse intragastric balloon: a single-center, single-surgeon experience. Int J Surg. 2017;48:16-22.

62. Jamal MH, Almutairi R, Elabd R, AlSabah SK, Alqattan H, Altaweel T. The safety and efficacy of procedureless gastric balloon: a study examining the effect of elipse intragastric balloon safety, short and medium term effects on weight loss with 1-year follow-up post-removal. Obes Surg. 2019;29(4):1236-41.

63. Bazerbachi F, Haffar S, Sawas T, Vargas EJ, Kaur RJ, Wang Z et al. Fluid-filled versus gas-filled intragastric balloons as obesity interventions: a Network Meta-analysis of Randomized Trials. Obes Surg. 2018;28(9):2617-25.

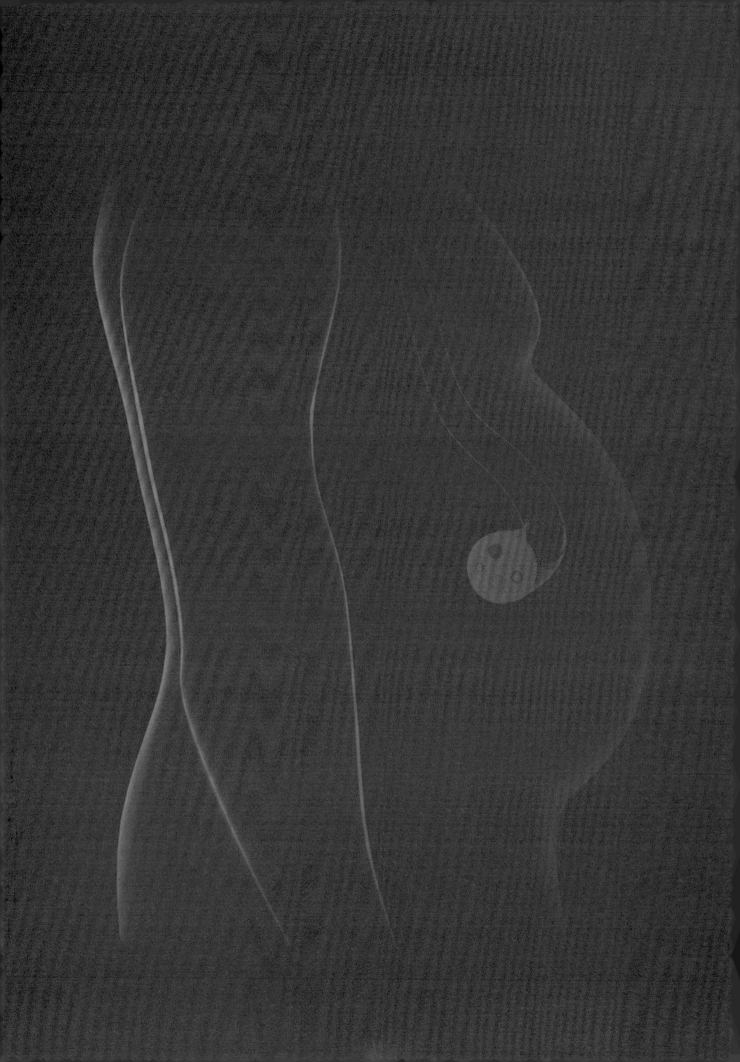

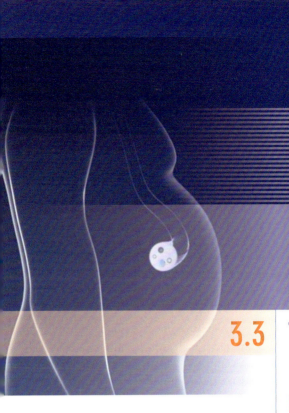

3.3 Terapia de Aspiração

INTRODUÇÃO

O princípio do tratamento da obesidade é consumir menos caloria do que se gasta. Deve-se aumentar o gasto energético e diminuir a ingesta alimentar. Posteriormente, a manutenção do peso perdido, por meio de uma dieta com menor valor calórico, também é fundamental.[1]

O cérebro é um regulador chave do apetite. Ele recebe e integra uma série de sinais sobre o *status* energético, sendo influenciado por fatores ambientais e sociais para promover uma resposta de fome ou saciedade.[2] Esses fatores interagem com conjuntos específicos de genes de susceptibilidade, de modo que suas variações determinam o impacto em cada indivíduo. É por esse motivo que algumas pessoas reagem mais, menos ou até não respondem a determinados fatores, o que modula a ingesta calórica de cada um. Assim, recompensa, ansiedade e fatores emocionais desempenham importante papel na ingestão de alimentos no mundo moderno.[3]

A terapia de aspiração tem o intuito de diminuir a absorção calórica, sem ocasionar distúrbios alimentares, com a remoção de alimentos ingeridos, superando as limitações e os resultados de mudanças no estilo de vida como tratamento da obesidade.[4] Trata-se de uma nova técnica endoscópica para perda de peso e consiste na colocação percutânea de um tubo de gastrostomia, com um portal cutâneo e acessórios separados. O sistema permite a infusão de água no estômago e a subsequente aspiração do conteúdo gástrico após as refeições.

Neste capítulo, serão apresentadas as evidências sobre esse tratamento, com base nas publicações atuais.

COMPONENTES E TÉCNICA ENDOSCÓPICA

O dispositivo de aspiração aprovado pela Food and Drug Administration (FDA) é o AspireAssist® System (Aspire Bariatrics, King of Prussia, Pensilvânia, EUA). Trata-se de uma sonda de gastrostomia que retira o alimento ingerido do estômago após as refeições. Seus componentes são (Figura 3.3.1):[5]

Flaubert Sena de Medeiros
Thiago Arantes de Carvalho Visconti

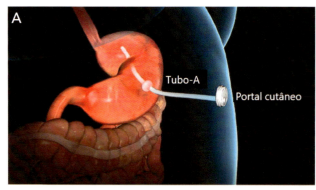

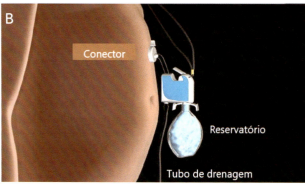

FIGURA 3.3.1 Componentes do AspireAssist®. **(A)** Componentes internos. **(B)** Componentes externos.
Fonte: Adaptada de Sullivan, 2013.[5]

- **Tubo-A:** feito de silicone e com orifícios na porção gástrica para permitir a aspiração do conteúdo gástrico. Sua porção gástrica possui 15 cm e é limitada por um anteparo que evita a migração do tubo pela fístula gastrocutânea;
- **Portal cutâneo:** com 3,5 cm de diâmetro e 0,9 mm de espessura, ele se conecta ao Tubo-A e tem uma válvula que se abre apenas quando o conector é encaixado, a fim evitar vazamentos;
- **Conector:** encaixa-se no portal cutâneo e abre a sua válvula. Tem um contador que trava o conector ao alcançar 115 ciclos de aspiração, impedindo sua utilização. Assim, o médico pode controlar quantas vezes o paciente utilizou a aspiração, impossibilitando-o de fazer uso indiscriminado e não supervisionado do dispositivo;
- **Escotilha/sifão:** Permite fluxo de fluidos nos dois sentidos (para drenar o conteúdo líquido gástrico e para infundir água no estômago);
- **Reservatório com sifão:** com capacidade de 600 mL e feito de material maleável, possibilita a infusão de água no estômago e a posterior aspiração do conteúdo gástrico através do sifão, com fluxo nos dois sentidos;
- **Tubo de drenagem:** para esvaziar e desprezar o conteúdo gástrico aspirado em local adequado.

A colocação do AspireAssist® é realizada à semelhança da gastrostomia endoscópica, isto é, por técnica de tração, como descrito a seguir em "Passo a passo da técnica endoscópica". Portanto, é necessária a transiluminação abdominal e a identificação digital do local apropriado para a punção, no quadrante superior esquerdo do abdome. Além disso, deve ser realizada antibioticoterapia profilática, assim como na gastrostomia endoscópica, utilizando-se um *kit* para fazer a punção e a passagem do fio de tração para a colocação do Tubo-A. Após 10 a 14 dias, com a maturação do trajeto, o Tubo-A é cortado a aproximadamente 1 cm da pele e, então, conectado ao portal cutâneo – neste momento, está pronto para o início do tratamento.[5]

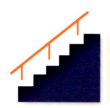

PASSO A PASSO DA TÉCNICA ENDOSCÓPICA

1. Realizar a endoscopia digestiva alta: observar contraindicações (p. ex., alterações anatômicas e cirúrgicas ou varizes gástricas).
2. Identificar ponto de transiluminação abdominal no quadrante superior esquerdo com insuflação adequada do estômago.
3. Realizar assepsia e antissepsia da parede abdominal por um segundo médico e sob anestesia local.
4. Puncionar o local de transiluminação com Jelco e introduzir o fio-guia por ele, apreendendo-o com uma alça dentro do estômago (Figura 3.3.2).
5. Retirar o endoscópio, exteriorizar o fio-guia pela boca e fixá-lo ao Tubo-A.
6. Tracionar o fio-guia por sua extremidade da parede abdominal até exteriorizar o Tubo-A, o qual deve ser tracionado até que o anteparo interno esteja em contato com a mucosa gástrica.

7. Após 10 a 14 dias, cortar o Tubo-A a aproximadamente 1 cm da pele e conectar o portal cutâneo (Figura 3.3.3).

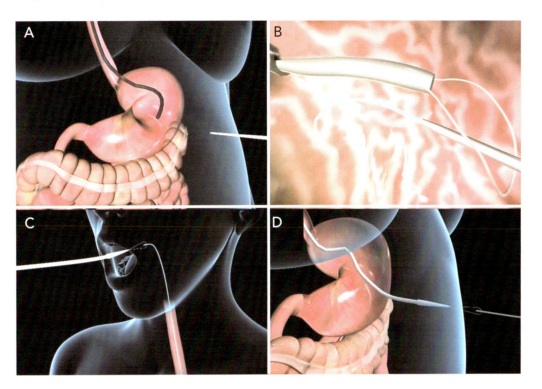

FIGURA 3.3.2 (A) Realização da endoscopia e punção. (B) Apreensão do fio-guia pela alça. (C e D). Tração do fio-guia pelo abdome e exteriorização do Tubo-A pela parede abdominal.
Fonte: Imagem disponível em www.aspirebariatric.com

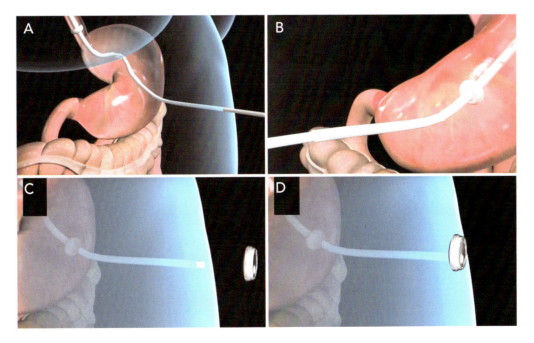

FIGURA 3.3.3 (A e B). Exteriorização do Tubo-A pela parede abdominal até que o anteparo interno esteja em contato com a mucosa gástrica. (C e D). Corte do Tubo-A a 1 cm da pele e encaixe do portal cutâneo.
Fonte: Imagem disponível em www.aspirebariatric.com

Como realizar a aspiração

Após 20 min das principais refeições diárias (café da manhã, almoço e jantar), o paciente deve realizar a aspiração conforme descrito a seguir em "Passo a passo da aspiração". Esse procedimento deve ser feito quantas vezes forem necessárias até não haver mais resíduos alimentares. Geralmente são necessários de 3 a 8 processos, o que dura cerca de 5 a 15 min.[5]

Cabe ressaltar que o sistema não conta com bomba, ele depende da pequena diferença positiva de pressão entre o estômago e a atmosfera para a drenagem do conteúdo intragástrico.[6] A aspiração adequada resulta na retirada de 30% do valor calórico ingerido na refeição.[5]

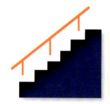

PASSO A PASSO DA ASPIRAÇÃO

1. Encaixar o conector no portal cutâneo (Figura 3.3.4).
2. Girar a válvula do portal cutâneo para liberar o fluxo de água e o resíduo gástrico (Figura 3.3.5).
3. Abrir a válvula da escotilha/sifão e realizar a primeira drenagem de conteúdo gástrico.
4. Fechar a vávula da escotilha/sifão.
5. Infundir 200 mL de água potável no estômago, por meio da prensão do reservatório cheio (Figura 3.3.6).
6. Abrir a válvula da escotilha/sifão.
7. Deixar que o conteúdo gástrico drene espontaneamente pelo tubo de drenagem em um local adequado (vaso sanitário; Figura 3.3.7).

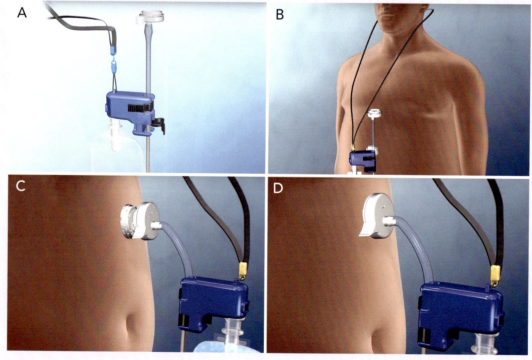

FIGURA 3.3.4 **(A)** Componentes do sistema. **(B)** Paciente apoia o sistema no pescoço com uma faixa, como uma colar. **(C e D)** Encaixe do conector ao portal cutâneo.
Fonte: Imagem disponível em www.aspirebariatric.com.

CAPÍTULO 3 — Tratamento Primário da Obesidade e Resgate

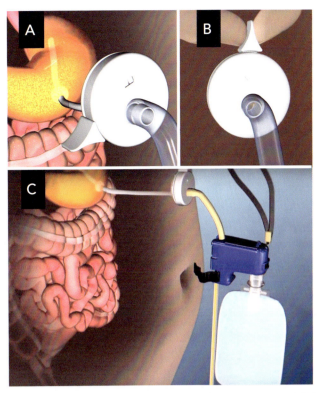

FIGURA 3.3.5 (A e B) Abertura da válvula do portal cutâneo. (C) Drenagem inicial do conteúdo gástrico.
Fonte: Imagem disponível em www.aspirebariatric.com

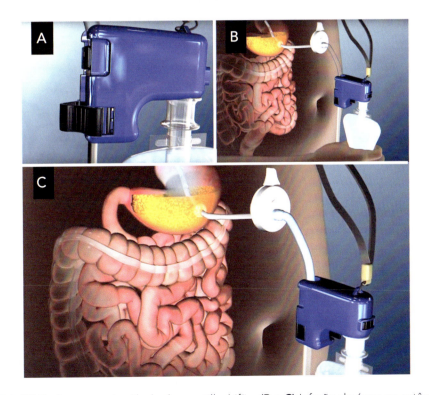

FIGURA 3.3.6 (A) Fechamento da válvula da escotilha/sifão. (B e C) Infusão de água no estômago pelo reservatório.
Fonte: Imagem disponível em www.aspirebariatric.com

8. Repetir as etapas 4, 5, 6 e 7 quantas vezes forem necessárias, até cessar a drenagem de conteúdo gástrico.
9. Fechar o fluxo retornando a válvula do portal cutâneo para a posição inicial.
10. Desencaixar o conector e guardar seus componentes.

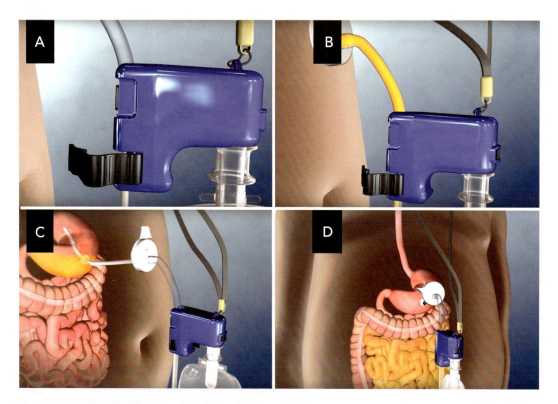

FIGURA 3.3.7 (A e B) Abertura da válvula da escotilha/sifão e drenagem do conteúdo gástrico. (C e D) Fechamento da válvula do portal cutâneo e aspecto final.
Fonte: Imagem disponível em www.aspirebariatric.com

O tratamento aspirativo deve ser associado a orientações de mudanças no estilo de vida e, preferencialmente, ter retornos mensais.[6] Todos os trabalhos publicados associaram os dois métodos, de modo que não há dados da eficiência da aspiração isoladamente.

O acompanhamento do paciente baseaia-se em:[6]

- **Fundamentos da terapia de aspiração:** mastigar minuciosamente, aspirar regularmente, planejar as refeições, fazer refeições estruturadas regulares, compreender que, se não mastigar, o processo de aspiração demorará mais e terá eficácia inferior a 30%, além de ocorrerem entupimentos frequentes do tubo;
- **Educação nutricional:** tamanho das porções, escolha dos alimentos, componentes nutricionais, mudança de hábitos (evitar ingerir alimentos entre as refeições que não serão aspiradas);
- **Programas comportamentais:** alimentação cuidadosa, autocontrole, definição de objetivos, postura em situações de alto risco, manejo do estresse/ansiedade por hábitos;
- **Programas de atividades físicas.**

Embora a causa óbvia da perda de peso seja a remoção de até 30% das calorias de uma refeição, outros mecanismos também contribuem para a perda de peso, isto é, os pacientes ingerem menos comida devido à necessidade de mastigar até partículas pequenas e de beber bastante água durante a refeição para permitir a saída pelo Tubo-A. Eles também fazem escolhas alimentares saudáveis a fim de evitar aspirado gástrico de aparência desagradável.

Por fim, a aspiração de calorias não resulta em aumento da fome ou alimentação compensatória, o que sugere que os mecanismos que sinalizam a saciedade após uma refeição se mantêm ativados.[4]

INDICAÇÕES E CONTRAINDICAÇÕES

A terapia de aspiração está indicada para pacientes adultos com índice de massa corporal (IMC) acima de 35 kg/m² que falharam em atingir e manter a perda ponderal esperada com métodos não cirúrgicos. Está autorizado nos EUA em pacientes maiores de 22 anos com IMC entre 35 e 55 kg/m² e na Europa e na Austrália para aqueles com IMC entre 35 e 65 kg/m². A terapia de aspiração tem a intenção de ser um tratamento de longa duração, utilizado em conjunto com mudanças do estilo de vida e monitorização medicamentosa contínua.[7]

As contraindicações são as mesmas à realização de gastrostomia e as relacionadas a distúrbios alimentares, resumidas a seguir:

- Cirurgia abdominal que aumente o risco da realização da gastrostomia;
- Estenose esofágica, gastroparesia grave, doença inflamatória intestinal;
- Úlcera gástrica refratária;
- Úlcera, sangramento ou tumor descobertos na endoscopia;
- Doença cardiovascular ou pulmonar grave;
- Coagulopatia (plaquetas < 50.0000 , INR > 1,5);
- Anemia;
- Pacientes gestantes ou lactantes;
- Bulimia ou compulsão alimentar;
- Dor abdominal crônica.

RESULTADOS DE PERDA DE PESO

Sullivan et al.[5] realizaram um estudo piloto randomizado com 18 pacientes. O grupo controle (sete pacientes) teve apenas acompanhamento dietético e mudanças no estilo de vida, enquanto o grupo de comparação (11 pacientes) esteve sob as mesmas condições, mas associado à terapia de aspiração. Foram incluídos pacientes com IMC entre 35,0 e 39,9 kg/m² com comorbidades e entre 40,0 e 50,0 kg/m² sem comorbidades. A intervenção no estilo de vida foi realizada por meio de 15 sessões nutricionais e de comportamento. Todos os pacientes foram submetidos à avaliação psicológica para excluir distúrbios alimentares e depressão grave. Também foram excluídos pacientes com doenças gastrintestinais ou cirurgias prévias que aumentassem o risco da colocação do Tubo-A. Após 1 ano, o grupo da terapia de aspiração perdeu 18,6% ± 2,3% do peso corporal total (49,0% ± 7,7% do excesso de peso), enquanto o grupo controle perdeu 5,9% ± 7,7% (14,9% ± 12,2%; p < 0,4).

Desse estudo, sete entre dez pacientes continuaram a terapia de aspiração por mais 1 ano. Ao final do segundo ano, eles mantiveram a perda de peso obtida em 20,1% ± 3,5% (54,6% ± 12% de perda de excesso de peso). Os três pacientes que optaram por parar o tratamento antes de 2 anos referiram necessidade de mudança de residência, dor no local do Tubo-A e questões pessoais. Todos os pacientes que completaram 2 anos solicitaram a continuação do tratamento por mais tempo. Glicemia, colesterol total, LDL HDL e triglicerídeos não apresentaram diferenças significativas em ambos os grupos, porém os valores iniciais já estavam dentro da normalidade.

Thompson et al.[8] apresentaram o estudo PATHWAY, randomizado e multicêntrico, com 207 participantes com IMC entre 35,0 e 55,0 kg/m². O grupo controle teve apenas mudanças no estilo de vida, enquanto o grupo comparação teve a terapia de aspiração associada. Após 52 semanas, o grupo da aspiração havia perdido uma média de 31,5 ± 26,7% do excesso de peso e 12,1 ± 9,6% do peso total, enquanto no grupo controle as perdas foram menores, de 9,8 ± 15,5% do excesso de peso e de 3,5 ± 6,0% do peso total (p < 0,001).

Em discussão com a FDA, considerou-se sucesso a diferença de pelo menos 10% na perda do excesso de peso entre os dois grupos. Portanto, a terapia de aspiração atingiu o seu objetivo. A resposta inicial rápida (perda de pelo menos 5% do peso corporal na 14ª semana) foi um fator preditivo para a perda de peso ao final da 52ª semana. Os participantes que não obtiveram resposta inicial adequada até a 14ª semana perderam 4,9 ± 6,3% do peso, quase o mesmo que o grupo controle.

Noren et al.[9] observaram prospectivamente 25 pacientes que realizaram terapia aspirativa, e obtiveram média da perda do excesso de peso de 54,4 ± 28,8% em 12 meses e de 61,5 ± 28,5% em 24 meses.

Nystrom et al.[6] realizaram uma avaliação após a comercialização do AspireAssist® em cinco centros europeus a 201 pacientes, simulando os resultados na "vida real". A média de perda de peso total em 1, 2, 3 e 4 anos foi de 18,2 ± 9,4%, 19,8 ± 11,3%, 21,3 ± 9,6% e 19,2 ± 13,1%, respectivamente, nos pacientes que continuaram o tratamento durantes esses anos. Em 1 ano, 75% dos pacientes apresentaram perda ponderal de pelo menos 10%, e 74% apresentaram perda de pelo menos 25% do excesso de peso.

A Tabela 3.3.1 resume o resultado desses estudos.

Tabela 3.3.1 Resumo da perda de peso total e da perda do excesso de peso em 1 ano.

	Perda ponderal (média ± desvio-padrão)	Perda do excesso de peso (média ± desvio padrão)
Sullivan, 2013[5]	18,6 ± 2,3%	49,0 ± 7,7%
Noren, 2016[9]	–	54,4 ± 28,8%
Thompson, 2017[8]	12,1 ± 9,6%	31,5 ± 26,7%
Nystrom, 2018[6]	18,2 ± 9,4%	46,3 ± 26,3%
Machytka, 2016[10]	21,4%	33,9%

OUTROS RESULTADOS

A terapia de aspiração tem um papel importante no controle dos fatores de risco de doenças cardiovasculares. Melhora no perfil de triglicérides, colesterol e pressão arterial já foram descritos, sendo a melhora no perfil glicêmico a mais constante entre os trabalhos.

Thompson et al.[8] obtiveram queda de 0,36% na hemoglobina glicada, mesmo com sua média inicial na normalidade de 5,7% (p < 0,001). Triglicérides diminuíram em 9,9% (p = 0,02) e o HDL aumentou 8,1% (p = 0,0001). No grupo controle, a queda da hemoglobina glicada foi de 0,22% (p < 0,0001).

Em Noren et al.[9], a hemoglobina glicada diminuiu de 6,5% para 6,0% (p = 0,03) nos pacientes diabéticos. Alguns deles diminuíram e até pararam de tomar medicações orais. Não houve diferença na concentração de potássio sérico, mesmo sem sua reposição oral sistemática, como nos trabalhos anteriores. Potássio via oral foi reposto apenas nos pacientes que faziam uso de diuréticos.

Em Nystrom et al.[6,11], a hemoglobina glicada diminui 0,39% (p < 0,0001) de uma linha de base já dentro da normalidade, de 5,9%. Nos pacientes diabéticos, a queda foi de 1,0% (p < 0.0001), isto é, de 7,8% para 6,8%. A glicemia de jejum caiu 7,9 mg/dL (p < 0,01); a pressão sistólica diminuiu 12,1 mmHg (p < 0,0001), de uma base de 141 mmHg; e a pressão diastólica diminuiu 6,0 mmHg (p < 0.001), de uma base de 88 mmHg.

COMPLICAÇÕES

Grande parte das complicações descritas está relacionada e é conhecida pela gastrostomia – 90% são associadas à gastrostomia e metade ocorre na primeira semana.[8] A maioria delas, porém, se resolveu espontaneamente ou com tratamento medicamento padrão, como analgésicos, antibióticos e nitrato de prata tópico. Até o momento, não foram descritos casos de morte relacionada à terapia de aspiração.

O estudo PATHWAY[8], o maior sobre o tema, apresentou quatro (3,6%) eventos adversos considerados graves: um paciente apresentou dor abdominal com necessidade de observação intra-hospitalar por 2 dias; outro teve peritonite leve com necessidade de internação por 2 dias e antibioticoterapia intravenosa; outro desenvolveu úlcera gástrica decorrente do Tubo-A, o que exigiu a retirada do mesmo; e o último referiu defeito do Tubo-A, sendo necessário realizar a troca do dispositivo. Todas as complicações observadas no estudo PATHWAY estão resumidas na Tabela 3.3.2.

Tabela 3.3.2 Complicações descritas no estudo PATHWAY.

Complicações	Nº de pacientes (%)	Perioperatório (< 7 dias)	Pós-operatório (> 7 dias)
Granulação periestoma	45 (40,5%)	0	45
Dor abdominal (< 4 semanas)	42 (37,8%)	41	1
Náuseas/vômitos	19 (17,1%)	15	4
Irritação periestoma	19 (17,1%)	2	17
Desconforto abdominal	18 (16,2%)	16	2
Infecção bacteriana periestoma (possível ou confirmada)	15 (13,5%)	13	2
Dor abdominal (> 4 semanas)	9 (8,1%)	0	9
Dispepsia	7 (6,3%)	1	6
Inflamação perisestoma	6 (5,4%)	4	2
Dor abdominal grave	1 (0,9%)	1	
Peritonite	1 (0,9%)	1	
Úlcera pré-pilórica	1 (0,9%)		1
Defeito do portal cutâneo	1 (0,9%)		1

Fonte: Adaptada de Thompson *et al.*, 2017.[8]

A segurança da realização da gastrostomia em obesos já foi descrita, e IMC maior que 35 kg/m^2 ou 60 kg/m^2 não é empecilho para a transiluminação gástrica e a realização da punção.[12] Nystrom *et al.*[6] descreveram 201 participantes nos quais se tentou fazer a gastrostomia, e em apenas dois deles a transilumunição não foi possível. Em um dos pacientes, em uma segunda tentativa após realização de tomografia, pôde-se concluir a gastrostomia. No estudo PATHWAY[8], em apenas um participante (de 111 pacientes), não foi possível fazer a transiluminação.

No início, imaginava-se que a retirada do conteúdo gástrico ocasionaria depleção do armazenamento de potássio do organismo, sendo necessária a reposição por via oral.[5] Contudo, observou-se que essa medida não é necessária durante o tratamento, ficando reservada apenas para pacientes que fazem uso de diuréticos.[6,8]

Não foram observados distúrbios alimentares nem psiquiátricos relacionados à terapia.

CONSIDERAÇÕES FINAIS

A terapia de aspiração é um método efetivo para perda de peso e melhora dos fatores de risco cardiovasculares, com baixa taxa de complicações graves e indicada a pacientes que não tiveram sucesso adotando mudanças no estilo de vida.

REFERÊNCIAS

1. Ryou M, Aihara H, Thompson CC. Minimally invasive entero-enteral dual-path bypass using self-assembling magnets. Surg Endosc. 2016;30(10):4533-8.
2. Hussain SS, Bloom SR. The regulation of food intake by the gut-brain axis: Implications for obesity. Int J Obes. 2013;37(5):625-33.
3. Berthoud H. Homeostatic and non-homeostatic pathways. Obesity. 2006;14(Suppl 5):197-200.
4. Sullivan S. Aspiration therapy for obesity. Gastrointest Endosc Clin N Am. 2017;27(2):277-88.
5. Sullivan S, Stein R, Jonnalagadda S, Jonalagadda S, Mullady D, Edmondwicz S. Aspiration therapy leads to weight loss in obese subjects: a pilot study. Gastroenterology. 2013;145(6):1245-52.
6. Nyström M, Machytka E, Norén E, Testoni PA, Janssen I, Turró Homedes J et al. Aspiration therapy as a tool to treat obesity: 1-to 4-year results in a 201-patient multi-center post-market European registry study. Obes Surg. 2018;28(7):1860-8.
7. Food and Drug Administration. Summary of safety and effectiveness data (SSED) AspireAssist. FDA; 2016.
8. Thompson CC, Abu Dayyeh BK, Kushner R, Sullivan S, Schorr AB, Amaro A et al. Percutaneous gastrostomy device for the treatment of class ii and class iii obesity: results of a randomized controlled trial. Am J Gastroenterol. 2017;112(3):447-57.
9. Norén E, Forssell H. Aspiration therapy for obesity: a safe and effective treatment. BMC Obes. 2016;3(1):1-8.
10. Machytka E, Turro R, Huberty V, Buzga M, Bojkova M, Espinos JC et al. Mo1944 aspiration therapy in super obese patients: pilot trial. Gastroenterology. 2016;150(4):S822-3.
11. Forssell H, Norén E. A novel endoscopic weight loss therapy using gastric aspiration: results after 6 months. Endoscopy. 2015;47(1):68–71.
12. Bochicchio G V, Guzzo JL, Scalea TM. Percutaneous endoscopic gastrostomy in the super-morbidly obese patient. 2006;10(4):409-13.

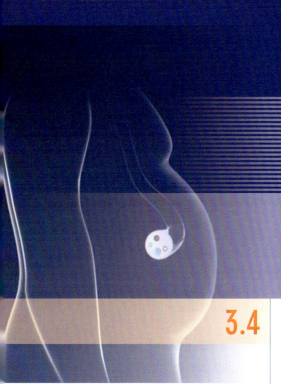

3.4 Terapias Endoscópicas no Manejo do Diabetes Tipo II

INTRODUÇÃO

Em todo o mundo, existem aproximadamente 700 milhões de adultos obesos e 2 bilhões de pessoas com sobrepeso.[1] No Brasil, de acordo com dados do Ministério da Saúde divulgados em 2018, 18,9% dos adultos residentes nas capitais são obesos e 54% têm sobrepeso.[2] Esse aumento na incidência da obesidade é extremamente preocupante, pois essa condição está associada ao desenvolvimento de várias outras doenças, como diabetes tipo II, hipertensão arterial, esteatose hepática e doenças cardiovasculares.[1,3] Um índice de massa corporal (IMC) maior que 25 kg/m² aumenta em 5 vezes o risco de desenvolver diabetes tipo II, e sabe-se ainda que 90% dos pacientes com diabetes estão acima do peso ideal.

A perda de peso ajuda muito no controle do diabetes. Uma redução de 5 a 10% do peso corporal total já é associada a significante benefício no tratamento dessa doença.[1,4] Modificações na dieta, prática de exercícios físicos e uso medicações ainda são os tratamentos mais empregados no manejo do excesso de peso desses pacientes.[3,5] Frequentemente, porém, essas medidas não trazem resultados satisfatórios em longo prazo.[6]

O tratamento mais efetivo para pacientes obesos com diabetes tipo II é a cirurgia bariátrica e metabólica, em especial a gastroplastia redutora em Y de Roux (*bypass* gástrico), que apresenta taxas de remissão maiores que 50% e perda de peso sustentável.[7-10] Entretanto, as desvantagens do procedimento incluem seu caráter invasivo e irreversível e taxas de morbidade e mortalidade não desprezíveis.[10-13]

Além disso, a cirurgia bariátrica é limitada a menos de 2% dos pacientes que se enquadram nos critérios de indicação desse procedimento. As razões para essa baixa taxa são multifatoriais, incluindo alto risco cirúrgico, morbidade, custos, acesso e preferências do paciente.[11,14,15]

Por esses motivos, existe um grande interesse no desenvolvimento de terapias menos invasivas, reversíveis e com custos reduzidos que visem ao combate da obesidade e do diabetes tipo II. Terapias endoscópicas com foco na perda de peso são importantes nesse cenário, por serem mais efe-

Ivan Roberto Bonotto Orso
Diogo Turiani Horneaux de Moura
Galileu Ferreira Ayala Farias

tivas que mudanças no estilo de vida e uso de medicamentos, além de apresentarem taxas de efeitos adversos menores que a cirurgia.[3,16]

Neste capítulo, serão abordadas especialmente as técnicas endoscópicas para tratamento da obesidade e do diabetes tipo II com ação no duodeno e no intestino delgado. Técnicas restritivas, como balão e gastroplastia endoscópica, também apresentam efeitos positivos no tratamento do diabetes, mas serão abordadas em capítulos específicos (3.2 Balão intragástrico e 3.5 Gastroplastia endoscópica).

DUODENOJEJUNAL
BYPASS LINER – ENDOBARRIER

O dispositivo duodenojejunal *bypass liner* (DJBL; EndoBarrier Gastrointestinal Liner, GI Dynamics, Lexington, MA, USA) é considerado um método minimamente invasivo e reversível, uma vez que é colocado e retirado por endoscopia.[17-19] Trata-se de dispositivo endoscópico de uso único, composto por uma ancora de nitinol para fixação e uma "manga" plástica de 62 cm de comprimento composta por fluoropolímero impermeável, que impede a mistura do alimento com as secreções biliopancreáticas antes da porção proximal do jejuno (Figura 3.4.1).

Técnica endoscópica

A colocação endoscópica é realizada preferencialmente sob anestesia geral, iniciando com a colocação do fio-guia no jejuno, seguida da introdução do dispositivo sobre o fio-guia, com auxílio de fluoroscopia e endoscopia. A "manga" plástica impermeável deve ser avançada até ultrapassar o duodeno e a porção proximal do jejuno. Após a confirmação da adequada posição pela radioscopia, o sistema de ancoragem é liberado e fixado no bulbo duodenal. Uma vez liberado o sistema de fixação, injeta-se meio de contraste para verificar se a posição do dispositivo está adequada e para avaliar sinais de obstrução da "manga" plástica.

A retirada do dispositivo após o período de tratamento deve ser realizada também sob anestesia geral. Uma pinça para retirada de corpo estranho em forma de gancho (*hook*) é introduzida através do canal de trabalho do endoscópio e utilizada para a apreensão e tração dos fios que ficam junto ao sistema de ancoragem. Com isso, o sistema é fechado, liberando as âncoras do duodeno e permitindo a remoção. Um *cap* é acoplado à ponta do endoscópio para proteger a parede gastrintestinal das garras metálicas do sistema de ancoragem durante a retirada.

A remoção do dispositivo é semelhante à retirada de prótese metálica autoexpansível esofágica.

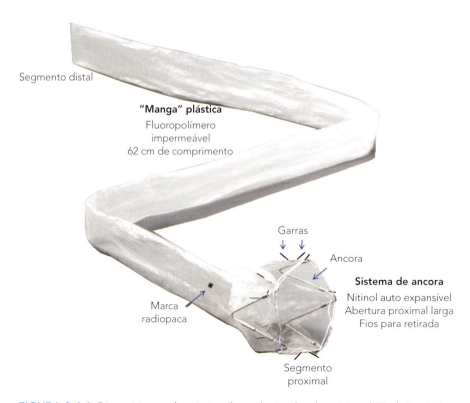

FIGURA 3.4.1 Dispositivo endoscópico de exclusão duodenojejunal (EndoBarrier).

Mecanismo de ação

O procedimento mimetiza a gastroplastia redutora em Y de Roux (Figura 3.4.2). No *bypass* gástrico, o estômago é dividido *pouch* (uma pequena bolsa) e estômago remanescente (estômago excluso). A bolsa gástrica é conectada à alça jejunal (Y de Roux) de maneira que exclua o estômago remanescente, o duodeno e o jejuno proximal.[20]

A exclusão duodenal e do jejuno proximal tem grande importância em relação à perda de peso. Estudos sugerem que a exclusão duodenal e a velocidade com que o alimento não digerido e as secreções biliopancreáticas chegam ao jejuno médio e ao íleo são responsáveis pelos efeitos favoráveis do *bypass* gástrico no tratamento do diabetes tipo II e da obesidade.[21]

O DJBL também previne que os nutrientes entrem em contato com as secreções biliopancreáticas antes do jejuno proximal, permitindo que o alimento passe do estômago para o jejuno sem contato com a mucosa duodenal.[17-22]

Recente revisão sistemática e metanálise estudando os efeitos do DJBL[23] demonstraram que os efeitos relacionados às alterações dos hormônios intestinais são semelhantes aos da gastroplastia redutora em Y de Roux. O estudo demonstrou redução do *glucagon-dependent insulinotropic polypeptide* (GIP), aumento do *glucagon-like peptide-1* (GLP-1) e peptídeo YY (PPY). Entretanto, foi observado um aumento nos níveis de grelina, diferente dos achados após a gastroplastia redutora em Y de Roux.[24]

Uma possível explicação para o aumento dos níveis de grelina é o fato de ela ser liberada pelas células P1/D1 no corpo proximal do estômago e no fundo gástrico, segmentos que não sofrem alterações com a colocação do DJBL, diferentemente da técnica cirúrgica, que os exclui do trânsito gastrintestinal. Além disso, o aumento de grelina pode ser uma resposta fisiológica à dieta ou à perda de peso induzida pelo dispositivo endoscópico.[1]

O uso do DJBL demonstrou aumento da GLP-1 pós-prandial, o que ocorre em virtude de os alimentos não digeridos chegarem rapidamente ao intestino delgado distal, aumentando a estimulação de células-L.

A diminuição nos níveis de GIP ocorre devido à falta de contato dos alimentos com o intestino delgado proximal, onde a maioria das células-K está localizada. O GLP-1 estimula a secreção de insulina pelo pâncreas, aumentando a sensibilidade à insulina e inibindo o glucagon, o que reduz a gluconeogênese e a produção de glicose hepática.

O GLP-1 também é um hormônio anorexigênico com ação central, atuando no aumento da saciedade e na redução do apetite. Apresenta diversos efeitos fisiológicos, incluindo secreção pós-prandial de insulina e liberação de glucagon durante a hipoglicemia.[25,26]

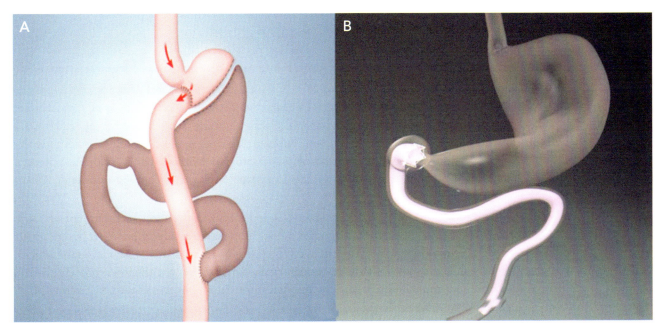

FIGURA 3.4.2 Procedimentos análogos ao tratamento da obesidade e do diabetes tipo II. **(A)** Gastroplastia redutora em Y de Roux (*bypass* gástrico). **(B)** Duodenp-jejunal *bypass liner*.

Estudos sugerem que a diminuição do GIP contribui para efeito antidiabetogênico da exclusão do intestino delgado proximal.[1,27,28]

Já o PPY é um hormônio intestinal secretado após a ingesta alimentar pelas células L no íleo terminal e no cólon. Esse hormônio está associado à lentificação do esvaziamento gástrico e do trânsito intestinal, inibindo a ingesta alimentar e promovendo saciedade.[29]

Um estudo demonstrou que o DJBL ainda está associado a um retardado do esvaziamento gástrico quando comparado ao grupo controle.[30] Até o momento, não existem estudos avaliando a microbiota intestinal após a colocação do DJBL.[1]

As similaridades entre o DJBL e a gastroplastia redutora em Y de Roux estão resumidas na Tabela 3.4.1.

Tabela 3.4.1 Comparação entre os efeitos da técnica cirúrgica (*bypass gástrico*) e endoscópica (DJBL) no tratamento de obesidade e diabetes tipo II.

Mecanismos	*Bypass* gástrico	EndoBarrier
Isolamento do cárdia	✓	✗
Vagotomia parcial	✓	✗
Exclusão do estômago distal	✓	✗
Exclusão do duodeno e do jejuno proximal	✓	✓
Exposição do intestino delgado a nutrientes não digeridos	✓	✓
Atraso no esvaziamento gástrico	–	✓
GLP-1	↑	↑
GIP	↓	↓
Peptídeo YY	↑	↑
Grelina	↓	↑

RESULTADOS

Há cinco estudos randomizados na literatura[22,24,31-33] que avaliam o uso do DJBL no manejo da obesidade e do diabetes tipo II. Todos demonstram eficácia na perda de peso. Gersin *et al.*[32] observaram perda de peso significativa no grupo do tratado em relação ao grupo *sham* (8,2 ± 1,3 kg *vs.* 2,0 ± 1,1 kg). Outro estudo[31], aos 3 meses de seguimento, reportou 22% de excesso de perda de peso no grupo com o dispositivo contra 5% do grupo controle. Após 12 semanas da implantação do DJBL, Schouten *et al.*[33] demonstraram uma redução de IMC favorável ao grupo implantado, com diminuição de 5,5 kg/m² *vs.* 1,9 kg/m² do grupo controle.

Todos os estudos demonstraram redução nos níveis de hemoglobina glicada (HbA1c) após o tratamento com o DJBL. Em outro estudo[22] comparando o dispositivo com um grupo *sham*, foi observada redução de 2,4% a favor do grupo do dispositivo contra 0,8% do grupo *sham*. Um estudo randômico[33] confirmou superioridade do dispositivo (pré-tratamento: 8,8 ± 1,7%; pós-tratamento: 7,7 ± 1,8%) quando comparado ao grupo controle (pré-tratamento: 7,3 ± 0,1%; pós-tratamento: 6,9 ± 0,6%).

Os estudos randomizados tiveram um período curto de seguimento (entre 12 e 24 semanas) se comparados a estudos prospectivos (52 semanas de seguimento).[18,34] No seguimento de 1 ano, Escalona *et al.*[34] demonstraram perda de peso de 22,1 ± 2,1 kg, com 47,0% ± 4,4% de excesso de perda de peso e redução do IMC em 9,1 ± 0,9 kg/m². A circunferência abdominal também reduziu significativamente, de 120,5 ± 6,8 cm para 96,0 ± 2,6 cm. Ocorreu, ainda, melhora significativa no que se refere a pressão arterial, HbA1c, colesterol, triglicérides e prevalência de síndrome metabólica. Outro estudo prospectivo[18] também demonstrou redução de glicose (-30,3 ± 10,2 mg/dL), insulina (-7,3 ± 2,6 lU/mL) e HbA1c (-2,1 ± 0,3%).

Recentes revisão sistemática e metanálise[23] incluindo estudos randomizados e prospectivos não randômicos, apenas com pacientes obesos portadores de diabetes tipo II, confirmou a eficácia do DJBL. No momento da retirada do dispositivo, observou-se redução da HbA1c em 1,3% (95%, CI 1,0 a 1,6) e HOMA-IR em 4,6 (2,9 a 6,3). Comparado ao grupo controle, o grupo implantado teve maior redução dos níveis de HbA1c, com redução de 0,9% (0,5 a 1,3). Em 6 meses após a retirada do dispositivo, o nível de HbA1c permaneceu menor que antes do início do tratamento em 0,9% (0,6 a 1,2). No momento da retirada do dispositivo, observou-se perda de 11,3 kg (10,3 a 12,2), correspondente à redução do IMC em 4,1 kg/m² (3,4 a 4,9), perda de peso corporal total de 18,9% (7,2 a 30,6) e perda do excesso de peso de 36,9% (29,2 a 44,6). A perda de peso se manteve significativa até 1 ano após a retirada do dispositivo.

Outra revisão sistemática[17] avaliando pacientes obesos com ou sem diabetes tipo II também demonstrou resultados favoráveis ao uso do DJBL quando comparado ao grupo controle. Essa revisão demonstrou diferença na redução do peso corporal em 5,1 kg (95% CI 7,3 a 3,0) e do excesso de perda de peso em 12,6% (95% CI 9,0 a 16,2) após o uso do dispositivo. A diferença nos níveis de HbA1c (-0,9%; 95% CI 1,8 a 0,0) e glicose de jejum (-3,7 mM; 95% CI 8,2 a 0,8) entre os pacientes com diabetes tipo II também foi favorável ao grupo DJBL; contudo, nesta última análise, não se encontrou significância estatística.

COMPLICAÇÕES

Assim como qualquer outro dispositivo endoscópico colocado no trato gastrintestinal, os efeitos adversos mais comuns são dor abdominal, náuseas e vômitos. Esses sintomas frequentemente se resolvem com a adaptação do paciente ao dispositivo. Entretanto, algumas pessoas não os toleram e a retirada precoce se faz necessária.

Outros efeitos adversos do dispositivo incluem sangramento, migração e obstrução. Efeitos menos comuns, como pancreatite e abcesso hepático, também já foram descritos.

Em estudo randomizado americano (US trial)[32], com 25 pacientes randomizados para o grupo do DJBL, 21 dispositivos foram implantados com sucesso. Quatro não tiveram sucesso na implantação do dispositivo em virtude do tamanho do bulbo duodenal, que, segundo relatado no estudo, era curto.

A maioria dos efeitos adversos foi leve ou moderada. Nenhum efeito relacionado ao trato biliopancreático ou a migrações foi reportado. Dos 21 pacientes, sete tiveram retirada precoce do dispositivo. Destes, três tiveram o dispositivo removido por causa de sangramento associado à redução dos níveis de hemoglobina. As outras quatro retiradas precoces foram relacionadas a sintomas como náuseas, vômitos e dor abdominal.

Outro estudo randomizado[22] comparando o DJBL com o grupo *sham* demonstrou taxas de efeitos adversos semelhantes, incluindo vômitos e dor abdominal. Dos 12 dispositivos implantados, três foram retirados precocemente devido a sintomas relacionados a migração ou torção (*twist*) da "manga" plástica. Além desses casos, duas migrações assintomáticas foram diagnosticadas no momento da retirada programada do dispositivo. Todos os demais estudos randomizados[31,33] apresentaram resultados similares, com exceção de Koehestanie *et al.*[24], que não apresentaram nenhuma retirada precoce do DJBL.

O *ENDO Trial Investigational Device Exemption*, estudo multicêntrico randomizado e duplo-cego realizado nos Estados Unidos, avaliou a eficácia e a segurança do DJBL no controle glicêmico. Em março de 2015, a empresa responsável pelo dispositivo interrompeu o estudo porque ocorreram sete casos de abscesso hepático (3,5%), número maior que o previsto. Todos foram tratados conservadoramente com antibióticos intravenosos e, em alguns casos, com drenagem percutânea.

A causa do abscesso hepático ainda não é clara, mas há diversas teorias para justificá-lo, incluindo alteração da microbiota, altas doses de inibidores de bomba de prótons e o fato de o sistema de ancoragem do dispositivo criar um nicho para infecção que pode disseminar para o fígado. A avaliação pós-venda demonstra incidência de 1% de abscesso hepático.

Esses dados são semelhantes aos apresentados em estudo baseado no registro de dados da Associação Britânica de Diabetes (Association of British Clinical Diabetologists) em 2017.[35] Dos 492 pacientes incluídos nesse registro, seis apresentaram abscesso hepático. Além disso, o estudo demonstrou taxas de retirada precoce do dispositivo em virtude de sangramento, migração, e obstrução de 4%, 3% e 0,3%, respectivamente.

Recente revisão sistemática[36], avaliou apenas os efeitos adversos do DJBL, incluindo 1.056 pacientes. Destes, 891 apresentaram efeitos adversos, incluindo dor abdominal, náuseas e vômitos. Trinta e três efeitos adversos graves (3,7%) foram reportados, incluindo abscesso hepático e perfuração do trato gastrintestinal. O sistema de ancoragem foi responsável por cerca de 85% desses efeitos adversos.

Comentários

Em resumo, o DJBL é um dispositivo promissor no tratamento da obesidade e do diabetes tipo II, apresentando resultados satisfatórios em relação à perda de peso e ao controle glicêmico, mesmo em pacientes que não obtiveram sucesso com tratamento medicamentoso.

Com base nos resultados atuais, o dispositivo não aparenta ser um substituto à gastroplastia redutora, mas pode ser considerado uma alternativa para pacientes obesos e diabéticos. Devido às complicações relacionadas ao sistema de ancoragem, alguns autores sugerem que ele ainda precisa ser modificado para melhorar sua segurança.

ENDOSCOPIC DUODENAL MUCOSAL RESURFACING

O *Endoscopic Duodenal Mucosal Resurfacing* (Revita DMR system, Fractyl Laboratories, Inc.; Lexington, MA) é um procedimento endoscópico minimamente invasivo que envolve a ablação hidrotermal da mucosa duodenal, permitindo a regeneração e a restauração do tecido normal a partir de uma resposta mediada por células-tronco, atualmente em desenvolvimento clínico para tratar pacientes com diabetes tipo II e esteato-hepatite não alcoólica (NASH).[37-39]

O objetivo da terapia é aprimorar o controle glicêmico em pacientes com diabetes tipo II que têm a função das células beta-pancreáticas preservadas e cujo diabetes é mal controlado com medicações hipoglicemiantes orais.

O DMR não deve realizado principalmente em caso de uso de medicação antidiabética injetável, pacientes portadores de diabetes tipo I (incluindo positividade anti-GAD), anormalidades anatômicas ou história de cirurgia gastrintestinal prévia que impeça o procedimento, infecção sistêmica, gravidez e durante tratamento com agentes antiplaquetários que não possam ser temporariamente suspensos.

Técnica endoscópica

O sistema é composto de três componentes principais: cateter (Figura 3.4.3), conjunto de tubos e o console (incluindo o umbilical). Também são necessários para realizar o procedimento: colonoscópio pediátrico, fio-guia teflonado e fluoroscopia.

O cateter é um acessório estéril, de uso único, com um balão PET em extremidade distal. O conjunto de tubos também é um acessório estéril, de uso único, com a finalidade de conectar o cateter ao console e fornecer as funções necessárias para a realização do procedimento. Já o console é um acessório não estéril, reutilizável, que fornece funcionalidade para o procedimento. E o umbilical, por sua vez, é o canal de distribuição do fluido para o cateter a partir dos reservatórios quente e frio localizados dentro do console.

O procedimento é dividido em duas etapas principais: elevação da mucosa com injeção de solução salina e ablação do tecido duodenal (Figura 3.4.4). Deve ser realizado com o paciente preferencialmente sob anestesia geral e tem duração média de 60 min. Inicialmente, o endoscópico é introduzido por via oral até o duodeno para realizar avaliação endoscópica inicial, localizar a papila

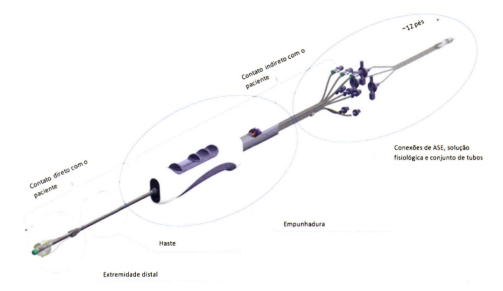

FIGURA 3.4.3 Ilustração do cateter.
Fonte: cortesia da Fractyl Laboratories, Inc., Lexington, MA; com permissão.

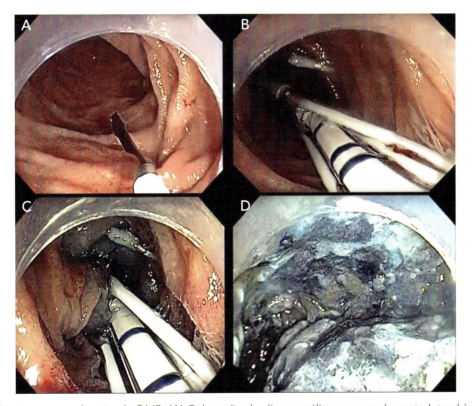

FIGURA 3.4.4 Técnica para realização do DMR. **(A)** Colocação de clipe metálico em parede contralateral à papila duodenal maior. **(B)** Posicionamento do cateter balão com auxílio de fio-guia. **(C)** Ablação térmica da mucosa duodenal. **(D)** Aspecto final após a ablação.

duodenal maior e fazer a passagem de fio-guia telefonado após o ligamento de Treitz. Coloca-se clipe metálico em parede contralateral à papila duodenal maior a fim de evitar sua ablação inadvertida.

O cateter é posicionado distalmente à papila duodenal maior sob visão endoscópica e radioscópica, com auxílio de fio-guia. Em seguida, o balão é insuflado após aplicação de vácuo na luz duodenal e é realizada injeção de solução salina no espaço submucoso por meio de três agulhas injetoras em torno da circunferência do balão, o qual é desinsuflado após a injeção submucosa. Essa injeção tem o objetivo fornecer uma superfície ablativa uniforme e criar uma camada protetora entre a mucosa e as camadas de tecido mais profundas.

Após a injeção submucosa, realiza-se a ablação da mucosa duodenal. Sob visualização endoscópica direta, ablações térmicas circunferenciais com duração de cerca de 10 seg são aplicadas a temperaturas de aproximadamente 90ºC, com o objetivo de obter até cinco ablações separadas ao longo de um comprimento de 9 a 10 cm de duodeno pós-papilar. Para cada ablação são necessárias duas injeções submucosas prévias.

O ciclo da ablação é realizado inicialmente com preenchimento do balão com fluido frio, para pré-tratar e resfriar o tecido, seguido de preenchimento do balão com fluido quente, para ablação do tecido, e, por fim, preenchimento do balão com fluido frio, para resfriar e limitar a extensão do dano ao tecido. O procedimento é realizado a partir da pós-papila e termina próximo ao ligamento de Treitz. Finalizado o procedimento, a área tratada deve ser avaliada endoscopicamente.

Os pacientes recebem alta em até 24 h e devem ingerir dieta líquida nos primeiros dias, progredindo para dieta pastosa por 2 semanas.[37,39]

Mecanismo de ação

Estudos em ratos[40-44] mostraram alterações morfológicas e funcionais no duodeno após a exposição a nutrientes não saudáveis. As principais foram hiperplasia intestinal, proliferação duodenal de células endócrinas, produção aumentada do GIP (mediador de secreção de insulina), comprometimento da detecção de glicose nas células enteroendócrinas e enterocromafins e presença de proteínas que causam resistência à insulina.

Estudos em humanos[45,46] mostraram que os pacientes diabéticos podem ter alterações no trato gastrintestinal alto que não estão presentes em indivíduos não diabéticos, como hipertrofia da mucosa anormal, hiperplasia de células enteroendócrinas e aumento do número de células enteroendócrinas e enterócitos.

Diante dos estudos realizados em ratos e humanos, o sistema de DMR foi criado para a realização da remoção do tecido duodenal anormal superficial por meio de ablação térmica, permitindo a regeneração e a restauração do tecido normal a partir de uma resposta mediada por células-tronco.

RESULTADOS

Em um estudo realizado em ratos, a ablação duodenal reduziu significativamente a hiperglicemia no grupo tratado em comparação ao grupo controle (p < 0,05) e não apresentou efeitos adversos. Já em estudo realizado em suínos, a ablação duodenal hidrotermal foi realizada com sucesso e segurança na mucosa duodenal e na submucosa superficial.

Em 2016, Rajagopalan *et al.*[37] publicaram o primeiro e único estudo em humanos envolvendo 39 pacientes com diabetes tipo II (HbA1c 9,5% e IMC 31 kg/m²) que foram tratados com DMR, sendo 28 com ablação de segmento longo (aproximadamente 9,3 cm tratados) e 11 com ablação de segmento curto (aproximadamente 3,4 cm tratados). A HbA1c foi reduzida em 1,2% aos 6 meses na coorte completa (P < 0,001) (Tabela 3.4.2), com redução de 2,5% da HbA1c em 3 meses no grupo que recebeu ablação longa e de 1,2% no grupo que recebeu ablação curta (P < 0,05). Em 6 meses, houve redução de 1,4% na HbA1c no grupo que recebeu ablação longa e de 0,7% no que recebeu ablação curta (P = 0,3).

Esses valores foram obtidos apesar da diminuição do uso de medicamentos antidiabéticos durante 6 meses no grupo que recebeu ablação longa. Entre os pacientes que receberam ablação longa, tinham HbA1c de 7,5 a 10% e mantiveram as doses dos antidiabéticos após o procedimento, a HbA1c foi reduzida em 1,8% aos 6 meses (P < 0,01). Depois desse período, houve também redução das transaminases hepáticas e da HbA1c (Tabela 3.4.2).[47]

Tabela 3.4.2 Desfechos em 6 meses após a DMR.[47]			
Variável	Pré-procedimento	Após 6 meses	p =
Peso (kg)	86,9 ± 11,5	85,0 ± 11,7	0,0099
HbA1c (%)	9,7 ± 1,4	8,4 ± 1,9	0,0008
TGO (U/L)	29,9 ± 11,3	22 ± 6	0,0024
TGP (U/L)	36,9 ± 14,9	26,7 ± 12,7	0,0016

Ainda nesse estudo, foram realizadas endoscopia e biópsia duodenal após 1 mês e 3 meses, intervalo em que, após o DMR, nenhuma inflamação foi observada, e 8 dos 19 pacientes não tinham evidência de fibrose. A regeneração da mucosa normal foi observada em 3 meses em todas as biópsias.

COMPLICAÇÕES

No mesmo estudo realizado por Rajagopalan *et al.*[37], não houve sangramento gastrintestinal, perfuração, pancreatite, hipoglicemia grave nem evidência de má absorção, seja no período imediatamente após o procedimento, seja em consultas de acompanhamento posteriores. O evento adverso mais comum relacionado ao estudo foi dor abdominal transitória pós-procedimento (em 8 de 40 pacientes), sem necessidade de uso de medicamentos para melhora do quadro. Três pacientes evoluíram com estenose de duodeno 2 a 6 semanas após o procedimento e foram tratados com dilatação endoscópica por balão, com resolução completa dos sintomas. Todos esses casos foram atribuídos à elevação inadequada da submucosa.

Comentários

A DMR é um tratamento endoscópico e minimamente invasivo que, em curto prazo, mostrou bons resultados em estudos em humanos, com diminuição da HbA1c e de enzimas hepáticas em pacientes com diabetes tipo II. Todavia, ainda é um tratamento muito recente, sendo necessário novos estudos para a avaliação adequada de sua eficácia, sua segurança e seus resultados a longo prazo.

GASTRODUODENAL BYPASS SLEEVE – VALENT X

Outra terapia descrita é o desvio gastroduodenal endoscópico, procedimento realizado por meio da utilização de um dispositivo implantável por técnicas endoscópica e laparoscópica combinadas. O dispositivo é ancorado na transição esofagogástrica e uma "manga" plástica é estendida através do estômago por 120 cm, até o intestino delgado, criando um desvio gastrojejunal endoluminal (Figura 3.4.5).

Técnica endoscópica

O procedimento é realizado sob anestesia geral. Um *overtube* longo é posicionado através do piloro no bulbo duodenal e, por meio dele, a "manga" plástica é introduzida até o duodeno e, com a ajuda de um cateter, levada até o jejuno proximal sob controle radiológico. O *overtube* é então removido e substituído por um mais curto, permitindo a liberação da porção proximal do dispositivo no esôfago distal.

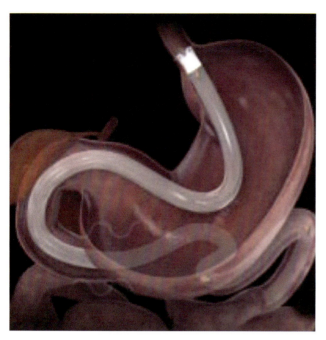

FIGURA 3.4.5 Gastroduodenal *bypass* Sleeve.
Créditos: Valent X.

Após a troca do *overtube,* inicia-se o tempo laparoscópico, que consiste na dissecção do hiato e do esôfago distal, o qual é tracionado e afastado das estruturas adjacentes.

Terminada a dissecção laparoscópica, a liberação endoscópica da porção proximal do dispositivo ao nível da transição esofagogástrica é realizada, seguida da aplicação endoscópica de 8 âncoras de fixação.

Mecanismo de ação

Este dispositivo bloqueia a digestão e a absorção de nutrientes no estômago, no duodeno e no jejuno, fazendo com que a comida passe diretamente do esôfago para o intestino.[48]

RESULTADOS

Em um estudo piloto, com 22 pacientes com IMC médio de 42 kg/m², observou-se perda média do excesso de peso de 39,7% em 3 meses. Cinco pacientes necessitaram de remoção precoce do dispositivo nas primeiras 3 semanas devido à disfagia.[49]

Um segundo estudo incluindo 12 pacientes com IMC médio de 42 kg/m² implantados por um período de 12 meses demonstrou perda do excesso de peso de 35,9%. Quatro pacientes deste grupo tinham diagnóstico prévio de diabetes tipo II e apresentaram redução média de 38% na glicemia. Entre eles, três obtiveram redução maior do que 1% na HbA1c.[50]

COMPLICAÇÕES

No primeiro piloto, cinco dos 22 pacientes necessitaram de remoção precoce do dispositivo nas primeiras 3 semanas devido à disfagia. No estudo de 1 ano, que incluiu 12 pacientes, dois necessitaram remoção precoce do dispositivo por causa dos mesmos sintomas. Entre os 10 pacientes que completaram 1 ano de acompanhamento, quatro apresentaram deslocamento parcial da prótese no momento da remoção.[50]

Comentários

O desvio endoscópico gastrojejunal é um procedimento minimamente invasivo que utiliza uma combinação endoscópica e laparoscópica, mas com o potencial de se tornar uma técnica totalmente endoluminal. Apesar dos bons resultados iniciais, a taxa de remoção e deslocamento do dispositivo é alta e nenhum outro estudo foi publicado utilizando essa técnica desde 2015.

ANASTOMOSE ASSISTIDA POR IMÃS – GI WINDOWS

O sistema de anastomose magnética sem incisão (IMAS – *incisionless magnet anastomotic system*; GI Windows, W. Bridgewater, MA) é utilizado para criar uma anastomose enteral que permita a passagem de nutrientes através do trajeto intestinal natural e também por uma anastomose jejuno-ileal.

Técnica endoscópica

A anastomose é criada a partir da liberação simultânea de dois imãs que se conectam automaticamente no jejuno proximal e no íleo distal. Para a liberação desses imãs são utilizados dois colonoscópios pediátricos introduzidos simultaneamente e sob controle radiológico. Após a liberação dos imãs e a coaptação entre eles, ocorre uma necrose do tecido entre as duas partes do dispositivo, levando à formação de uma anastomose (Figura 3.4.6).

Mecanismo de ação

Os imãs são liberados a uma distância de 50 a 100 cm abaixo do ligamento de Treitz e entre 50 e 100 cm proximais à válvula ileocecal. A anastomose jejuno-ileal formada leva a um *bypass* parcial que permite a rápida chegada dos alimentos ao íleo distal, reduzindo a absorção dos nutrientes.

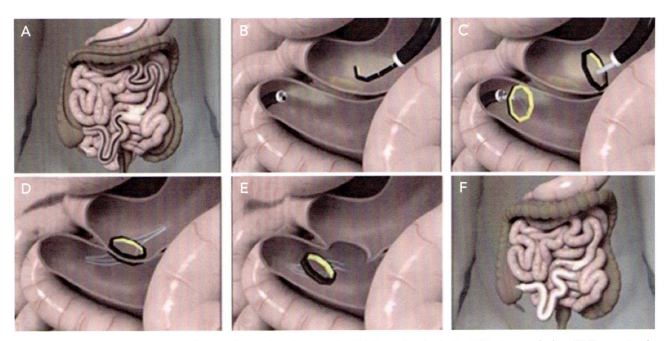

FIGURA 3.4.6 **(A)** Introdução simultânea dos endoscópicos. **(B e C)** Liberação dos imãs. **(D)** Imãs acoplados. **(E)** Formação da anastomose e queda dos imãs. **(F)** Bypass parcial formado.
Créditos: GI Windows.

 ## RESULTADOS

No primeiro estudo piloto, foram incluídos 10 pacientes com IMC médio de 41 kg/m^2, sendo observada uma perda de 10,6% do peso inicial ao final de 6 meses. Nessa série, quatro pacientes eram portadores de diabetes tipo II, nos quais foi observada uma redução média de 1,8% na HbA1c, além de redução ou suspensão das medicações hipoglicemiantes.[51] Na segunda série publicada, após 1 ano de acompanhamento, os pacientes apresentaram redução média de 14,5% no peso total associada à redução média de 1,9% na HbA1c.[52]

COMPLICAÇÕES

Não ocorreram eventos adversos sérios, mas a maioria dos pacientes apresentou náuseas e diarreia transitórias, resolvidas sem sequelas.[51,52]

Comentários

A técnica de anastomose por imãs tem um amplo leque de possibilidades terapêuticas. Além dos procedimentos metabólicos, as anastomoses estão sendo estudadas para aplicação em patologias biliares e procedimentos oncológicos. Apesar dos bons resultados iniciais, porém, este procedimento ainda está restrito a protocolos de pesquisa.

CONSIDERAÇÕES FINAIS

Atualmente, as opções de tratamento do diabetes tipo II e obesidade são insuficientes, sendo necessárias novas opções terapêuticas que possam atuar de maneira efetiva na crescente epidemia dessas afecções. A solução ideal seria abordar as limitações associadas ao tratamento medicamentoso e cirúrgico com um procedimento eficaz e que apresentasse poucos efeitos colaterais, riscos menores do que a cirurgia, menor tempo de recuperação e a possibilidade de ser facilmente removido ou revertido após a obtenção do efeito desejado.

Os procedimentos endoscópicos ainda não atingiram esses objetivos, mas têm se apresentado como adequadas alternativas, situadas entre o tratamento clínico e o cirúrgico, permitindo uma opção aos pacientes que não responderam às mudanças de vida e aos medicamentos e que ainda não têm critérios, não querem ou não podem ser submetidos a um procedimento cirúrgico.

REFERÊNCIAS

1. Ruban A, Ashrafian H, Teare JP. The EndoBarrier: duodenal-jejunal bypass liner for diabetes and weight loss. Gastroenterol Res Pract. 2018;2018:7823182.
2. Brasil. Ministério da Saúde. Vigitel 2018. Disponível em https://portalarquivos2.saude.gov.br/images/pdf/2019/julho/25/vigitel-brasil-2018.pdf. Acessado dia 13/09/2019
3. Moura D, Oliveira J, De Moura EG, Bernardo W, Galvão Neto M, Campos J et al. Effectiveness of intragastric balloon for obesity: a systematic review and meta-analysis based on randomized control trials. Surg Obes Relat Dis. 2016;12(2):420-9.
4. Gatineu M, Hancock C, Holman N, Outhwaite H, Oldridge L, Christie A et al. Adult obesity and type 2 diabetes. London: Public Health England; 2014.
5. Knowler WC, Barrett-Connor E, Fowler SE, Hamman RF, Lachin JM, Walker EA et al. Reduction in the incidence of type 2 diabetes with lifestyle intervention or metformin. N Engl J Med. 2002;346(6):393-403.
6. Glaysher MA, Mohanaruban A, Prechtl CG, Goldstone AP, Miras AD, Lord J et al. A randomized controlled trial of a duodenal-jejunal bypass sleeve device (EndoBarrier) compared with standard medical therapy for the management of obese subjects with type 2 diabetes mellitus. BMJ Open. 2017;7(11):e018598.
7. Rubio-Almanza M, Cámara-Gómez R, Hervás-Marín D, Ponce-Marco JL, Merino-Torres JF. Cardiovascular risk reduction over time in patients with diabetes or pre-diabetes undergoing bariatric surgery: data from a single-center retrospective observational study. BMC Endocr Disord. 2018;18(1):90.

8. Dicker D, Golan R, Aron-Wisnewsky J, Zucker JD, Sokolowska N, Comanesther DS et al. Prediction of long-term diabetes remission after rygb, sleeve gastrectomy, and adjustable gastric banding using DiaRem and Advanced-DiaRem scores. Obes Surg. 2019;29(3):796-804.

9. Pontiroli AE, Ceriani V, Sarro G, Michelleto G, Giovanelli A, Zakaria AS et al. Incidence of diabetes mellitus, cardiovascular diseases, and cancer in patients undergoing malabsorptive surgery (biliopancreatic diversion and biliointestinal bypass) vs medical treatment. Obes Surg. 2019;29(3):935-42.

10. Viscido G, Gorodner V, Signorini FJ, Biasoni AC, Navarro L, Rubin G et al. Obese patients with type 2 diabetes: outcomes after laparoscopic sleeve gastrectomy. J Laparoendosc Adv Surg Tech A. 2019;29(3):655-62.

11. Madruga-Neto AC, Bernardo WM, de Moura DTH, Brunaldi VO, Martins RK, Josino IR et al. The effectiveness of endoscopic gastroplasty for obesity treatment according to fda thresholds: systematic review and meta-analysis based on randomized controlled trials. Obes Surg. 2018;28(9):2932-40.

12. Flum DR, Belle SH, King WC, Wahed AS, Berk P, Chapman W et al. Perioperative safety in the longitudinal assessment of bariatric surgery. N Engl J Med. 2009;361(5):445-54.

13. Obeid NR, Malick W, Concors SJ, et al. Long-term outcomes after Roux-en-Y gastric bypass: 10- to 13-year data. Surg Obes Relat Dis. 2016;12(1):11-20.

14. Buchwald H, Oien DM. Metabolic/bariatric surgery worldwide 2011. Obes Surg. 2013;23(4):427-36.

15. Kumbhari V, Hill C, Sullivan S. Bariatric endoscopy: state-of-theart. Curr Opin Gastroenterol. 2017;33(5):358-65.

16. Bustamante F, Brunaldi VO, Bernardo WM, de Moura EHT, de Moura DHT, Galvão M et al. Obesity treatment with botulinum toxin-a is not effective: a systematic review and meta-analysis. Obes Surg. 2017;27(10):2716-23.

17. Rohde U, Hedbäck N, Gluud LL, Vilsbøll T, Knop FK. Effect of the EndoBarrier Gastrointestinal Liner on obesity and type 2 diabetes: a systematic review and meta-analysis. Diabetes Obes Metab. 2016;18(3):300-5.

18. de Moura EG, Martins BC, Lopes GS, Orso IR, de Oliveira SL, Galvão Neto MP et al. Metabolic improvements in obese type 2 diabetes subjects implanted for 1 year with an endoscopically deployed duodenal--jejunal bypass liner. Diabetes Technol Ther. 2012;14(2):183-9.

19. de Moura EG, Orso IR, Martins BC, Lopes GS, de Oliveira SL, Galvão Neto MP et al. Improvement of insulin resistance and reduction of cardiovascular risk among obese patients with type 2 diabetes with the duodenojejunal bypass liner. Obes Surg. 2011;21(7):941-7.

20. Jirapinyo P, Thompson CC. Endoscopic bariatric and metabolic therapies: surgical analogues and mechanisms of action. Clin Gastroenterol Hepatol. 2017;15(5):619-30.

21. Kumar N. Endoscopic therapy for weight loss: gastroplasty, duodenal sleeves, intragastric balloons, and aspiration. World J Gastrointest Endosc. 2015;7(9):847-59.

22. Rodriguez L, Reyes E, Fagalde P, Oltra MS, Saba J, Aylwin CG et al. Pilot clinical study of an endoscopic, removable duodenal-jejunal bypass liner for the treatment of type 2 diabetes. Diabetes Technol Ther. 2009;11:725-32.

23. Jirapinyo P, Haas AV, Thompson CC. Effect of the duodenal-jejunal bypass liner on glycemic control in patients with type 2 diabetes with obesity: a meta-analysis with secondary analysis on weight loss and hormonal changes. Diabetes Care. 2018;41(5):1106-15.

24. Koehestanie P, Dogan K, Berends F, Janssen I, Wahab O, Groenen M et al. Duodenal-jejunal bypass liner implantation provokes rapid weight loss and improved glycemic control, accompanied by elevated fasting ghrelin levels. Endosc Int Open. 2014;2(1):E21-7.

25. Doyle ME, Egan JM. Glucagon-like peptide-1. Recent Prog Horm Res. 2001;56:377-99.

26. Gasbjerg LS, Gabe MBN, Hartmann B, Christensen MB, Knop FK, Holst JJ et al. Glucose-dependent insulinotropic polypeptide (GIP) receptor antagonists as anti-diabetic agents. Peptides. 2018;100:173-181.

27. Guidone C, Manco M, Valera-Mora E, Iaconelli A, Gniuli D, Mari A et al. Mechanisms of recovery from type 2 diabetes after malabsorptive bariatric surgery. Diabetes. 2006;55(7):2025-31.

28. Yousseif A, Emmanuel J, Karra E, Millet Q, Elkalaawy M, Jenkison AD et al. Differential effects of laparoscopic sleeve gastrectomy and laparoscopic gastric bypass on appetite, circulating acyl-ghrelin, peptide YY3-36 and active GLP-1 levels in non-diabetic humans. Obes Surg. 2014;24(2):241-52.

29. Korner J, Inabnet W, Febres G, Conwell IM, McMahon DJ, Salas R et al. Prospective study of gut hormone and metabolic changes after adjustable gastric banding and Roux-en-Y gastric bypass. Int J Obes 2005. 2009;33(7):786-95.

30. de Moura EG, Lopes GS, Martins BC, Orso IR, Coutinho AM, de Oliveira SL et al. Effects of duodenal-jejunal bypass liner (EndoBarrier®) on gastric emptying in obese and type 2 diabetic patients. Obes Surg. 2015;25(9):1618-25.

31. Tarnoff M, Rodriguez L, Escalona A, Ramos A, Neto M, Reyes E et al. Open label, prospective, randomized controlled trial of an endoscopic duodenal-jejunal bypass sleeve versus low calorie diet for pre-operative weight loss in bariatric surgery. Surg Endosc. 2009;3:650-6.

32. Gersin KS, Rothstein RI, Rosenthal RJ, Stefanidis D, Deal SE, Kuwada TS et al. Open-label, sham-controlled trial of an endoscopic duodenojejunal bypass liner for preoperative weight loss in bariatric surgery candidates. Gastrointest Endosc. 2010;71:976-82.

33. Schouten R, Rijs CS, Bouvy ND, Hameeteman W, Koek GH, Janssen IM et al. A multicenter, randomized efficacy study of the EndoBarrier Gastrointestinal Liner for presurgical weight loss prior to bariatric surgery. Ann Surg. 2010;251:236-43.

34. Escalona A, Pimentel F, Sharp A, Becerra P, Slako M, Turiel D et al. Weight loss and metabolic improvement in morbidly obese subjects implanted for 1 year with an endoscopic duodenal-jejunal bypass liner. Ann Surg. 2012;255:1080-5.

35. Ryder B, Association of British Clinical Diabetologists (ABCD). Duodenal jejunal bypass liner for diabesity – the risk benefit ratio from the world wide Endobarrier registry. European Association for Study of Diabetes; 2018.

36. Betzel B, Drenth JPH, Siersema PD. Adverse events of the duodenal-jejunal bypass liner: a systematic review. Obes Surg. 2018;28(11):3669-77.

37. Rajagopalan H, Cherrington AD, Thompson CC, Kaplan LM, Rubino F, Mingrone G et al. Endoscopic duodenal mucosal resurfacing for the treatment of type 2 diabetes: 6-month interim analysis from the first-in-human proof-of-concept study. Diabetes Care. 2016;39:2254-61.

38. Hadefi A, Huberty V, Lemmers A, Arvanitakis M, Maggs D, Costamagna G et al. Endoscopic duodenal mucosal resurfacing for the treatment of type 2 diabetes. Dig Dis. 2018;36:322-4.

39. Galvao Neto M, Rodriguez L, Becerra P, Mani S, Rothstein R. Hydrothermal duodenal mucosal resurfacing: a novel procedural therapy for metabolic disease. VideoGIE. 2016;1:10-1.

40. Adachi T, Mori C, Sakurai K, Shihara N, Tsuda K, Yasuda K et al. Morphological changes and increased sucrase and isomaltase activity in small intestines of insulin-deficient and type 2 diabetic rats. Endocr J. 2003;50(3):271-9.

41. Gniuli D, Calcagno A, Dalla Libera L, Calvani R, Leccesi L, Caristo ME et al. High-fat feeding stimulates endocrine, glucose-dependent insulinotropic polypeptide (GIP)-expressing cell hyperplasia in the duodenum of Wistar rats. Diabetologia. 2010;53(10):2233-40.

42. Bailey CJ, Flatt PR, Kwasowski P, Powell CJ, Marks V. Immunoreactive gastric inhibitory poly- peptide and K cell hyperplasia in obese hyperglycaemic (ob/ob) mice fed high fat and high carbohydrate cafeteria diets. Acta Endocrinol (Copenh). 1986;112(2):224-9.

43. Ponter AA, Salter DN, Morgan LM, Flatt PR. The effect of energy source and feeding level on the hormones of the entero-insular axis and plasma glucose in the growing pig. Br J Nutr. 1991;66(2):187-97.

44. Lee J, Cummings BP, Martin E, Sharp JW, Graham JL, Stanhope KL et al. Glucose sensing by gut endocrine cells and activation of the vagal afferent pathway is impaired in a rodent model of type 2 diabetes mellitus. Am J Physiol Regul Integr Comp Physiol. 2012;302(6):R657-66.

45. Theodorakis MJ, Carlson O, Michopoulos S, Doyle ME, Juhaszova M, Petraki K et al. Human duodenal enteroendocrine cells: source of both incretin peptides, GLP-1 and GIP. Am J Physiol Endocrinol Metab. 2006;290(3):E550-9.

46. Verdam FJ, Greve JWM, Roosta S, van Eijk H, Bouvy N, Buurman WA et al. Small intestinal alterations in severely obese hyperglycemic subjects. J Clin Endocrinol Metab 2011;96(2):E379-83.

47. Neto MG, Rajagopalan H, Becerra P, Rodriguez P, Vignolo P, Caplan J et al. 829 endoscopic duodenal mucosal resurfacing improves glycemic and hepatic parameters in patients with type 2 diabetes: data from a first-in-human study. Gastroenterology. 2016;150(4):S174.

48. Stimac D, Majanović S K. Endoscopic approaches to obesity. Dig Dis. 2012;30:187-95.

49. Sandler BJ, Rumbaut R, Swain CP, Torres G, Morales L, Gonzales L et al. Human experience with an endoluminal, endoscopic, gastrojejunal bypass sleeve. Surg Endosc. 2011;25:3028-33.

50. Sandler BJ, Rumbaut R, Swain CP, Torres G, Morales L, Gonzales L et al. One-year human experience with a novel endoluminal, endoscopic gastric bypass sleeve for morbid obesity. Surgical Endoscopy. 2015;29:3298-303.

51. Machytka E, Buzga M, Ryou M, Lautz DB, Thompson CC. Endoscopic dual-path enteral anastomosis using selfassembling magnets: first-in-human clinical feasibility. Gastroenterology. 2016;150:S232.

52. Machytka E, Buzga M, Zonca P, Lautz DB, Ryou M, Thompson CC et al. Partial jejunal diversion using na incisionless magnetic anastomosis system: 1-year interim results in patients with obesity and diabetes. Gastrointest Endosc. 2017;86(5):904-12.

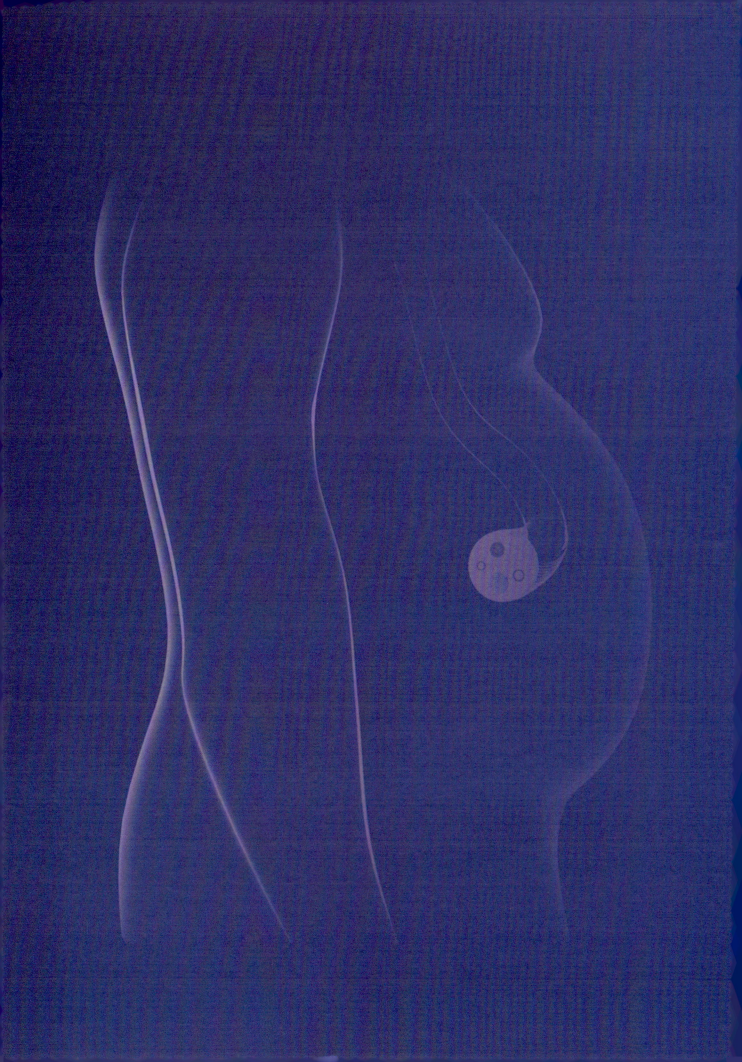

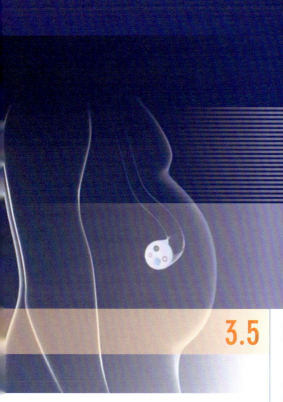

3.5 Gastroplastia Vertical Endoscópica

INTRODUÇÃO

A obesidade é um dos maiores problemas de saúde pública mundial, por apresentar elevada prevalência (36% da população americana) e, consequentemente, altos custos aos sistemas de saúde (21% das despesas com saúde nos EUA), além de ser fator de risco para doenças cardiovasculares, osteoarticulares e neoplasias.[1-3] Portanto, deve ser abordada de forma multidisciplinar, com ações de mudança no estilo de vida e adoção de hábitos saudáveis. Tratamentos invasivos, como a cirurgia bariátrica, apresentam resultados importantes no controle da obesidade e de doenças associadas, como o diabetes. Contudo, deve-se considerar também as taxas de morbimortalidade desses procedimentos.

A possibilidade do tratamento endoscópico da obesidade, por meio procedimentos minimamente invasivos, não é recente. Com a evolução da tecnologia, novos dispositivos têm surgido e muitos já são aprovados e comercializados em diversos países.[4-7]

Por ser uma doença crônica, o controle a longo prazo e a possibilidade de recidiva ocorrem em todas as formas atuais da sua abordagem, inclusive nos procedimentos cirúrgicos. Assim, os pacientes devem promover mudanças em seu estilo de vida, especialmente cuidando de sua alimentação e praticando atividades físicas.[7,8]

A gastroplastia transoral é um procedimento gástrico restritivo que realiza sutura, grampeamento ou plicatura do tecido, visando a alterar a morfologia e reduzir o volume do estômago.[9] Atualmente, há três tipos de dispositivos para a realização da gastroplastia endoluminal:

1. OverStitch® (Apollo Endosurgery; Austin, TX, EUA): permite a realização do procedimento da gastroplastia vertical endoscópica (GVE) ou endosutura gástrica, por meio de diferentes padrões de suturas e reforços utilizados e desenvolvidos por vários grupos (Figura 3.5.1).[10] Este dispositivo será o tema deste capítulo.
2. Incisionless Operating Platform® (IOP; USGI Medical, San Clemente, CA, EUA): realiza o procedimento chamado *primary obesity surgery endoluminal* (POSE), que consiste em plicaturas no fundo e no corpo distal do estômago, visando a reduzir o volume e retardar o esvaziamento gástrico (Figura 3.5.2).[11]

Thiago Ferreira de Souza
Antonio Coutinho Madruga Neto

3. Endomina® [EndoTool SA (SST), Gosselies, Bélgica]: realiza plicaturas entre as paredes anterior e posterior, ao longo da curvatura do estômago, reduzindo o volume gástrico (Figura 3.5.3).[12]

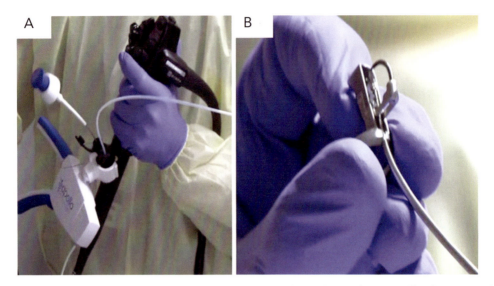

FIGURA 3.5.1 **(A)** Dispositivo Overstitch® acoplado a um gastroscópio de duplo canal. **(B)** Detalhe do sistema de agulha curva.
Fonte: Cortesia do Dr. Maurício Minata e do Prof. Dr. Eduardo G. H. de Moura.

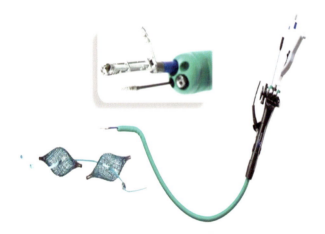

FIGURA 3.5.2 *Primary obesity surgery endoluminal* (POSE).
Fonte: Disponível em *http://usgimedical.com/technology/#*

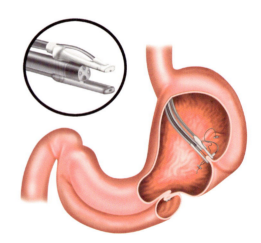

FIGURA 3.5.3 Dispositivo Endomina®.
Fonte: Disponível em: *https://www.endotools.be*

INDICAÇÕES E CONTRAINDICAÇÕES

O OverStitch® foi aprovado inicialmente nos EUA e na Europa e, depois, no Brasil, pela Agência Nacional de Vigilância Sanitária (Anvisa). Sua aprovação não é restrita apenas a procedimentos bariátricos, podendo ser utilizado em outras situações que necessitem de sutura endoscópica.

Os tratamentos endoscópicos para sobrepeso e obesidade apresentam como principais indicações as seguintes situações:

- Pacientes com índice de massa corporal (IMC) entre 27 e 34,9 kg/m² (ou entre 30 e 34,9 kg/m², nos EUA) que não alcançaram ou não mantiveram perda de peso com medidas conservadoras;[13,14]
- Pacientes com IMC ≥ 35 kg/m² com comorbidades ou ≥ 40 kg/m² que apresentam contraindicação ou não desejam ser submetidos à cirurgia bariátrica;[13,15]
- Terapia em ponte para a cirurgia bariátrica em pacientes superobesos (IMC ≥ 50 kg/m²).[13,15]

Considerando especificamente a GVE, sua principal indicação é para pacientes com obesidade graus I e II. Contudo, podem haver outras indicações, como em casos de pacientes com obesidade mórbida que não desejam operar, abdomes impenetráveis e pacientes com comorbidades graves e de difícil compensação.

Além do tratamento primário da obesidade, esse dispositivo apresenta diversas indicações relatadas na literatura, como:

- Redução do *pouch* gástrico e da anastomose gastrojejunal;
- Tratamento do reganho de peso após *bypass* gástrico;
- Redução da capacidade gástrica após gastrectomia vertical;
- Tratamento de fístula e deiscência de anastomoses;
- Ancoragem de próteses endoluminais;
- Fechamento de defeitos na mucosa após procedimentos endoscópicos, como dissecções submucosas ou miotomias endoscópicas periorais.[16-20]

Entre as contraindicações à GVE, citam-se:

- Hérnia hiatal volumosa;
- Disfagia motora ou estenoses esofágicas;
- Gravidez;
- Coagulopatia não corrigível;
- Abuso de drogas lícitas ou ilícitas;
- Doenças psiquiátricas não controladas;
- Doença inflamatória intestinal que afete o trato digestivo superior;
- Pacientes hepatopatas e com hipertensão portal;
- Qualquer suspeita de câncer.

TÉCNICAS ENDOSCÓPICAS

A GVE é um procedimento que deve ser realizado sob anestesia geral, em ambiente hospitalar, e que utiliza como método de insuflação o dióxido de carbono (CO_2), através do dispositivo OverStitch®.

O dispositivo de sutura é montado em um gastroscópio terapêutico de duplo canal – cabe ressaltar que, até o momento, o OverStitch® é compatível apenas com gastroscópios da marca Olympus, das séries GIF-2T160, GIF-2T180 ou GIF-2T190. No Brasil, existem relatos da utilização de outras marcas de aparelhos, mas isso não configura uma recomendação oficial, pois a posição dos canais de trabalho e sua fixação são diferentes.

A endoscopia digestiva alta deve ser realizada para avaliação do padrão mucoso e vascular, bem como para a determinação dos padrões anatômicos. É importante identificar a incisura angular e o local para onde ela se projeta na parede anterior do corpo gástrico, pois este será o lugar de início da sutura endoscópica. Em algumas situações, recomenda-se a demarcação de pontos de referência com plasma de argônio, especialmente nos casos de anatomia difícil.

A sutura é realizada no corpo gástrico, na parede anterior, na grande curvatura e parede posterior, não sendo indicada a realização na pequena curvatura de corpo. O antro e fundo gástrico são preservados, embora em algumas situações a sutura possa chegar a envolver parcialmente o fundo. O ideal é que a maior parte dos pontos passados sejam de espessura total, ou seja, que atravessem toda a parede gástrica para auxiliar na manutenção da forma do estômago após a sutura, através da formação de fibrose. Assim, o pneumoperitônio faz parte do procedimento endoscópico, havendo escape de dióxido de carbono no momento da passagem da agulha.

O *overtube* utilizado é específico e tem um balão que deve ser insuflado após a passagem do aparelho montado com a máquina de sutura. O volume de insuflação do balão é de 7 a 10 mL de ar e auxilia a manter o estômago insuflado para o procedimento endoscópico (Figura 3.5.4).

Os dispositivos utilizados para a sutura são: máquina de sutura, porta-agulha, *helix,* fio de prolipropileno 2.0 e *cinth*.

Pelo canal de trabalho da esquerda é introduzido o *helix*, acessório semelhante a um saca-rolha e que é responsável por buscar o tecido a ser suturado. Na maior parte das vezes, recomendam-se três voltas completas, em sentido horário, para apreender a parede gástrica, e o endoscopista deve fazer uma leve pressão do acessório contra a parede do órgão (Figura 3.5.5).

A angulação entre o *helix* e a parede gástrica deve ser de 90°. Na maior parte dos casos, quando ocorre, é possível perceber que o *helix* ultrapassou a parede gástrica e tracionou estruturas adjacentes ao estômago, como a gordura ou parede abdominal. Nessas situações, é necessário desfazer meia volta, até o endoscopista perceber que liberou a estrutura. Quando a sutura se aproxima do fundo gástrico, ou nos casos em que o endoscopista avalia que a parede gástrica provavelmente é menos espessa, duas voltas completas podem ser suficientes para a tração da parede gástrica.

O *helix* deve ser trazido entre as torre maior e a menor da máquina de sutura, de modo que ocorra a formação da prega gástrica, permitindo que o ponto seja de espessura total. A torre maior mede 1,2 cm, e a menor 0,8 cm, devendo o aparelho estar 3 a 4 cm distante da parede gástrica (Figura 3.5.6). Em algumas situações, o *helix* pode ficar preso e nunca deverá ser retirado por tração, em virtude do risco de perfuração e sangramento gástrico. O movimento correto é de rotação em sentido anti-horário até ser visualizada a convergência de pregas, quando, então, deve-se girar no sentido contrário (Figura 3.5.7).

As suturas são realizadas com fio inabsorvível (polipropileno 2.0), montado em uma agulha curva, específica para esse dispositivo. Inicia-se a primeira linha de sutura na região do corpo distal, na parede anterior acima da incisura angular (Figura 3.5.8). A progressão da sutura ocorre pela grande curvatura até a parede posterior – o

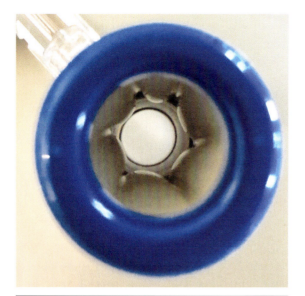
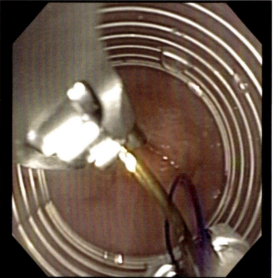
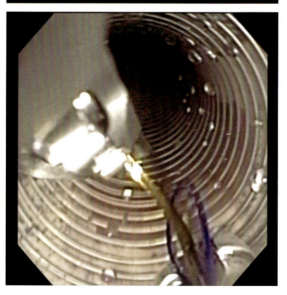

FIGURA 3.5.4 *Cuff* do *overtube* insuflado e máquina de sutura montada.

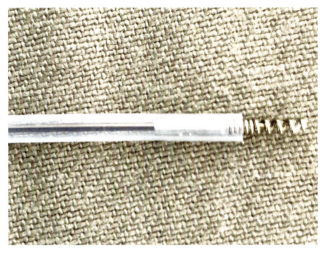

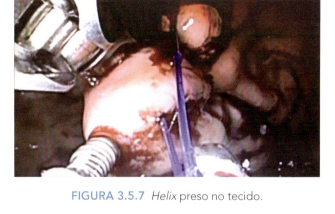

FIGURA 3.5.7 *Helix* preso no tecido.

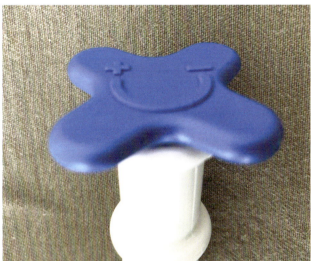

FIGURA 3.5.5 Dispositivo *helix*.

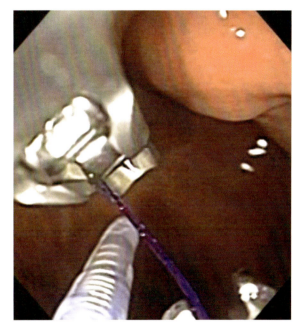

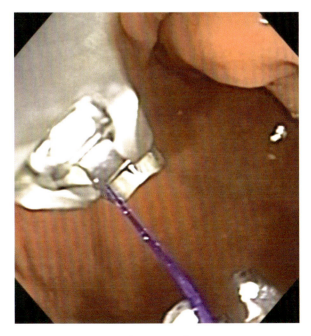

FIGURA 3.5.6 Visão endoscópica das torres maior e menor.

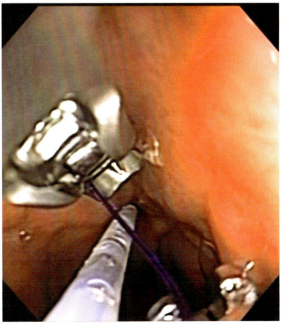

FIGURA 3.5.8 Início da linha de sutura – corpo distal.

número de vezes que o ponto é passado variável, mas consideram-se 8 a 12 vezes em média. Após a confecção da linha de sutura, deve-se proceder o retorno, iniciando pela parede posterior e terminando na parede anterior, cerca de 2 cm proximais ao primeiro ponto. Esse padrão de sutura é o mais utilizado e denominado técnica em U. Outras técnicas, como o quadrado e, posteriormente, o reforço, também têm sido realizadas.

Após realizar a técnica escolhida, efetua-se a tração do fio, de 3 a 4 vezes, e utiliza-se o acessório *cinth*, cuja função é fixar a sutura e cortar o fio (Figura 3.5.9).

Realizam-se, então, quatro ou cinco linhas, semelhantes à técnica descrita anteriormente, até a região do corpo proximal, preservando o fundo gástrico. O procedimento tem finalidade restritiva, ou seja, diminui a capacidade gástrica total, deixando-a com volume final cerca de 40% menor. Caracteriza-se, portanto, como uma remodelação do formato do estômago, tubulizando ou formando pregas (Figura 3.5.10).

Em geral, o paciente deve permanecer em observação por cerca de 8 h, para vigilância de eventos adversos imediatos relacionados ao procedimento, podendo receber alta no mesmo dia. Antibioticoprofilaxia endovenosa na indução anestésica é recomendada, bem como profilaxia para tromboembolismo venoso nas mesmas situações indicadas para cirurgia bariátrica laparoscópica.

O paciente deve manter dieta líquida proteica por 3 a 4 semanas e, em seguida, iniciar dieta pastosa, progredindo para a dieta habitual.[10,21,22]

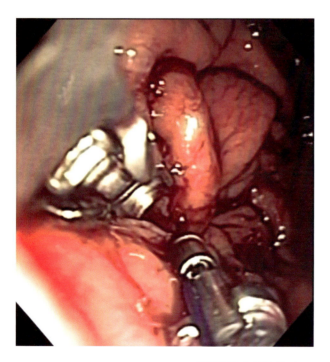
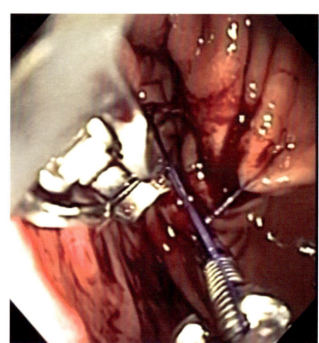

FIGURA 3.5.9 Fechamento da sutura com o *cinth*.

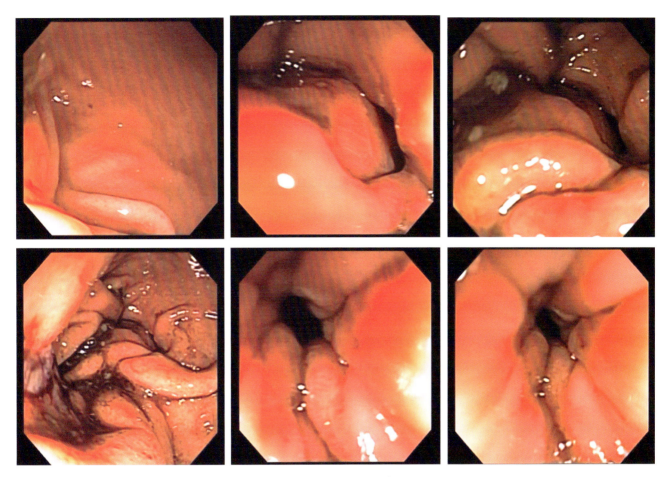

FIGURA 3.5.10 Aspecto final após gastroplastia com cinco suturas.

 ## COMPLICAÇÕES

As gastroplastias endoluminais são consideradas procedimentos de moderada invasibilidade; isso significa que podem apresentar eventos adversos sérios, porém em baixa incidência.[11,23,24]

Na GVE, inexistem, até o momento, ensaios clínicos randomizados que permitam aferir, com a mais forte evidência, sua eficácia e segurança. Em uma grande série multicêntrica de casos envolvendo 248 pacientes com seguimento de até 24 meses, cinco pacientes (2%) apresentaram eventos adversos graves: dois casos de coleção inflamatória perigástrica (tratados com drenagem percutânea e antibioticoterapia endovenosa), um caso de hemorragia que necessitou de transfusão sanguínea, um caso de tromboembolismo pulmonar e um caso de pneumoperitônio e pneumotórax, que necessitou de drenagem torácica.[10] Em nenhuma das situações citadas, porém, foi necessária abordagem cirúrgica. Salienta-se que, nesse estudo, não foram informadas as taxas de incidência de eventos adversos totais nem de eventos adversos leves.

Outra série avaliou 112 pacientes, dos quais três (2,7%) apresentaram eventos adversos graves: dois casos de hemorragia digestiva, sendo que um deles ocorreu em paciente com trombofilia que necessitava de uma precoce reintrodução de anticoagulantes; e um de coleção inflamatória perigástrica, tratado com antibioticoterapia, sem necessidade de drenagem.[25] Relata-se que eventos adversos leves, como náuseas, vômitos e dor abdominal, eram frequentes e esperados, mas não foram quantificados.

Há dois estudos retrospectivos comparando a GVE com procedimentos cirúrgicos.[26,27] No primeiro deles, 54 pacientes submetidos à GVE foram comparados a 83 pacientes submetidos à gastrectomia vertical laparoscópica (GVL).[26] O grupo do procedimento endoscópico apresentou taxa significativamente menor de eventos adversos totais (5,2% *versus* 16,9%; p < 0,05). Já com relação aos eventos adversos sérios, no grupo da GVE, houve dois casos de sangramento digestivo e um de coleção fluida inflamatória perigástrica, mas nenhum deles necessitou de tratamento cirúrgico da complicação.[26] Outro ponto favorável à GVE foi a menor incidência de doença do refluxo gastresofágico (DRGE) após o procedimento (1,9% *versus* 14,5%; p < 0,05).[26]

No estudo de Novikov *et al.*,[27] 91 pacientes submetidos à GVE foram comparados a 120 indivíduos submetidos à GVL e 67 submetidos à banda gástrica ajustável laparoscópica (BGAL). Assim como no estudo anterior, a incidência de eventos adversos foi significativamente menor no grupo da GVE em relação aos procedimentos cirúrgicos [2,2% *versus* 9,17% (GVL) *versus* 8,96% (BGAL); p < 0,05]. No grupo da GVE, um paciente apresentou uma coleção perigástrica (sem necessidade de intervenção cirúrgica) e outro foi readmitido devido a uma crise de cefaleia.

Os eventos adversos no grupo da GVL, além de mais frequentes, tiveram desfechos mais sérios: dois pacientes apresentaram fístula perigástrica, sendo que um deles evoluiu com estenose na transição esofagogástrica; um paciente apresentou evisceração por deiscência da sutura da parede abdominal; um paciente evoluiu com tromboembolismo pulmonar (TEP); e houve um caso de reintubação por insuficiência respiratória, um de íleo paralítico prolongado, um de infecção de ferida operatória e um de infecção urinária. Dos pacientes que realizaram a BGAL, dois tiveram de ser reoperados para remoção da banda gástrica, devido a uma obstrução evidenciada em radiografia contrastada; dois evoluíram com TEP; e um apresentou infecção de ferida operatória.[27] Além da menor incidência de eventos adversos, os pacientes submetidos ao procedimento endoscópico tiveram internação hospitalar significativamente mais curta [0,34 dias *versus* 3,09 (GVL) *versus* 1,47 (BGAL); p < 0,01].[27]

Complicações como laceração do esôfago pela passagem do *overtube* e pinçamento da parede abdominal e da vesícula já ocorreram no Brasil, mas apresentaram desfecho favorável (Figuras 3.5.11 e 3.5.12).

Frente aos resultados obtidos por esses dois trabalhos retrospectivos, a GVE provavelmente é um procedimento mais seguro que as intervenções cirúrgicos. Entretanto, são necessários estudos com maior força metodológica (ensaios clínicos randomizados) para confirmar essa hipótese.

Há também um estudo retrospectivo recente que comparou a GVE (58 pacientes) ao balão intragástrico (BIG), com 47 pacientes no total, sendo que 33 receberam o balão Orbera® e 14 receberam o balão ReShape®.[28] A taxa total de eventos adversos foi maior no grupo do BIG (17% *versus* 5,2%; p = 0,048). Houve oito remoções precoces do BIG, e os eventos adversos que justificaram essa intervenção foram náuseas, vômitos, dor abdominal, hiperinsuflação e impactação no antro. Nos pacientes submetidos à GVE, ocorreram dois casos de hemorragia digestiva e um de coleção fluida perigástrica. Em ambos os grupos, não houve necessidade de intervenção cirúrgica em virtude dos eventos adversos.[28]

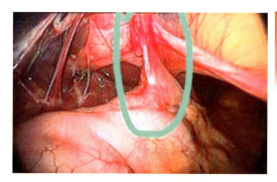

FIGURA 3.5.11 Pinçamento da parede abdominal.
Fonte: Cortesia do Dr. João Henrique Felício.

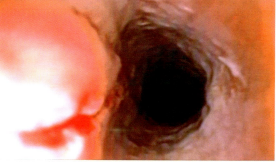

FIGURA 3.5.12 Laceração de esôfago proximal pela passagem do *overtube*.
Fonte: Cortesia do Dr. Sergio Barrichello.

RESULTADOS

Como enfatizado anteriormente, a ausência de ensaios clínicos randomizados sobre a GVE faz com que as informações disponíveis não tenham grande poder metodológico sobre a eficácia, a segurança e a durabilidade dessa técnica, de modo que os resultados podem estar expostos a vieses metodológicos.

Até o momento, as principais informações sobre a GVE advêm de duas grandes séries multicêntricas,[10,25] dois estudos retrospectivos comparando-a com técnicas cirúrgicas[26,27] e um estudo retrospectivo comparando-a com o BIG.[28]

Em 2017, Lopez-Nava et al.[10] publicaram um série de 248 pacientes submetidos à GVE, acompanhados por até 24 meses. Além dos vieses inerentes a um estudo retrospectivo não controlado, este, em específico, apresentou perda significativa de pacientes durante o seguimento: 13% (33/248) dos que completaram 6 meses e 38% (35/92) daqueles que atingiram 24 meses.

Sobre os desfechos de perda de peso, a porcentagem de perda de peso total em 6 e 24 meses foi, respectivamente, de 15%, 17% e 18,6%.[10] Em uma análise por intenção de tratamento (i. e., em que as perdas de seguimento foram consideradas falhas de tratamento), 53% e 35% da população atingiram perda de peso total maior ou igual a 10% e maior ou igual a 15% em 24 meses, respectivamente. Além dessas informações, por meio de um modelo de regressão logística, este estudo foi capaz de associar uma falha em alcançar perda de peso total maior ou igual a 10% em 6 meses como um preditor de piores resultados a longo prazo, tendo sido necessário, nesses pacientes, acrescentar terapias adjuvantes para melhorar os resultados de perda de peso ao longo do tratamento.[10]

Sartoretto et al.[25] avaliaram 112 pacientes submetidos à GVE e publicaram resultados sobre perda de peso em 3 e 6 meses. Em 3 meses, a perda de peso total e a porcentagem de perda de excesso de peso foram, respectivamente, 11,9% e 39,9%. Já em 6 meses, a perda de peso total foi de 14,9% e, a do excesso de peso, de 50,3%. Após 3 meses, 62,2% e 35,4% atingiram, respectivamente, perda de peso total maior ou igual a 10% e maior ou igual a 15%; após 6 meses, esses mesmos valores elevaram-se para 81% e 53,8%. Em relação ao excesso de perda de peso, 78% da amostra atingiu perda maior que 25% em 3 meses; já em 6 meses, esse valor compreendeu 86,5% da população do estudo. Os autores também concluíram que a ausência de uso prévio de BIG é um preditor positivo para todos os desfechos relacionados à perda de peso.[25]

Fayad et al.[26] publicaram um estudo comparando 54 pacientes que realizaram a GVE com 83 submetidos à GVL. Por se tratar de estudo retrospectivo não randomizado, algumas características demográficas foram significativamente diferentes entre os grupos, como menor incidência de diabetes mellitus, hipertensão arterial e apneia do sono nos pacientes que realizaram o procedimento endoscópico. Outro fator importante foi a perda de pacientes ao longo do seguimento: apenas 35 dos 54 pacientes do grupo da GVE atingiram 6 meses de seguimento (perda de 35,2% da amostra), enquanto no grupo da cirurgia essa perda foi de 15,7% (70 dos 83 pacientes completaram o seguimento). A perda de peso total em 6 meses foi significativamente maior no grupo da cirurgia (23,6% *versus* 17,1%; $p < 0,05$). Dos pacientes submetidos à GVE que completaram 6 meses de seguimento, 72,2% atingiram perda de peso total maior que 15%.[26]

No estudo de Novikov et al.,[27] a GVE (91 pacientes) foi comparada à GVL (120 pacientes) e à BGAL (67 pacientes). Assim como em Fayad et al.,[26] houve importantes diferenças nas características demográficas entre os grupos: os pacientes submetidos à GVE apresentavam menor média de IMC, assim como menor incidência de diabetes mellitus, hipertensão arterial, hiperlipidemia e apneia obstrutiva do sono. Em 6 meses, a GVL foi a técnica com maior perda de peso total [23,5% *versus* 14,4%

(GVE) *versus* 12,7% (BGAL); p < 0,01]. A GVL também foi a técnica mais eficaz na perda de peso total em 12 meses: 29,3% *versus* 17,6% (GVE) *versus* 13,3% (BGAL); p < 0,001.

Fayad *et al.*[28] também publicaram estudo retrospectivo comparou a GVE (58 pacientes) ao BIG com 47 pacientes no total, dos quais 33 receberam o balão Orbera® e 13 receberam o balão ReShape®. Aqueles que realizaram a GVE tiveram maior perda de peso total em 6 meses (19,5% *versus* 15%; p = 0,01) e 12 meses (21,3% *versus* 13,9; p = 0,005).[28]

CONSIDERAÇÕES FINAIS

Em suma, os resultados explicitados pelos trabalhos descritos neste capítulo apontam a GVE como um método de terapia bariátrica endoscópica com adequada perda de peso, visto que apresenta perda de peso total de 14,4% a 19,5% em 6 meses[10,25-28] e de 18,6% em 24 meses.[10]

No entanto, trata-se de estudos não randomizados e que apresentam importantes vieses metodológicos, como grandes perdas de amostra e não uniformidade dos grupos avaliados, o que faz com que a eficácia e a durabilidade dos resultados alcançados ainda não possam ser aferidas de forma fidedigna.

REFERÊNCIAS

1. Ogden CL, Carroll MD, Fryar CD, Flegal KM. Prevalence of obesity among adults and youth: United States, 2011-2014. NCHS Data Brief. 2015(219):1-8.

2. Cawley J, Meyerhoefer C. The medical care costs of obesity: an instrumental variables approach. J Health Econ. 2012;31(1):219-30.

3. World Health Organization. Guideline: sugars intake for adults and children. Geneva: WHO; 2015.

4. Schauer PR, Bhatt DL, Kirwan JP, Wolski K, Brethauer SA, Navaneethan SD et al. Bariatric surgery versus intensive medical therapy for diabetes-3-year outcomes. N Engl J Med. 2014;370(21):2002-13.

5. Flum DR, Belle SH, King WC, Wahed AS, Berk P, Chapman W et al. Perioperative safety in the longitudinal assessment of bariatric surgery. N Engl J Med. 2009;361(5):445-54.

6. Obeid NR, Malick W, Concors SJ, Fielding GA, Kurian MS, Ren-Fielding CJ. Long-term outcomes after Roux-en-Y gastric bypass: 10- to 13-year data. Surg Obes Relat Dis. 2016;12(1):11-20.

7. Sjöström L, Lindroos AK, Peltonen M, Torgerson J, Bouchard C, Carlsson B et al. Lifestyle, diabetes, and cardiovascular risk factors 10 years after bariatric surgery. N Engl J Med. 2004;351(26):2683-93.

8. Abu Dayyeh BK, Edmundowicz S, Thompson CC. Clinical practice update: expert review on endoscopic bariatric therapies. Gastroenterology. 2017;152(4):716-29.

9. Hill C, Khashab MA, Kalloo AN, Kumbhari V. Endoluminal weight loss and metabolic therapies: current and future techniques. Ann N Y Acad Sci. 2018;1411(1):36-52.

10. Lopez-Nava G, Sharaiha RZ, Vargas EJ, Bazerbachi F, Manoel GN, Bautista-Castaño I et al. Endoscopic Sleeve gastroplasty for obesity: a multicenter study of 248 patients with 24 months follow-up. Obes Surg. 2017;27(10):2649-55.

11. Sullivan S, Swain JM, Woodman G, Antonetti M, De La Cruz-Muñoz N, Jonnalagadda SS et al. Randomized sham-controlled trial evaluating efficacy and safety of endoscopic gastric plication for primary obesity: the ESSENTIAL trial. Obesity (Silver Spring). 2017;25(2):294-301.

12. Huberty V, Ibrahim M, Hiernaux M, Chau A, Dugardeyn S, Devière J. Safety and feasibility of an endoluminal-suturing device for endoscopic gastric reduction (with video). Gastrointest Endosc. 2017;85(4):833-7.

13. Vargas EJ, Rizk M, Bazerbachi F, Abu Dayyeh BK. Medical devices for obesity treatment: endoscopic bariatric therapies. Med Clin North Am. 2018;102(1):149-63.

14. Averbach M, Ferrari Junior AP, Segai F, Eijima FF, de Paulo GA, Fang FL et al. Tratado Ilustrado de endoscopia digestiva. Rio de Janeiro: Revinter; 2018.

15. Zerrweck C, Maunoury V, Caiazzo R, Branche J, Dezfoulian G, Bulois P et al. Preoperative weight loss with intragastric balloon decreases the risk of significant adverse outcomes of laparoscopic gastric bypass in super-super obese patients. Obes Surg. 2012;22(5):777-82.

16. Vargas EJ, Bazerbachi F, Rizk M, Rustagi T, Acosta A, Wilson EB et al. Transoral outlet reduction with full thickness endoscopic suturing for weight regain after gastric bypass: a large multicenter international experience and meta-analysis. Surg Endosc. 2018;32(1):252-9.

17. Sharaiha RZ, Kumta NA, DeFilippis EM, Dimaio CJ, Gonzalez S, Gonda T et al. A Large multicenter experience with endoscopic suturing for management of gastrointestinal defects and stent anchorage in 122 patients: a retrospective review. J Clin Gastroenterol. 2016;50(5):388-92.

18. Belfiori V, Antonini F, Deminicis S, Marraccini B, Piergallini S, Siquini W et al. Successful closure of anastomotic dehiscence after colon-rectal cancer resection using the Apollo overstitch suturing system. Endoscopy. 2017;49(8):823-4.

19. Kantsevoy SV, Bitner M, Mitrakov AA, Thuluvath PJ. Endoscopic suturing closure of large mucosal defects after endoscopic submucosal dissection is technically feasible, fast, and eliminates the need for hospitalization (with videos). Gastrointest Endosc. 2014;79(3):503-7.

20. Pescarus R, Shlomovitz E, Sharata AM, Cassera MA, Reavis KM, Dunst CM et al. Endoscopic suturing versus endoscopic clip closure of the mucosotomy during a per-oral endoscopic myotomy (POEM): a case-control study. Surg Endosc. 2016;30(5):2132-5.

21. Lopez-Nava G, Galvão MP, Bautista-Castaño I, Jimenez-Baños A, Fernandez-Corbelle JP. Endoscopic sleeve gastroplasty: how i do it? Obes Surg. 2015;25(8):1534-8.

22. Abu Dayyeh BK, Rajan E, Gostout CJ. Endoscopic sleeve gastroplasty: a potential endoscopic alternative to surgical sleeve gastrectomy for treatment of obesity. Gastrointest Endosc. 2013;78(3):530-5.

23. Lerner H, Whang J, Nipper R. Benefit-risk paradigm for clinical trial design of obesity devices: FDA proposal. Surg Endosc. 2013;27(3):702-7.

24. Ginsberg GG, Chand B, Cote GA, Dallal RM, Edmundowicz SA, Nguyen NT et al. A pathway to endoscopic bariatric therapies. Gastrointest Endosc. 2011;74(5):943-53.

25. Sartoretto A, Sui Z, Hill C, Dunlap M, Rivera AR, Khashab MA et al. Endoscopic sleeve gastroplasty (ESG) is a reproducible and effective endoscopic bariatric therapy suitable for widespread clinical adoption: a large, international multicenter study. Obes Surg. 2018;28(7):1812-21.

26. Fayad L, Adam A, Schweitzer M, Cheskin LJ, Ajayi T, Dunlap M et al. Endoscopic sleeve gastroplasty versus laparoscopic sleeve gastrectomy: a case-matched study. Gastrointest Endosc. 2019;89(4):782-8.

27. Novikov AA, Afaneh C, Saumoy M, Parra V, Shukla A, Dakin GF et al. Endoscopic sleeve gastroplasty, laparoscopic sleeve gastrectomy, and laparoscopic band for weight loss: how do they compare? J Gastrointest Surg. 2018;22(2):267-73.

28. Fayad L, Cheskin LJ, Adam A, Badurdeen DS, Hill C, Agnihotri A et al. Endoscopic sleeve gastroplasty versus intragastric balloon insertion: efficacy, durability, and safety. Endoscopy. 2019;51(6):532-9.

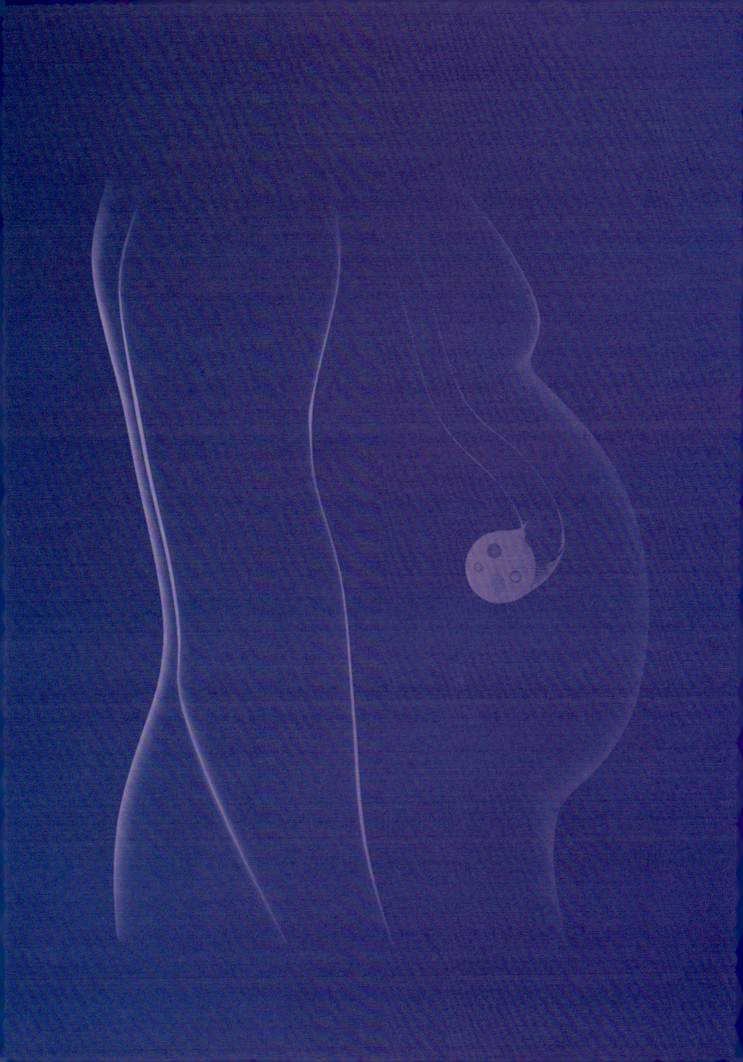

capítulo **4**

RECIDIVA DE PESO

4.1 Recidiva de Peso | Indicações e Contraindicações

INTRODUÇÃO

A obesidade é uma das doenças que mais cresce mundialmente. A Organização Mundial da Saúde (OSM) estima que cerca de 13% dos adultos são obesos, o que equivale a quase meio bilhão de pessoas.[1]

Observando-se as falhas das terapias conservadoras, a cirurgia bariátrica passou a ser considerada o tratamento padrão-ouro porque proporciona perda ponderal e melhoria das comorbidades de forma reprodutível e consistente.[2] As indicações cirúrgicas clássicas incluem obesidade graus III e II, com índice de massa corporal (IMC) maior que 40 kg/m^2 e maior que 35 kg/m^2, respectivamente, sendo este último associado a comorbidades como hipertensão arterial, diabetes melittus, dislipidemia, artropatias e apneia do sono. Entretanto, a cirurgia também têm sido indicada em casos de obesidade grau I após falhas recorrentes da terapia conservadora, especialmente quando associada a diabetes tipo 2.[3,4]

A cirurgia bariátrica é, portanto, um procedimento em franca expansão no mundo. Entre os tipos de procedimentos bariátricos, o mais realizado atualmente no Brasil é o *bypass* gástrico em Y de Roux (BGYR; Figura 4.1.1); já a cirurgia mais realizada no mundo é a gastrectomia vertical – *Sleeve* (GV; Figura 4.1.2).[5]

Apesar de altamente efetiva, a cirurgia bariátrica apresenta taxas não desprezíveis de falha e de reganho de peso tardio. O BGYR é o procedimento mais efetivo em termos de controle de peso, representando até 85% de perda do excesso de peso (PEP) em longo prazo.[6] No entanto, a maioria dos pacientes recupera parte do peso perdido e até um terço reganham mais de 25% da perda de peso total.[7] Isso é particularmente preocupante, pois os dados sugerem que uma recuperação tão baixa quanto 15% da perda máxima de peso afeta negativamente a qualidade de vida e pode piorar ou levar ao retorno de comorbidades relacionadas ao peso, bem como aumentar os gastos médicos.[8,9] Além disso, até 20% dos pacientes não obtêm sucesso clínico, comumente definido como PEP superior a 50% em 1 ano após a cirurgia.[9,10]

Giorgio A. P. Baretta ■
Vitor Ottoboni Brunaldi ■

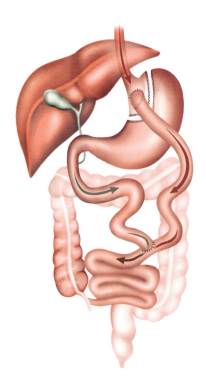

FIGURA 4.1.1 Desenho esquemático do BGYR.

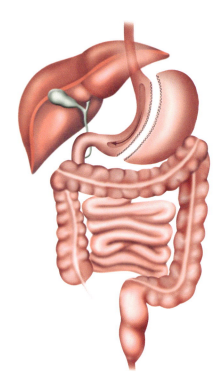

FIGURA 4.1.2 Desenho esquemático da GV.

A GV, por sua vez, é um procedimento tecnicamente mais simples, mas confere perda de peso média mais modesta, taxas mais altas de reganho significativo de peso e taxas não desprezíveis de falha na perda de peso.[6,11,12]

A fisiopatologia do reganho de peso é complexa e multifatorial. Fatores como hábitos alimentares ruins pré e pós-operatórios, escolha inadequada da técnica cirúrgica, fístula gastro-gástrica, fatores genéticos, ácidos biliares, microbiota intestinal, baixa autoestima, perda de seguimento, ausência de automonitorização (pesagem periódica), alterações endócrino-metabólicas, alterações de saúde mental, sedentarismo, etilismo e alterações anatômico-cirúrgicas já foram identificados como favorecedores de reganho de peso.[13,14] Assim, todo e qualquer tratamento da recidiva ponderal deve envolver uma equipe multidisciplinar focada em identificação e melhora de todos os fatores correspon-sáveis. A endoscopia é uma das disciplinas que age principalmente restaurando o componente restritivo da cirurgia, seja reduzindo o diâmetro da anastomose gastrojejunal no BGYR, seja diminuindo o volume da manga na GV.[15,16]

REGANHO DE PESO APÓS BGYR

Fatores como extensão do *pouch* acima de 6 cm, diâmetro superior a 5 cm, volume superior a 50 mL e anastomose com diâmetro igual ou superior a 20 mm são achados endoscópicos frequentes em pacientes com recidiva de peso após BGYR.[17] Evidências fortes sugerem que a anastomose dilatada correlaciona-se com maior reganho de peso e também com padrões alimentares mais descontrolados.[16,18] Portanto, as técnicas endoscópicas focam principalmente no estreitamento da anastomose gastrojejunal dilatada.

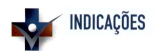 **INDICAÇÕES**

A literatura é bastante vaga e não existe, atualmente, uma padronização sobre quando tratar o reganho de peso. Como discutido anteriormente, sabe-se que o reganho de 15% do peso perdido já pode ser suficiente para piorar a qualidade de vida e as comorbidades.[8,9] Por isso, a Sociedade Brasileira de Cirurgia Bariátrica e Metabólica (SBCBM), em 2015, categorizou o reganho de peso como:[19]

- Reganho esperado: até 20% do peso perdido no nadir;
- Recidiva controlada: reganho > 20% e < 50%, sem piora de comorbidades;
- Recidiva completa: reganho > 50% ou > 20% com piora/recidiva de comorbidades.

Com base nessas referências, sugere-se o tratamento do reganho no contexto de recidiva controlada ou completa, ainda que exista a possibilidade de o tratamento de reganho maior que 15% também trazer benefícios ao paciente.

Em relação ao tratamento endoscópico, existem dados objetivos sugerindo que diâmetros de anastomose gastrojejunais superiores a 10 mm já se relacionam com maior reganho de peso. Precisamente, cada 10 mm adicionais carregam um reganho médio 8 a 9% maior.[16,18]

Nos dias atuais, o tratamento endoscópico é indicado para pacientes com reganho de peso superior a 20% do peso de nadir quando associado à anastomose gastrojejunal maior que 10 mm.

CONTRAINDICAÇÕES

Não existem recomendações formais sobre as contraindicações à terapia de remodelamento da anastomose gastrojejunal. Entretanto, sugere-se não realizar o procedimento na presença de algumas situações:

- Caso a terapia possa agravar uma doença de base (p. ex., doença do refluxo não controlada graus C e D de Los Angeles, esôfago de Barrett, doenças inflamatórias intestinais);
- Se a terapia for mais arriscada (p. ex., em caso de divertículo de Zenker, estenoses esofágicas, neoplasias, coagulopatias incorrigíveis);
- Se a terapia colocar em risco uma condição paralela (p.e. gestação);
- Pacientes anticoagulados;
- Pacientes alcoolistas e drogadictos;
- Gestantes;
- Histórico de neoplasia recente.[20]

Técnicas endoscópicas

Escleroterapia

Injeção de soluções esclerosantes na submucosa gástrica, entre as quais a mais utilizada é o morruato de sódio. As injeções são aplicadas em toda a circunferência da anastomose, o que leva à formação de úlceras circunferenciais e, posteriormente, à retração relacionada ao desenvolvimento de fibrose que estreita o estoma. As sessões podem ser repetidas por 2 ou 3 vezes, intervaladas por 3 a 6 meses, até que a anastomose atinja o diâmetro desejado (inferior a 10 mm).[21]

Ablação com plasma de argônio

Trata-se da ablação térmica por meio da aplicação da coagulação com plasma de argônio (APC). O procedimento é realizado induzindo uma queimadura controlada em toda a circunferência da anastomose, de modo que o processo cicatricial induza fibrose e a consequente redução no diâmetro da anastomose (Figura 4.1.3). Geralmente o procedimento é repetido por até 3 vezes, em intervalos de 6 a 8 semanas, até que a anastomose atinja o diâmetro desejado (9 a 12 mm).[20] A fulguração atinge até a lâmina própria e, quanto maior a voltagem utilizada, maior a profundidade da penetração e, consequentemente, maior a redução do diâmetro anastomótico.

Utilizado no campo da endoscopia desde 1991, o argônio é um gás inodoro, inerte, não tóxico, facilmente ionizável e de baixo custo, podendo ser feito ambulatorialmente com segurança e repetidas vezes, com baixa incidência de complicações.

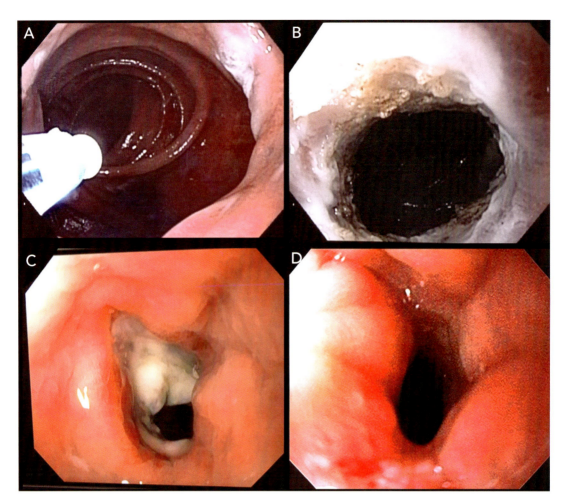

FIGURA 4.1.3 Procedimento de ablação com plasma de argônio na anastomose gastrojejunal. (A) Pré-procedimento. (B) Pós-procedimento imediato. (C) Controle de 1 semana. (D) Controle de 6 semanas.

Clipagem

Os chamados clipes sobre o endoscópio, ou Over-the-Scope Clips (OVESCO®), são clipes de grande amplitude e força de fechamento, podendo ser utilizados para estreitar anastomoses gastrojejunais dilatadas. Utiliza-se um gastroscópio de duplo-canal que permite a introdução de duas pinças de tração tecidual que buscam as bordas da anastomose antes do disparo do clipe.[22]

Ablação por radiofrequência

Utilizando-se um sistema de radiofrequência desenvolvido para o tratamento de esôfago de Barrett, realiza-se a ablação de toda a circunferência da anastomose e do *pouch* gástrico.[23]

Sutura endoscópica

Pontos são aplicados ao redor da anastomose com um sistema de sutura endoscópica acoplado a um gastroscópio de duplo canal.

Os primeiros sistemas de sutura aplicavam vácuo para tração tecidual e não eram capazes de realizar pontos que atingissem a camada serosa (pontos de espessura parcial). Contudo, os acessórios mais recentes permitem suturas de espessura total, entre os quais o mais conhecido e utilizado no mundo é o Apollo OverStitch® (Apollo Endosurgery, Austin, TX, EUA; Figura 4.1.4). Ultimamente, a sutura tem sido associada a outros métodos, como a ablação com APC ou mucosectomia (Figura 4.1.5).[24]

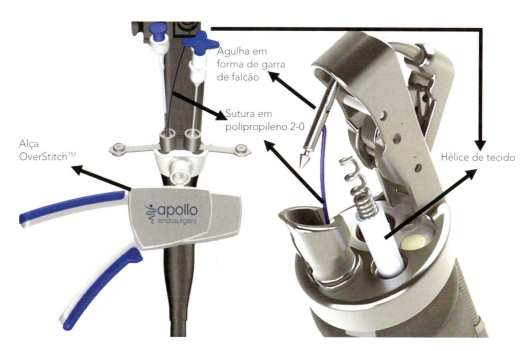

FIGURA 4.1.4 Acessório de sutura de espessura total Apollo OverStitch®.
Fonte: Imagem disponível em https://apolloendo.com/overstitch/

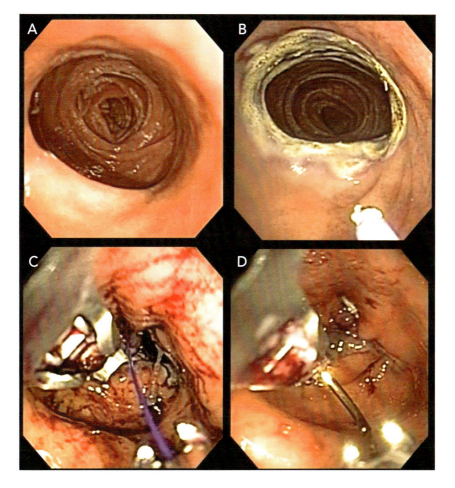

FIGURA 4.1.5 Procedimento de sutura endoscópica. **(A)** Anastomose pré-procedimento. **(B)** Anastomose após aplicação do APC. **(C)** Realização da sutura endoscópica. **(D)** Aspecto final.

COMPLICAÇÕES

A incidência de complicações após os procedimentos endoscópicos mais comuns para tratamento da recidiva de peso, isto é, plasma de argônio e sutura endoscópica, é extremamente rara quando comparada à cirurgia revisional. As mais comuns são estenose da anastomose, úlcera anastomótica, sangramentos, vômitos excessivos e perfuração local.

Em estudo com sete centros brasileiros e um americano, totalizando 558 pacientes, foram descritas em quatro centros (n = 333) complicações como estenose anastomótica (n = 9), úlcera (n = 3), vômitos (n = 3), fístula (n = 2) e melena (n = 1). Todas essas complicações foram tratadas conservadoramente ou por endoscopia.[25]

Durante a XV Semana Brasileira do Aparelho Digestivo, ocorrida em Belo Horizonte no ano de 2016, Baretta *et al.*[20] apresentou casuística pessoal de 878 sessões de argônio em 448 pacientes no período de julho de 2009 a junho de 2016. A incidência de sangramento pós-procedimento foi de 0,68% (n = 6), sendo quatro na forma de melena, um em hematêmese e um durante o exame, todos tratados conservadoramente. Úlcera anastomótica foi observada em 2,7% dos casos (n = 24), diagnosticada em endoscopia de controle pós-procedimento e tratada com terapia medicamentosa. A incidência de estenose de anastomose grave (diâmetro inferior a 9 mm) foi de 5,8% das sessões (n = 51), tratada com dilatação endoscópica com balão TTS-CRE com diâmetro variando de 10 a 20 mm. O número de dilatações variou de 1 a 5 sessões. Também ocorreram duas perfurações pós-dilatação, sendo uma microperfuração tratada conservadoramente e outra perfuração maior tratada por laparoscopia.

As Figuras 4.1.6 a 4.1.8 demonstram casos de complicação após remodelamento de anastomose gastrojejunal.

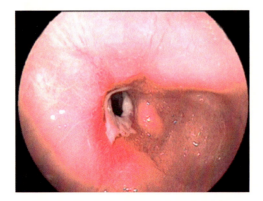

FIGURA 4.1.6 Estenose de anastomose após APC.

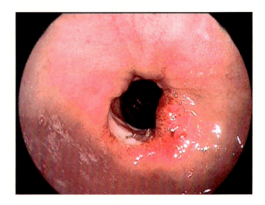

FIGURA 4.1.7 Lesão ulcerada anastomótica após APC.

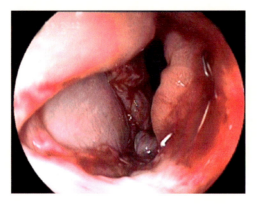

FIGURA 4.1.8 Perfuração de anastomose após dilatação de estenose por APC – bordo hepático evidenciado.

RESULTADOS

O artigo com melhor nível de evidência sobre a efetividade do tratamento endoscópico do reganho de peso após BGYP com moldagem da anastomose gastrojejunal foi publicado em 2013. Um estudo multicêntrico randomizado controlado contra procedimento fantasma (*sham*) demonstrou que a sutura para remodelagem da anastomose promovia perda de peso significativamente maior que o controle.[26] Entretanto, esse estudo utilizou equipamentos de sutura de espessura parcial, que posteriormente foram provados inferiores aos de espessura total.[27,28]

Um segundo estudo controlado contra procedimento fantasma foi encerrado prematuramente porque menos de 50% dos pacientes do grupo intervenção atingiram uma redução mínima de 15% do excesso de peso. Todavia, esse estudo utilizou um equipamento de plicatura de espessura total já não comercializado e não propriamente de sutura, além de não ter associado nenhum método ablativo.[29]

Além desses dois estudos controlados, a literatura restringe-se a muitas séries de casos e algumas coortes não controladas. Recente revisão sistemática e metanálise avaliou todos os estudos disponíveis para o tratamento de reganho de peso após BGYR.[28] Em uma análise preliminar menos rigorosa, foram incluídos 32 artigos, dos quais 26 descreviam o emprego da sutura de espessura total (1.148 pacientes), três da sutura de espessura parcial (127 pacientes), dois utilizando APC isoladamente (70 pacientes) e um utilizando o clipe por sobre o endoscópio (94 pacientes). Nenhum dos estudos sobre a escleroterapia foi incluído, por não informarem o IMC de base dos pacientes avaliados. O único artigo atualmente disponível sobre ablação com radiofrequência[23] foi publicado posteriormente à realização dessa revisão e, portanto, não foi incluído.

O grupo de sutura de espessura total foi subdividido em dois: pacientes que tiveram APC associado (SET-APC) e pacientes submetidos à sutura isoladamente (SET-I). Tanto na avaliação preliminar quanto na avaliação rigorosa com metanálise, esse estudo demonstrou que a técnica de sutura de espessura total (SET) é que promove melhor perda de peso e que o subgrupo que associa APC à sutura apresenta resultados ainda melhores com significância estatística, descritos a seguir. A metanálise incluiu os 15 estudos de SET com maior qualidade metodológica e o IMC médio de base foi de 40,2 kg/m^2 em uma população metanalisada de 818 pacientes.

Na análise de curto prazo (3 meses), as médias de perda absoluta de peso (PAP) e PEP foram de 8,9 kg e 24,7%. Estudos com APC prévio à sutura obtiveram média de PAP e PEP de 9,0 kg e 24,9%. Já os estudos de SET-I apresentaram perdas de 5,4 kg e 15,2% (p < 0,01).

Na análise de médio prazo (6 meses), as médias de PAP e PEP foram de 10,3 kg e 26,5%. Estudos de SET-APC obtiveram média de PAP e PEP de 10,5 kg e 26,9%. Já os estudos SET-I apresentaram perdas de 9,4 kg e 17,7% (p < 0,01).

Na análise de longo prazo (12 meses ou mais), as médias de PAP e PEP foram de 9,8 kg e 23,9%. Estudos de SET-APC obtiveram média de PAP e PEP de 10,2 kg e 24,2%. Em contrapartida, os estudos descrevendo SET-I apresentaram perdas de 8,5 kg e 11,7% (p < 0,01).

A sutura de espessura parcial promoveu PAP de 3,0 kg, 4,4 kg e 3,7 kg em curto, médio e longo prazo, respectivamente.[28]

A técnica de clipagem por sobre o endoscópio conta com apenas uma série de casos, unicêntrica, com 94 pacientes que apresentavam IMC base de 32,8 ± 1,9 kg/m^2 e passaram para 29,7 ± 1,8 kg/m^2 e 27,4 ± 3,8 kg/m^2 em 3 e 12 meses (p < 0,01 para ambos os tempos).[22]

A ablação com APC, quando da publicação dessa metanálise, tinha apenas duas séries de casos disponíveis. A primeira com 30 pacientes referindo PAP de 15,4 ± 2 kg em 3 meses[20] e outra com 40 pacientes referindo PAP de 15,4 ± 9,1 kg em 6 meses.[30] Entretanto, uma grande série de nove centros foi publicada recentemente, descrevendo APC em 558 pacientes. A PEP e a porcentagem de perda total foram de 41,7 ± 3% e 8,3 ± 0,4% em 12 meses e de 53,3 ± 5,0% e 11 ± 0,7% em 24 meses. A taxa de complicações foi de 5,4%, sendo a estenose sintomática da anastomose a mais comum (2,7%).[25]

Quanto à ablação por radiofrequência, há uma única série publicada com 25 paciente oriundos de quatro diferentes centros dos EUA. Os pacientes apresentaram PEP média de 18,4% e 14 kg em 12 meses. Todavia, houve altas taxas de eventos adversos, incluindo dois graves: um episódio de hemorragia digestiva e outro de pacientes com vômitos incoercíveis que tiveram de ser internados para hidratação.[23]

Assim, pode-se afirmar que o método de SET associado à ablação com APC é que apresenta melhor nível de evidência em termos de eficácia no tratamento endoscópico do reganho de peso após BGYR. A ablação com APC isoladamente apresenta números robustos em largas séries de casos, porém faltam dados controlados. Um estudo prospectivo randomizado em andamento (NCT03094936) está comparando SET-APC à APC isoladamente, o que deve fornecer importantes dados à literatura em um futuro breve.

REGANHO DE PESO APÓS GASTRECTOMIA VERTICAL

A GV é um procedimento efetivo e seguro, tendo diversos estudos de longo prazo que mostram bons resultados para perda de peso e controle de comorbidades.[31,32] No entanto, a perda de peso inadequada e o ganho de peso não são incomuns e podem provocar uma cirurgia de revisão ou de conversão em até 20% dos casos.[33] A recuperação do peso é mais frequente que a falha cirúrgica e é comumente encontrada após o terceiro ano de pós-operatório.[34] Como as taxas de complicação dos procedimentos bariátricos secundários são muito maiores do que as primárias, as alternativas endoluminais são oportunas.

A via fisiopatológica, por meio da qual a GV induz perda de peso, abrange restrição de ingestão de alimentos e alterações hormonais .[35] Dados recentes sugerem que um maior volume gástrico residual após a cirurgia se correlaciona positivamente com a quantidade de reganho de peso.[36] Portanto, a abordagem endoscópica visa a aumentar a restrição, no caso de "*Sleeves*" grandes ou dilatadas. Alguns relatos descrevem também a sutura do remanescente gástrico para reduzir sua capacidade, melhorando a saciedade do paciente.[37]

Eid[38] publicou recentemente uma série de cinco pacientes que foram submetidos à SET revisional para tratamento do reganho de peso após GV. Depois de 1 ano de acompanhamento, a porcentagem de perda total média, a PEP e a redução do IMC foram de 10,6%, 33% e $3,8kg/m^2$. Não houve eventos adversos graves e todos os pacientes receberam alta 1 dia após o procedimento.

Apesar desses resultados empolgantes, os dados sobre a eficácia e a segurança dessa abordagem ainda são escassos. A literatura carece de estudos amplos, comparativos e controlados sobre a sutura endoscópica nesse contexto. Portanto, este procedimento deve ser considerado apenas em protocolos de estudo e publicações sobre o tema devem ser fortemente estimulados. Em um futuro próximo, a SET da "manga" gástrica dilatada pode desempenhar papel importante na luta contra a recidiva de peso após GV.

PONTOS-CHAVE/*CORE TIPS*

- O reganho de peso/perda insuficiente de peso é multifatorial e deve ser encarado como tal;
- O retorno à equipe multidisciplinar e à atividade física é fundamental;
- Os procedimentos endoscópicos, como plasma de argônio e sutura endoscópica, apresentam baixo índice de complicações, e estas são de pequena complexidade e fácil resolutividade;
- O tempo para intervenção é crucial, ou seja, quanto mais precoce, melhor;
- As expectativas do paciente e do endoscopista devem ser realistas com relação à perda ponderal e à durabilidade do procedimento endoscópico.

REFERÊNCIAS

1. World Helth Organization. Overweight and obesity. Disponível em: https://www.who.int/gho/ncd/risk_factors/overweight_text/en/. Acesso em: 05/08/2019.

2. Kim J, Eisenberg D, Azagury D, Rogers A, Campos GM. American Society for Metabolic and Bariatric Surgery position statement on long-term survival benefit after metabolic and bariatric surgery. Surg Obes Relat Dis. 2016;12:453-9.

3. ASMBS Clinical Issues Committee. Bariatric surgery in class I obesity (body mass index 30-35 kg/m²). Surg Obes Relat Dis. 2013;9:e1-10

4. Busetto L, Dixon J, De Luca M, Shikora S, Pories W, Angrisani L. Bariatric surgery in class I obesity : a Position Statement from the International Federation for the Surgery of Obesity and Metabolic Disorders (IFSO). Obes Surg. 2014;24:487-519.

5. Angrisani L, Santonicola A, Iovino P, Vitiello A, Higa K, Himpens J et al. IFSO Worldwide Survey 2016: primary, endoluminal, and revisional procedures. Obes Surg. 2018;28(12):3783-94.

6. Chang S-H, Stoll CRT, Song J, Varela JE, Eagon CJ, Colditz GA. The effectiveness and risks of bariatric surgery: an updated systematic review and meta-analysis, 2003-2012. JAMA Surg. 2014;149:275-87.

7. Cooper TC, Simmons EB, Webb K, Burns JL, Kushner RF. Trends in weight regain following Roux-en-Y gastric bypass (RYGB) bariatric surgery. Obes Surg. 2015;25:1474-81.

8. Jirapinyo P, Abu Dayyeh BK, Thompson CC. Weight regain after Roux-en-Y gastric bypass has a large negative impact on the Bariatric Quality of Life Index. BMJ Open Gastroenterol. 2017;4:e000153

9. Storm AC, Thompson CC. Endoscopic treatments following bariatric surgery. Gastrointest Endosc Clin N Am. 2017;27:233-44.

10. Chevallier JM, Paita M, Rodde-Dunet MH, Marty M, Nogues F, Slim K et al. Predictive factors of outcome after gastric banding: a nationwide survey on the role of center activity and patients' behavior. Ann Surg. 2007;246:1034-9.

11. Lauti M, Kularatna M, Hill AG, MacCormick AD. Weight regain following sleeve gastrectomy-a systematic review. Obes Surg. 2016;26:1326-34.

12. Cheung D, Switzer NJ, Gill RS, Shi X, Karmali S. Revisional bariatric surgery following failed primary laparoscopic sleeve gastrectomy: a systematic review. Obes Surg. 2014;24:1757-63.

13. Odom J, Zalesin KC, Washington TL, Miller WW, Hakmeh B, Zaremba DL et al. Behavioral predictors of weight regain after bariatric surgery. Obes Surg. 2010;20:349-56.

14. Karmali S, Brar B, Shi X, Sharma AM, de Gara C, Birch DW. Weight recidivism post-bariatric surgery: a systematic review. Obes Surg. 2013;23:1922-33.

15. Heneghan HM, Yimcharoen P, Brethauer SA, Kroh M, Chand B. Influence of pouch and stoma size on weight loss after gastric bypass. Surg Obes Relat Dis. 2012;8:408-15.

16. Abu Dayyeh BK, Lautz DB, Thompson CC. Gastrojejunal stoma diameter predicts weight regain after Roux-en-Y gastric bypass. Clin Gastroenterol Hepatol. 2011;9:228-33.

17. Yimcharoen P, Heneghan HM, Singh M, Brethauer S, Schauer P et al. Endoscopic findings and outcomes of revisional procedures for patients with weight recidivism after gastric bypass. Surg Endosc. 2011;25: 3345-52.

18. Abu Dayyeh BK, Jirapinyo P, Thompson CC. Plasma ghrelin levels and weight regain after Roux-en-Y gastric bypass surgery. Obes Surg. 2017;27:1031-6.

19. Berti LV, Campos J, Ramos A, Rossi M, Szego T, Cohen R. Position of the SBCBM: nomenclature and definition of outcomes of bariatric and metabolic surgery. Arq Bras Cir Dig.2015;28(Suppl 1):2.

20. Baretta GAP, Alhinho HCAW, Matias JEF, Marchesini JB, de Lima JHF, Empinotti C et al. Argon plasma coagulation of gastrojejunal anastomosis for weight regain after gastric bypass. Obes Surg. 2015;25:72-9.

21. Spaulding L, Osler T, Patlak J.Long-term results of sclerotherapy for dilated gastrojejunostomy after gastric bypass. Surg Obes Relat Dis. 2007;3:623-6.

22. Heylen AMF, Jacobs A, Lybeer M, Prosst RL. The OTSC(R)-clip in revisional endoscopy against weight gain after bariatric gastric bypass surgery. Obes Surg. 2011;21:1629-33.

23. Abrams JA, Komanduri S, Shaheen NJ, Wang Z, Rothstein RI. Radiofrequency ablation for the treatment of weight regain after Roux-en-Y gastric bypass surgery. Gastrointest Endosc. 2018;87:275-79.e2

24. Kumar N. Endoscopic therapy for weight loss: gastroplasty, duodenal sleeves, intragastric balloons, and aspiration. World J Gastrointest Endosc. 2015;7:847-59

25. Moon RC, Teixeira AF, Neto MG, Zundel N, Sander BQ, Ramos FM et al. Efficacy of utilizing argon plasma coagulation for weight regain in Roux-en-Y gastric bypass patients: a multi-center study. Obes Surg. 2018;28:2737-44.

26. Thompson CC, Chand B, Chen YK, DeMarco DC, Miller L, Schweitzer M et al. Endoscopic suturing for transoral outlet reduction increases weight loss after Roux-en-Y gastric bypass surgery. Gastroenterology. 2013;145:129-37.e3

27. Kumar N, Thompson CC. Comparison of a superficial suturing device with a full-thickness suturing device for transoral outlet reduction (with videos). Gastrointest Endosc. 2014;79:984-9.

28. Brunaldi VO, Jirapinyo P, de Moura DTH, Okazaki O, Bernardo WM, Galvão Neto M et al. Endoscopic treatment of weight regain following Roux-en-Y gastric bypass: a systematic review and meta-analysis. Obes Surg. 2018;28(1):266-76.

29. Eid GM, McCloskey CA, Eagleton JK, Lee LB, Courcoulas AP. StomaphyX vs a sham procedure for revisional surgery to reduce regained weight in Roux-en-Y gastric bypass patients: a randomized clinical trial. JAMA Surg. 2014;149:372-9.

30. Fittipaldi-Fernandez RJ, Diestel CF. Tu1471: a new approach in the treatment of weight regain after bariatric surgery: the argon plasma coagulation of the anastomosis. Gastroenterology. 2015;148:S-901.

31. Alexandrou A, Athanasiou A, Michalinos A, Felekouras E, Tsigris C, Diamantis T. Laparoscopic sleeve gastrectomy for morbid obesity: 5-year results. Am J Surg. 2015;209:230-4.

32. Gadiot RPM, Biter LU, van Mil S, Zengerink HF, Apers J, Mannaerts GHH. Long-term results of laparoscopic sleeve gastrectomy for morbid obesity: 5 to 8-year results. Obes Surg. 2017;27:59-63.

33. Dakin GF, Eid G, Mikami D, Pryor A, Chand B. Endoluminal revision of gastric bypass for weight regain--a systematic review. Surg Obes Relat Dis. 2013;9:335-42.

34. Himpens J, Dobbeleir J, Peeters G. Long-term results of laparoscopic sleeve gastrectomy for obesity. Ann Surg. 2010;252:319-24.

35. Ramon JM, Salvans S, Crous X, Puig S, Goday A, Benaiges D et al. Effect of Roux-en-Y gastric bypass vs sleeve gastrectomy on glucose and gut hormones: a prospective randomised trial. J Gastrointest Surg. 2012;16:1116-22.

36. Fahmy MHA, Sarhan MD, Osman AMA, Badran A, Ayad A, Serour DK et al. Early weight recidivism following laparoscopic sleeve gastrectomy: a prospective observational study. Obes Surg. 2016;26:2654-60.

37. Sharaiha RZ, Kedia P, Kumta N, Aronne LJ, Kahaleh M. Endoscopic sleeve plication for revision of sleeve gastrectomy. Gastrointest Endosc. 2015;81:1004

38. Eid G. Sleeve gastrectomy revision by endoluminal sleeve plication gastroplasty: a small pilot case series. Surg Endosc. 2017;31:4252-5.

capítulo 5

ACESSO À VIA BILIAR

5.1 Acesso às Vias Biliares após *Bypass* em Y de Roux

INTRODUÇÃO

A incidência de obesos vem aumentando e, com isso, o número de cirurgias bariátricas também está mais elevado. O *bypass* gástrico em Y de Roux (RYGB) ainda é a cirurgia mais empregada, tendo sido realizados mais de 190 mil procedimentos no mundo somente em 2013.[1] Nos EUA, em 2016, foram mais de 39 mil procedimentos.[2] Contudo, a perda de peso rápida decorrente desse procedimento é um fator de risco para o desenvolvimento de colecistolitíase e suas complicações, incluindo coledocolitíase.[3,4] Estima-se que mais de 40% dos pacientes submetidos ao RYGB desenvolvem colelitíase nos primeiros 6 meses após o procedimento, sendo que 40% destes se tornam sintomáticos.[5-7]

A colangiopancreatografia retrógrada (CPRE) é a técnica de escolha para o tratamento dessa condição, mas, em pacientes submetidos ao YRGB, o acesso utilizando o aparelho de visão lateral pode se tornar tecnicamente impossível. Com isso, outras formas de acessar a via biliar endoscopicamente foram desenvolvidas ou adaptadas para a realização de CPRE nesses pacientes.

Atualmente, existem três maneiras principais de acesso à via biliar. A que conta com maior número de casos descritos na literatura é a laparoscopia assistida para acesso ao estômago excluso (LA-CPRE). A segunda técnica mais descrita é a que utiliza a enteroscopia para acessar a via biliar (BAE-CPRE). E a última, mais recentemente, descrita é a que utiliza o ultrassom endoscópico para o acesso ao estômago excluso (US-CPRE).

Neste capítulo serão apresentadas as técnicas mais utilizadas no momento para a realização de CPRE em pacientes submetidos ao RYGB, bem como suas indicações e contraindicações, seus resultados e suas complicações, com base na melhor evidência científica atualizada.

ENTEROSCOPIA ASSISTIDA COM BALÃO

O uso de enteroscopia assistida por balão (BAE-CPRE) para o acesso da papila duodenal em pacientes submetidos ao RYGB (BAE-CPRE) é um

Alberto Machado Ponte Neto ▪

desafio. Primeiro deve-se alcançar a papila duodenal, o que se torna difícil em função da anatomia alterada (percorrer a alça alimentar e entrar na alça bilio-pancreática até identificar a papila); depois, deve-se canular a papila com os acessórios limitados ao aparelho de enteroscopia e, então, efetuar a terapia indicada.

A enteroscopia com balão foi desenvolvida para a avaliação do intestino médio, porém sua aplicação clínica foi expandida para o acesso da via biliar nos pacientes com RYGB.[8] Existem duas técnicas de enteroscopia: com duplo balão (DBE) e com balão único (SBE).

A técnica de DBE foi introduzida em 2001 como uma nova modalidade de avaliação do intestino médio.[9] A primeira utilização para realização de DBE-ERCP foi descrita por Haruta et al.,[10] que a utilizaram para tratamento de estenose de via biliar após transplante hepático. Já o SBE-CPRE foi realizado pela primeira vez em 2008, apresentando algumas vantagens sobre a técnica de DBE-CPRE, como preparação mais rápida e melhor manobrabilidade.[11]

As técnicas de enteroscopia têm limitações devido à baixa quantidade de acessórios disponíveis, pois estes devem ter comprimento maior que 230 cm e largura menor do que 2,8 mm (canal de trabalho do enteroscópio padrão) para poderem ser utilizados na CPRE. Apesar do advento de enteroscópios com canal de trabalho de 152 cm e largura de 3,2 mm, que aumentam a disponibilidades de acessórios que podem ser utilizados para CPRE, esses equipamentos ainda são pouco utilizados no Brasil.

Para acessar a via biliar, o enteroscópio deve percorrer o esôfago, o estômago excluso, a alça alimentar e a alça biliopancreática até alcançar a papila duodenal (Figura 5.1.1). Esse longo percurso da boca até a papila, associado às angulações decorrentes da manipulação cirúrgica, tornam o procedimento, muitas vezes, desafiador.

Uma vez identificada a papila duodenal, a alguns outros fatores influenciam no sucesso do procedimento. Com os dados atuais da literatura, sabe-se que as taxas de sucesso das técnicas de BAE-ERCP são modestas, em virtude da visão tangencial da papila, da posição instável do aparelho, da falta de elevador e da baixa disponibilidade de acessórios, conforme já mencionado.[12]

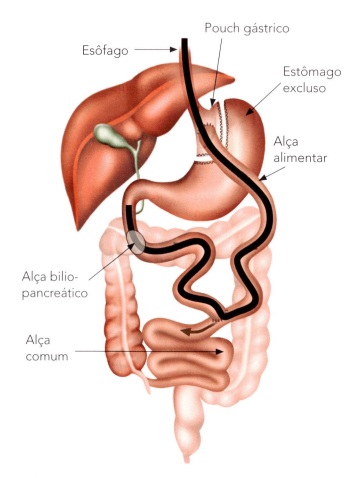

FIGURA 5.1.1 Percurso percorrido pelo enteroscópio até alcançar a papila duodenal.

LAPAROSOPIA ASSISTIDA

Ao contrário das técnicas que utilizam enterosocopia, a laparoscopia assistida (LA-CPRE) é feita com o auxílio de um cirurgião que realiza uma gastrostomia através do estômago excluso, introduzindo um duodenoscópio através deste acesso até a segunda porção duodenal. Surgiu como uma alternativa, devido às baixas taxas de sucesso reportadas pelas técnicas de BAE-CPRE,[13] porém apresenta alguns desafios e riscos, além de exigir uma equipe cirúrgica para a realização do procedimento.

A CPRE transgástrica foi introduzida por Baron e Vickers,[14] em 1998, como uma modalidade mais rápida de acesso à papila duodenal em pacientes submetidos à derivação em RYGB, utilizando um duodenoscópio e sobrepondo as dificuldades apresentadas pela BAE-CPRE.

O acesso ao estômago excluso pode ser por cirurgia aberta ou por laparoscopia, sendo esta última mais utilizada por ser menos invasiva. Na técnica laparoscópica mais difundida são passados três trocateres e, então, a grande curvatura do estômago remanescente é suturada na parede abdominal. Depois, um trocater de 15 a 18 mm é passado, possibilitando a passagem do duodenoscópio e orientando-o em direção ao piloro e, em seguida, à segunda porção duodenal (Figura 5.1.2).

A grande vantagem dessa técnica em relação às técnicas enteroscópicas é a possibilidade de utilizar o aparelho de visão lateral para a realização da CPRE, o que permite o uso do elevador e dos acessórios adequados para a realização do procedimento, aumentando as taxas de sucesso.

ACESSO VIA US-EDA

O acesso ao estômago excluso com auxílio de US-EDA foi descrito pela primeira vez em 2011, por Attam *et al.*[15] Trata-se de uma alternativa menos invasiva e sem necessidade de equipe cirúrgica para acesso ao estômago excluso, como ocorre na LA-CPRE.

O procedimento baseia-se na introdução do aparelho de ultrassom endoscópio até o *pouch* gástrico ou a alça alimentar adjacente, identificando-se o estômago excluso e posicionando o aparelho para a realização da punção eco-guiada. Após a punção, que deve ser feita com uma agulha de 19 G, é realizada a instilação de meio de contraste no estômago excluso para confirmação da posição da agulha; depois, procede-se à passagem de fio-guia teflonado. Em seguida, o estômago excluso é insuflado manualmente com ar e realiza-se a punção gástrica transcutânea sob radioscopia. A partir desse ponto, a realização da CPRE é semelhante à da técnica de LA-CPRE, com passagem do duodenoscópio através do estômago excluso.

Atualmente, a necessidade de punção gástrica com trocateres foi substituída pela passagem de um *lumen-apposing metal stent* (LAMS) entre o *pouch* gástrico ou a alça de jejuno proximal e o estômago excluso, tornando o procedimento menos invasivo.[16] A técnica também consiste na punção do estômago guiada por US-EDA com uma agulha de 19 G, evitando a linha de sutura ou de grampeamento da anastomose gastrojejunal. É importante também que a distância entre a parede do estômago excluso e o *pouch* gástrico seja de no máximo 1 cm para que seja possível a passagem do LAMS. Após a punção, realiza-se a instilação de meio de contraste para verificação da posição da agulha; depois, procede-se à passagem de fio-guia teflonado e de LAMS, dilatando-se o *stent* com auxílio de balão de dilatação de até 15 mm. Por fim, realiza-se a passagem do duodenoscópio através do *stent* (Figura 5.1.3).

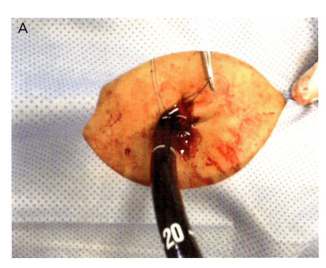
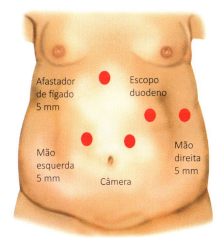

FIGURA 5.1.2 LA-CPRE. **(A)** Inserção do duodenoscópio no trocater. **(B)** Posicionamento dos trocadores para a LA-CPRE.

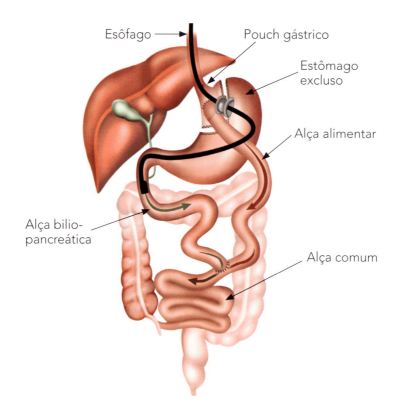

FIGURA 5.1.3 US-CPRE com auxílio de LAMS.

A CPRE pode ser realizada logo após a passagem do LAMS ou depois da maturação do acesso, devido ao risco de migração do *stent* e à ausência de formação de um trajeto entre o estômago excluso e o *pouch* gástrico.

Contudo, ainda não foi definido o melhor momento para sua realização. É importante lembrar que, em casos de urgência, como colangite, a CPRE deve ser realizada o quanto antes.

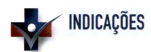

INDICAÇÕES

As indicações para a realização de CPRE em pacientes com RYGB são semelhantes às da população geral. Deve-se ter em mente que todas as técnicas exigem recursos e mobilização da equipe para sua execução, sendo necessária, portanto, uma boa avaliação do paciente para que não haja indicação errada ao procedimento.

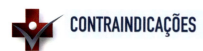

CONTRAINDICAÇÕES

As contraindicações à CPRE são semelhantes entre pacientes submetidos ou não ao RYGB, sendo mais importante verificar se realmente existe a necessidade de realizar o procedimento.

Em relação à técnica de enteroscopia, não existem contraindicações absolutas ao procedimento. As técnicas de US-EDA e LA-CPRE apresentam algumas contraindicações adicionais para casos de não urgências, como alterações do coagulograma e plaquetas abaixo de 50.000/mm³. Entretanto, não é considerada contraindicação a falha no acesso ao estômago excluso, sendo esta compreendida como uma falha da técnica de acesso.

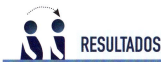

RESULTADOS

Ainda são necessários mais trabalhos randomizados e prospectivos comparando as principais técnicas utilizadas para o acesso à via biliar em pacientes submetidos ao RYGB. No presente tópico serão apresentados os resultados mais atualizados da literatura, mas cabe ressaltar que se tratam de revisões baseadas em trabalhos comparativos e séries de casos.

Podem-se dividir os resultados em taxa de identificação da papila duodenal e em capacidade da técnica utilizada de alcançar a segunda porção duodenal. Assim, verifica-se a capacidade da técnica isoladamente, sem avaliar a capacidade de realização da CPRE. Já a taxa de canulação da via biliar refere-se ao sucesso do procedimento como todo, levando em consideração, por exemplo, a dificuldade técnica da realização de CPRE com enteroscópio.

BAE-CPRE

As taxas de identificação da papila duodenal e de canulação da via biliar são modestas nas técnicas que utilizam a entesroscopia com auxílio de balão, sendo de 87,2% e 68,3%, respectivamente, nos estudos mais recentes. Vale ressaltar que não existem diferenças significativamente estatísticas na comparação das técnicas que utilizam balão único ou duplo balão, conforme demonstrado por Sha et al.[17]

LA-CPRE

A taxa de detecção da papila duodenal na LA-CPRE é comparável à de pacientes não submetidos ao RYGB, sendo de cerca de 97% em mais de 303 casos avaliados. Isso se deve à utilização do aparelho de visão lateral e ao trajeto curto que o aparelho deve fazer para alcançar a papila duodenal, desde o orifício da gastrostomia até a papila duodenal.

Já em relação à taxa de canulação, ou seja, a capacidade de realização da CPRE em si, a LA-CPRE apresentou uma taxa de sucesso de cerca de 95,7%,[13] o que configura esse procedimento como bastante efetivo para a realização de CPRE nesse grupo de pacientes.

US-CPRE

Ainda não existe revisão sistemática sobre a técnica de US-CPRE; por isso, serão apresentados resultados de quatro estudos mais importantes com resultados semelhantes. Em relação à taxa de identificação da papila duodenal e de sucesso na cateterização da papila duodenal, dos 89 pacientes avaliados pelos quatro estudos, foi observada taxa de quase 100% de sucesso (apenas em dois pacientes o sucesso não foi obtido).[16,18-20] Assim, conclui-se que a US-CPRE tem maior taxa de sucesso que a LA-CPRE e a BAE-CPRE, porém seu uso ainda é limitado a centros com expertise no uso de LAMS.

Em resumo, comparando a taxa de sucesso das técnicas de LA-CPRE com BAE-CPRE, observou-se que a taxa de sucesso da LA-CPRE foi estatisticamente mais significativa do que a técnica de BAE-CPRE.[13] Já na comparação entre a US-EDA e as demais técnicas, não existem revisões sistemáticas na literatura. Contudo Bukhari et al.,[18] compararam a US-CPRE com a BAE-CPRE e evidenciaram uma taxa maior de identificação e canulação da papila na técnica que utiliza o ultrassom endoscópico (100% versus 60%), com significância estatística.

COMPLICAÇÕES

As complicações observadas foram maiores nas técnicas que acessam o estômago excluso (LA-CPRE e US-CPRE) do que nas enteroscópicas.

BAE-CPRE

Nas técnicas enteroscópicas de acesso a via bilar, as complicações são mais relacionadas à CPRE em si do que à técnica utilizada para o acesso, sendo observada taxa de complicações em torno de 8,4%.[13]

LA-CPRE

Já em relação à técnica laparoscópica, foi observada taxa de complicações de cerca de 18%. Esse número é maior principalmente devido às complicações relacionadas à ferida operatória, como sangramento e infecção.[13]

US-CPRE

As complicações observadas nas técnicas de acesso via US-CPRE são relacionadas à persistência da fístula gastro-gástrica e à presença de sangramento em virtude do LAMS. Reunindo os dados dos principais estudos sobre o tema, observa-se taxa de complicação de cerca de 13%.

DEFINIÇÃO DA MELHOR TÉCNICA

Para definir qual a melhor técnica método para a realização do procedimento, diversos fatores devem ser considerados (Figura 5.1.4):

1. **Expertise e a disponibilidade dos equipamentos no centro onde é realizado o procedimento:** a técnica pode ser escolhida levando em consideração apenas capacidade de realização do procedimento.

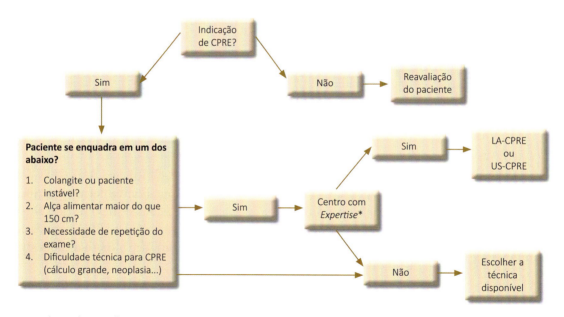

FIGURA 5.1.4 Fluxo de escolha entre as técnicas de acesso a via biliar.

*O centro tem disponibilidade das três vias de acesso principais: LA-CPRE (via de acesso laparoscópico), US-CPRE (via de acesso com auxílio de ultrassom endoscópico) e BAE-CPRE (via de acesso com auxílio de enteroscópio).

2. **Tamanho da alça alimentar:** pode influenciar no sucesso das técnicas que utilizam enteroscopia para o acesso a via biliar[21]; alças maiores que 150 cm apresentam taxa de sucesso de cerca de 25% em comparação a taxas de sucesso de 88% em pacientes com alça alimentar menor que 150 cm.

3. **Indicação do procedimento:** em pacientes que têm indicação por colangite, por exemplo, e que necessitam de um procedimento rápido e com taxa de sucesso alta, recomenda-se a realização de US-CPRE ou LA-CPRE;

4. **Complexidade da CPRE:** para procedimentos mais complexos, como retirada de grandes cálculos ou obstruções neoplásicas, por exemplo, em que a BAE-CPRE apresenta limitação em relação aos acessórios, recomenda-se a realização de US-CPRE ou BAE-CPRE.

5. **Necessidade de repetição da CPRE:** em casos de necessidade de repetição de CPRE, como neoplasias obstrutivas, que têm o risco de obstrução do *stent* e necessidade de realização de nova CPRE, recomenda-se a realização de LA-CPRE ou US-CPRE, mantendo a LAMS até a realização da nova CPRE.

6. **Risco cirúrgico:** pacientes com risco cirúrgico elevado e múltiplas manipulações abdominais podem ser direcionados para a tentativa de realização de BAE-CPRE antes de serem submetidos a um procedimento mais invasivo.

CONSIDERAÇÕES FINAIS

O desempenho da CPRE em pacientes submetidos ao YRGB é um processo complexo e que, por vezes, exige colaboração multidisciplinar. Nos últimos anos, as novas abordagens foram avaliadas detalhadamente em relação ao sucesso terapêutico e aos resultados clínicos.

Atualmente, não existe uma abordagem padrão, de modo que a escolha de um procedimento em detrimento de outro deve ser individualizada e determinada de acordo com as condições clínicas do paciente e a expertise da instituição.

REFERÊNCIAS

1. Cho M, Kaidar-Person O, Szomstein S, Rosenthal RJ. Emergency room visits after laparoscopic Roux-en-Y gastric bypass for morbid obesity. Surg Obes Relat Dis. 2008;4(2):104-9.

2. English WJ, DeMaria EJ, Brethauer SA, Mattar SG, Rosenthal RJ, Morton JM. American Society for Metabolic and Bariatric Surgery estimation of metabolic and bariatric procedures performed in the United States in 2016. Surg Obes Relat Dis. 2017;14.3:259-63.

3. Ceppa FA, Gagné DJ, Papasavas PK, Caushaj PF. Laparoscopic transgastric endoscopy after Roux-en-Y gastric bypass. Surg Obes Relat Dis. 2007;3(1):21-4.

4. Byrne TK. Complications of surgery for obesity. Surg Clin North Am. 2001;81(5):1181-93.

5. Amaral JF, Thompson WR. Gallbladder disease in morbidly obese. Am J Surg 1985;149(4):551-7.

6. Deitel M, Petrov I. Incidence of symptomatic gallstones after bariatric operations. Surg Gynecol Obstet, 1987;164(4):549-52.

7. Shiffman ML, Sugerman HJ, Kellum JM, Brewer WH, Moore EW. Gallstone formation after rapid weight loss: a prospective study in patients undergoing gastric bypass surgery for treatment of morbid obesity. Am J Gastroenterol 1991;186(8):1000-5.

8. Sakai P, Kuga R, Safatle-Ribeiro AV, Faintuch J, Gama-Rodrigues JJ, Ishida RK et al. Is it feasible to reach the bypassed stomach after Roux-en-Y gastric bypass for morbid obesity? The use of the double-balloon enteroscope. Endoscopy. 2005;37(6):566-9.

9. Yamamoto H, Sekine Y, Sato Y, Higashizawa T, Miyata T, Iino S et al. Total enteroscopy with a nonsurgical steerable double-balloon method. Gastrointest Endosc. 2001;53(2):516-20.

10. Haruta H, Yamamoto H, Mizuta K, Kita Y, Uno T, Egami S et al. A case of successful enteroscopic balloon dilation for late anastomotic stricture of choledochojejunostomy after living donor liver transplantation. Liver Transpl. 2005;11(12):1608-10.

11. Mönkemüller K, Fry LC, Bellutti M, Neumann H, Maufertheiner P et al. ERCP using singleballoon instead of double-balloon enteroscopy in patients with Roux-en-Y anastomosis. Endoscopy. 2008;40(Suppl 2):E19-20.

12. Abu Dayyeh B. Single-balloon enteroscopy-assisted ERCP in patients with surgically altered GI anatomy: getting there. Gastrointest Endosc. 2015;82(1):20-3.

13. Ponte-Neto AM, Bernardo WM, de A Coutinho LM, Josino IR, Brunaldi VO et al. Comparison between enteroscopy-based and laparoscopy-assisted ercp for accessing the biliary tree in patients with roux-en-y gastric bypass: systematic review and meta-analysis. Obes Surg. 2018;28(12):4064-4076.

14. Baron TH, Vickers SM. Surgical gastrostomy placement as access for diagnostic and therapeutic ERCP. Gastrointest Endosc. 1998;48(6):640-1.

15. Attam R, Leslie D, Freeman M, Ikramuddin S, Andrade R et al. EUS-assisted, fluoroscopically guided gastrostomy tube placement in patients with Roux-en-Y gastric bypass: a novel technique for access to the gastric remnant. Gastrointest Endosc. 2011;74:677-82.

16. Wang TJ, Thompson CC, Ryou M. Gastric access temporary for endoscopy (GATE): a proposed algorithm for EUS-directed transgastric ERCP in gastric bypass patients. Surg Endosc. 2019;33(6):2024-33.

17. Shah RJ, Smolkin M, Yen R, Ross A, Kozarek RA, Howell DA et al. A multicenter, U.S. experience of single- balloon, double-balloon, and rotational overtube-assisted enteroscopy ERCP in patients with surgically altered pancreaticobiliary anatomy (with video). Gastrointest Endosc. 2013;77(4):593-600.

18. Bukhari M, Kowalski T, Nieto J, Kunda R, Ahuja NK, Irani S et al. An international, multicenter, comparative trial of EUS-guided gastrogastrostomy-assisted ERCP versus enteroscopy-assisted ERCP in patients with Roux-en-Y gastric bypass anatomy. Gastrointest Endosc. 2018;88(3):486-94.

19. Kedia P, Tarnasky PR, Nieto J, Steele SL, Siddiqui A, Xu M et al. EUS-directed transgastric ERCP (EDGE) versus laparoscopy-assisted ERCP (LA-ERCP) for Roux-en-Y gastric bypass (RYGB) anatomy. J Clin Gastroenterol. 2019;53(4):304-8.

20. James TW, Baron TH. Endoscopic ultrasound-directed transgastric ERCP (EDGE): a single-center US experience with follow-up data on fistula closure. Obesity Surgery. 2019;29(2):451-6.

21. Schreiner MA, Chang L, Gluck M, Irani S, Gan SI, Brandabur JJ et al. Laparoscopy-assisted versus balloon enteroscopy-assisted ERCP in bariatric post-Roux-en-Y gastric bypass patients. Gastrointest Endosc. 2012;75(4):748-56.

capítulo **6**

TRATAMENTO ENDOSCÓPICO DAS COMPLICAÇÕES DA CIRURGIA BARIÁTRICA

6.1 Banda Gástrica | Migração e Deslizamento

INTRODUÇÃO

A obesidade é um grande problema de saúde pública mundial, de modo que a prevalência de obesos com indicação de cirurgia bariátrica tem aumentado significativamente.[1] Após os maus resultados com as primeiras operações disabsortivas, o conceito de técnicas apenas restritivas, como a banda gástrica, começou a crescer.[2]

As primeiras experiências com cirurgias puramente restritivas foram feitas na década de 1970, pelos pesquisadores Molina e Oria[3] e Wilkinson e Peloso,[4] com bandas gástricas não ajustáveis, mas não obtiveram bons resultados. Posteriormente, com a intenção de diminuir a probabilidade de deslizamento, erosão e doença do refluxo, foi criada a banda gástrica ajustável (BGA). A primeira versão foi desenvolvida na Suécia, por Forsell *et al.*,[5] em 1985 e, depois, em 1986, nos Estados Unidos, por Kuzmak *et al.*[6]

Em 1995, Belachew *et al.*[7] relataram o primeiro implante de banda gástrica ajustável por via videolaparoscópica (BGAVL) com sucesso, evitando a necessidade de laparotomia para sua realização e com consequente aumento exponencial da popularidade da banda gástrica.

Entre 2004 e 2007, o número de colocações de banda gástrica triplicou, e, entre 2008 e 2010, foi a cirurgia bariátrica mais realizada no mundo.[8,9]

A Figura 6.1.1 mostra o desenho esquemático da banda gástrica e o *port* acoplado.

As principais razões para o rápido aumento do uso da BGAVL foram a simplicidade da técnica, a rápida recuperação com mínima permanência no hospital, o ajuste gradual da dieta, a crença na total reversibilidade do procedimento e o baixo custo. Essas características foram confirmadas inicialmente por diversos estudos que demonstravam menores morbidade e mortalidade da BGAVL (11% e 0,05%, respectivamente) quando comparada ao *bypass* em Y de Roux (23,6% e 0,5%, respectivamente).[9]

Quando os resultados a longo prazo da BGAVL começaram a ser avaliados, observou-se aumento significativo nas taxas de complicações e reoperações, o que alterava, inclusive, o custo real do procedimento, de modo que houve uma diminuição progressiva de seu uso em todo o mundo.[9,10]

Thiago Alonso Domingues ■
Bruno da Costa Martins ■

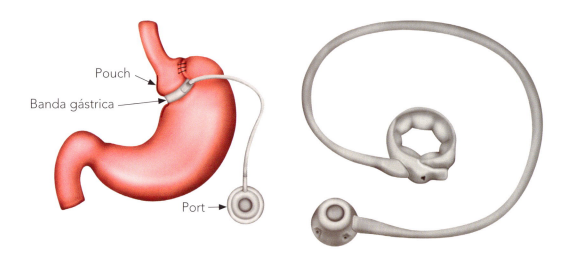

FIGURA 6.1.1 Desenho esquemático da banda gástrica e do *port* subcutâneo.

Recente metanálise confirmou a superioridade de todas as principais técnicas cirúrgicas para perda e manutenção de peso a longo prazo comparadas aos métodos farmacológicos. Comparando-se as técnicas cirúrgicas entre si, a banda gástrica é a que apresenta a menor perda de excesso de peso (49%), enquanto o *bypass* gástrico em Y de Roux e a derivação biliopancreática mostram perda de 60% e 71%, respectivamente.[11]

Estudos de BGAVL implantadas antes do ano 2000 apresentam índices de cerca de 60% de reoperações ou retiradas da banda.[12] Entretanto, após a evolução da confecção da banda e das técnicas operatórias nos últimos anos, esses números caíram para cerca de 6,4%.[13]

ASPECTO ENDOSCÓPICO NORMAL DA BANDA GÁSTRICA AJUSTÁVEL

O aspecto endoscópico esperado da BGA é de uma zona de constrição no corpo proximal visualizada frontalmente. A passagem do aparelho por essa região deve ocorrer de forma suave, sem resistência e sem desvio de eixo. À retrovisão, nota-se abaulamento na região subcárdica provocado pela impressão da banda (Figura 6.1.2). Normalmente não é possível observar a cárdia verdadeira pela retrovisão endoscópica, visto que essa impressão da banda bloqueia a visão. A mucosa que recobre a região da banda deve ser examinada em busca de erosões ou ulcerações que alertem para sinais precoces de erosão ou migração da BGA.

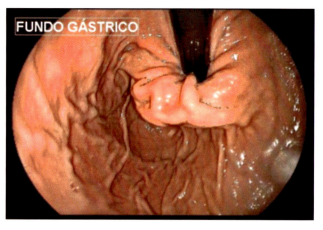

FIGURA 6.1.2 Aspecto endoscópico normal da banda gástrica ajustável.

COMPLICAÇÕES

As complicações da BGAVL podem estar associadas à banda ou ao *port*. As principais complicações do *port* são desconexão ou extrusão do tubo, vazamento do sistema e infecção local; geralmente são mais simples e requerem pequenas intervenções cirúrgicas. Por outro lado, as complicações relacionadas à banda podem apresentar elevada morbidade e potencial mortalidade.[14] Entre elas, destacam-se a migração e o deslizamento.

Migração consiste na penetração parcial ou completa da banda no lúmen gástrico. Foi inicialmente descrita, em 1998, como uma complicação da BGAVL.[15] Uma metanálise identificou 231 migrações em 15.775 pacientes (1,46%), porém houve grande variação na incidência entre os trabalhos (0,23% a 32,65%). Observou-se também significativa correlação da incidência de migração com a experiência do cirurgião e com o momento de realização da cirurgia.[16] A mudança da técnica de inserção perigástrica para a via *pars* flácida diminuiu significativamente a incidência de migrações e reoperações.[17]

O tempo médio de ocorrência da migração é de 12 meses após a inserção.[16] Migração precoce da banda é geralmente decorrente de erro técnico durante a colocação da banda, com perfuração gástrica ou, menos comumente, por infecção precoce do implante. Em geral, migrações tardias são causadas por enchimento excessivo da banda, plicatura gástrica muito apertada ou erros alimentares.[18]

A apresentação clínica normalmente inclui perda da saciedade, com consequente interrupção do emagrecimento e necessidade de ajustes ineficientes da banda. A endoscopia digestiva alta é a melhor maneira de confirmar o diagnóstico.[16] Na retrovisão, é possível observar parte da banda no interior da cavidade gástrica.

O deslizamento, por sua vez, provoca uma herniação da porção cefálica do estômago em relação à banda, podendo evoluir para isquemia e perfuração gástrica. Os sinais e sintomas são de obstrução na parte superior do estômago, às vezes acompanhada de pirose, regurgitação e vômitos após as refeições. A radiografia com contraste é a melhor maneira de diagnosticar essa condição.[18]

Também são descritas outras complicações clínicas da BGAVL, como refluxo gastroesofágico e dilatação crônica do *pouch* gástrico e do esôfago (Figura 6.1.3). A obstrução gastroesofágica persistente, com ou sem dilatação gástrica, pode determinar insuficiência do esfíncter esofágico inferior e estase alimentar no esôfago distal. A musculatura enfraquece e o esôfago dilata, como ocorre na acalasia primária. Se não diagnosticada precocemente, pode evoluir com dano esofágico permanente, mesmo após a remoção da banda.[18]

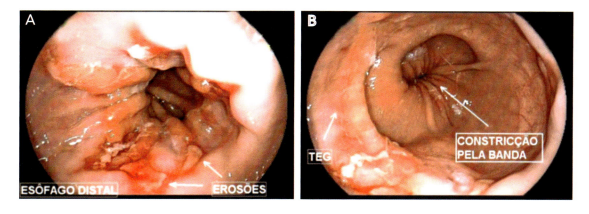

FIGURA 6.1.3 Banda gástrica muito apertada, causando refluxo importante e esofagite erosiva.

TRATAMENTO

Bandas migradas devem ser removidas, não apenas para aliviar os sintomas provocados por essa complicação, mas também para evitar infecções intra-abdominais, obstrução gástrica e sangramento.

A remoção cirúrgica é a maneira tradicional de tratar essas complicações, embora esteja associada à morbidade e possa tornar mais difícil uma futura cirurgia bariátrica.

Em uma série de casos com seis pacientes submetidos à remoção de banda via laparoscópica, três evoluíram com complicações pós-operatórias: um deles apresentou múltiplos abscessos intra-abdominais, sendo necessária a inserção de um cateter Pigtail para drenagem, e os outros dois apresentaram sepse com peritonite localizada, necessitando de lavagem da cavidade por laparoscopia e drenagem.[19]

A remoção endoscópica das bandas migradas tem se mostrado segura e eficaz. Diversas técnicas têm sido utilizadas, como *laser*, tesoura endoscópica, prótese autoexpansível e equipamentos eletrocirúrgicos. No entanto, a técnica mais frequentemente empregada é a secção da banda com fio-guia e litotriptor, que será detalhada a seguir.

DESCRIÇÃO DA TÉCNICA

A remoção endoscópica da banda pode ser aventada caso 50% ou mais dela tenha migrado para o estômago. É muito importante que paciente e familiares estejam informados sobre as vantagens e limitações da remoção da banda migrada por via endoscópica, pois nem sempre sua remoção completa é possível.

Uma vez indicada a remoção da banda gástrica após um exame endoscópico de rotina, o paciente deverá ser submetido à retirada cirúrgica do port conectado à banda gástrica. Essa ressecção é feita sob anestesia local, abrindo-se a pele do tecido celular subcutâneo até sua exposição completa. Identifica-se o conector entre a banda e o porte e, antes de seccioná-lo, realiza-se amarradura com fio de algodão a fim de evitar a entrada de ar pelo conduto e a ocorrência de pneumoperitônio (Figura 6.1.4). Seccionada a conexão descrita e liberado o porte das suturas junto a parede abdominal, inicia-se a sutura da pele e o curativo. Essa remoção do porte pode ser efetuada no mesmo ato da remoção da banda gástrica ou em dias diferentes.

O procedimento é dividido em dois estágios:

- Remoção do *port* cutâneo e do tubo conector;
- Secção e remoção endoscópica da banda migrada.

Os materiais necessários são:

- Gastroscópio padrão;
- Insuflador de CO_2;
- Fio-guia;
- Litotriptor;
- Alça de polipectomia;
- Cateter de colangiografia (não obrigatório).

Para a preparação, embora alguns autores reportem a execução desse procedimento sob sedação, pode-se conduzi-lo sob anestesia geral com auxílio de anestesiologista.

Após a aspiração do lago mucoso e a limpeza do local da banda com *flush* de água filtrada, introduz-se um fio-guia flexível de 0,035 mm entre a parede gástrica e a banda migrada. Nessa etapa, um cateter de colangiografia pode ajudar a guiar o fio-guia a chegar ao local desejável. O endoscópio é removido, mantendo-se a extremidade distal do fio-guia no corpo distal ou antro gástrico. Em seguida, o gastroscópio é reintroduzido para recuperar a extremidade distal do fio-guia, a qual é puxada até a boca, formando um *loop* na banda migrada (Figura 6.1.5).

Nesse momento, as duas extremidades do fio-guia estão fora do paciente e devem ser colocadas em um litotriptor de emergência (Figura 6.1.6). Esse dispositivo contém uma bainha metálica por dentro da qual as duas extremidades do fio-guia são inseridas e amarradas na manivela de punho, que aperta e traciona a alça formada pelo fio-guia.

A bainha metálica é introduzida pela boca do paciente e avançada até perto da banda migrada (Figura 6.1.7 B). A manivela começa a ser girada, o que leva ao estrangulamento da banda até sua secção completa. Essa etapa deve ser conduzida sob monitorização endoscópica, garantindo

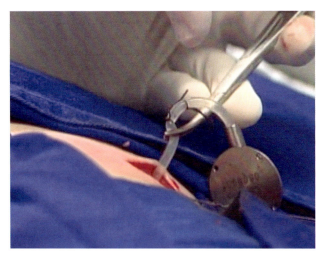

FIGURA 6.1.4 Remoção cirúrgica do *port* do tecido subcutâneo.

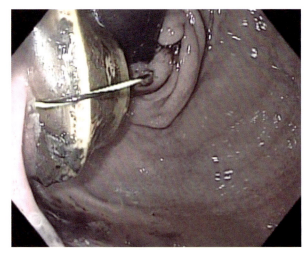

FIGURA 6.1.5 Fio-guia enlaçando a banda gástrica migrada. Aspecto da retrovisão endoscópica.

que a banda gástrica seja seccionada no meio, longe do fechamento clipe, que é feito de plástico rígido que não pode ser seccionado. A banda seccionada é apreendida com alça de polipectomia, deslocada para a cavidade gástrica e removida pela cavidade oral (Figura 6.1.7 C e D).

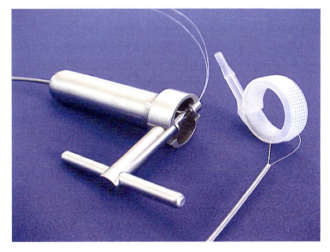

FIGURA 6.1.6 Litotriptor de emergência.

Deve-se reintroduzir o endoscópio, avaliar a área cruenta onde a banda gástrica estava localizada, afastar a ocorrência de sangramento, verificar se há saída de secreção purulenta e observar ocorrência de pneumoperitônio hipertensivo. Caso este ocorra, deve-se realizar a punção de alívio, manter o paciente em jejum e passar sonda nasoenteral (SNE), dependendo dos achados.

Após o procedimento, os pacientes devem permanecer em jejum para observação clínica. Caso não apresentem sintomas de perfuração gastrintestinal (i. e., dor abdominal, dor no ombro, distensão abdominal), não há necessidade de exames adicionais. Teoricamente, existe o receio de perfuração, mas o tecido inflamado ao redor do estômago costuma selar completamente o trajeto.

Se a evolução for favorável, dieta oral líquida poderá ser reiniciada em 6 h, com progressão gradual para alimentos pastosos e sólidos. Recomenda-se uso de inibidor de bomba de prótons por 2 meses após o procedimento.

Em caso de evolução clínica desfavorável, deve-se suspender a dieta e realizar exames laboratoriais e de imagem.

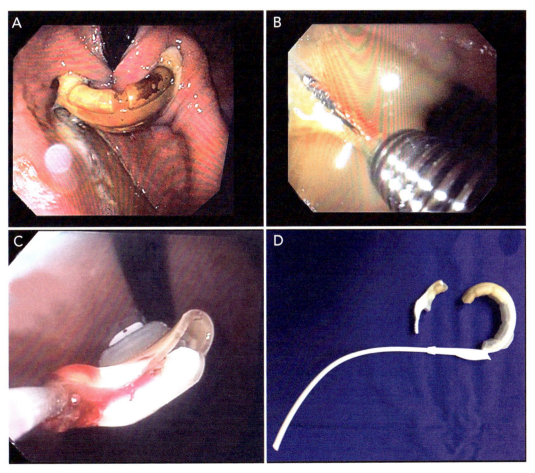

FIGURA 6.1.7 (A) Aspecto endoscópico da banda migrada (retrovisão). (B) Bainha do litotriptor de emergência sendo avançada pela boca até entrar em contato com a banda gástrica. (C) Apreensão da banda seccionada com alça de polipectomia. (D) Banda gástrica removida.

RESULTADOS

Em estudo publicado por Neto *et al.*,[20] a remoção endoscópica da banda foi possível em 95% dos casos (78 pacientes). Em 85% dos casos, a banda foi removida na primeira sessão, com duração média de 55 min. Houve cinco casos de pneumoperitônio, dos quais três foram tratados conservadoramente, um foi puncionado com agulha de Verres e outro necessitou de laparoscopia.[20]

Em uma série de casos de 14 pacientes com erosão/migração da banda, os autores descreveram sucesso da secção da banda em 13 pacientes.[21] No entanto, em dois casos não foi possível o deslocamento da banda cortada para dentro da cavidade gástrica, pois ela ficou firmemente presa na parede gástrica, sendo necessária uma laparotomia para sua remoção. O outro caso necessitou de cirurgia porque o tubo de conexão quebrou próximo da banda e penetrou na cavidade gástrica. Portanto, 4/14 (28,5%) pacientes precisaram de algum procedimento cirúrgico para completa remoção da banda.[21]

Outro estudo corrobora a dificuldade técnica deste procedimento. Aarts *et al.*[22] relataram experiência de oito casos de banda migrada, dos quais em quatro a remoção endoscópica foi possível sem complicações e em dois não foi possível deslocar a banda cortada para a cavidade gástrica. Dois pacientes tiveram sangramento: um apresentou melena alguns dias após o procedimento e outro teve sangramento imediato durante o procedimento e precisou de cirurgia para controle, identificando-se sangramento proveniente de um ramo da artéria gástrica esquerda.

REFERÊNCIAS

1. Ponce J, Taheri S, Lusco V, Ng-Mak DS, Shi R, Okerson T. Efficacy and safety of the adjustable gastric band - pooled interim analysis of the APEX and HERO studies at 48 weeks. Curr Med Res Opin. 2014;30(5):841-8.
2. Payne JH, Dewind LT, Commons RR. Metabolic observations in patients with jejunocolic shunts. Am J Surg. 1963;106:273-89.
3. Molina M, Oria HE. Gastric segmentation: a new, safe, effective, simple, readily revised and fully reversible surgical procedure for the correction of morbid obesity. 6.ed. Iowa: Bariatric Surgery Colloquium; 1983.
4. Wilkinson LH, Peloso OA. Gastric (reservoir) reduction for morbid obesity. Arch Surg. 1981;116(5):602-5.
5. Forsell P, Hallberg D, Hellers G. Gastric banding for morbid obesity: initial expe- rience with a new adjustable band. Obes Surg. 1993;3(4):369-74.
6. Kuzmak LI, Yap IS, McGuire L, Dixon JS, Young MP. Surgery for morbid obesity. Using an inflatable gastric band. AORN J. 1990;51(5):1307-24.
7. Belachew M, Legrand M, Vincenti V, Deffechereux T, Jourdan JL, Monami B et al. Laparoscopic placement of adjustable silicone gastric band in the treatment of morbid obesity: how to do it. Obes Surg. 1995;5(1):66-70.
8. Nguyen NT, Nguyen B, Gebhart A, Hohmann S. Changes in the makeup of bariatric surgery: a national increase in use of laparoscopic sleeve gastrectomy. J Am Coll Surg. 2013;216(2):252-7.
9. Patel S, Eckstein J, Acholonu E, Abu-Jaish W, Szomstein S, Rosenthal RJ. Reasons and outcomes of laparoscopic revisional surgery after laparoscopic adjustable gastric banding for morbid obesity. Surg Obes Relat Dis. 2010;6(4):391-8.
10. Nguyen NT, Slone JA, Nguyen XM, Hartman JS, Hoyt DB. A prospective randomized trial of laparoscopic gastric bypass versus laparoscopic adjustable gastric banding for the treatment of morbid obesity: outcomes, quality of life, and costs. Ann Surg. 2009;250(4):631-41.
11. O'Brien PE, Hindle A, Brennan L, Skinner S, Burton P, Smith A et al. Long-term outcomes after bariatric surgery: a systematic review and meta-analysis of weight loss at 10 or more years for all bariatric procedures and a single-centre review of 20-year outcomes after adjustable gastric banding. Obes Surg. 2019;29(1):3-14.

12. Himpens J, Cadière GB, Bazi M, Vouche M, Cadière B, Dapri G. Long-term outcomes of laparoscopic adjustable gastric banding. Arch Surg 2011;146:802-7.

13. O'Brien PE, MacDonald L, Anderson M, Brennan L, Brown WA. Long-term outcomes after bariatric surgery: fifteen-year follow-up of adjustable gastric banding and a systematic review of the bariatric surgical literature. Ann Surg 2013;257:87-94.

14. Tucker O, Sucandy I, Szomstein S, Rosenthal RJ. Revisional surgery after failed laparoscopic adjustable gastric banding. Surg Obes Relat Dis. 2008;4(6):740-7.

15. Weiner R, Emmerlich V, Wagner D, Bockhorn H. Management and therapy of postoperative complications after "gastric banding" for morbid obesity. Chirurg. 1998;69(10):1082-8.

16. Egberts K, Brown WA, O'Brien PE. Systematic review of erosion after laparoscopic adjustable gastric banding. Obes Surg. 2011;21(8):1272-9.

17. Boschi S, Fogli L. Avoiding complications after laparoscopic esophago-gastric banding: experience with 400 consecutive patients. Obes Surg. 2006;16(9):1166-70.

18. Lo Menzo E, Szomstein S, Rosenthal R. Update on treatment of morbid obesity with adjustable gastric banding. Surg Clin North Am. 2016;96(4):795-813.

19. Yoon CI, Pak KH, Kim SM. Early experience with diagnosis and management of eroded gastric bands. J Korean Surg Soc. 2012;82(1):18-27.

20. Neto MPG, Ramos AC, Campos JM, Murakami AH, Falcão M, Moura EH et al. Endoscopic removal of eroded adjustable gastric band: lessons learned after 5 years and 78 cases. Surg Obes Relat Dis. 2010;6(4):423-7.

21. Dogan ÜB, Akin MS, Yalaki S, Akova A, Yilmaz C. Endoscopic management of gastric band erosions: a 7-year series of 14 patients. Can J Surg. 2014;57(2):106-11.

22. Aarts EO, van Wageningen B, Berends F, Janssen I, Wahab P, Groenen M. Intragastric band erosion: experiences with gastrointestinal endoscopic removal. World J Gastroenterol. 2015;21(5):1567-72.

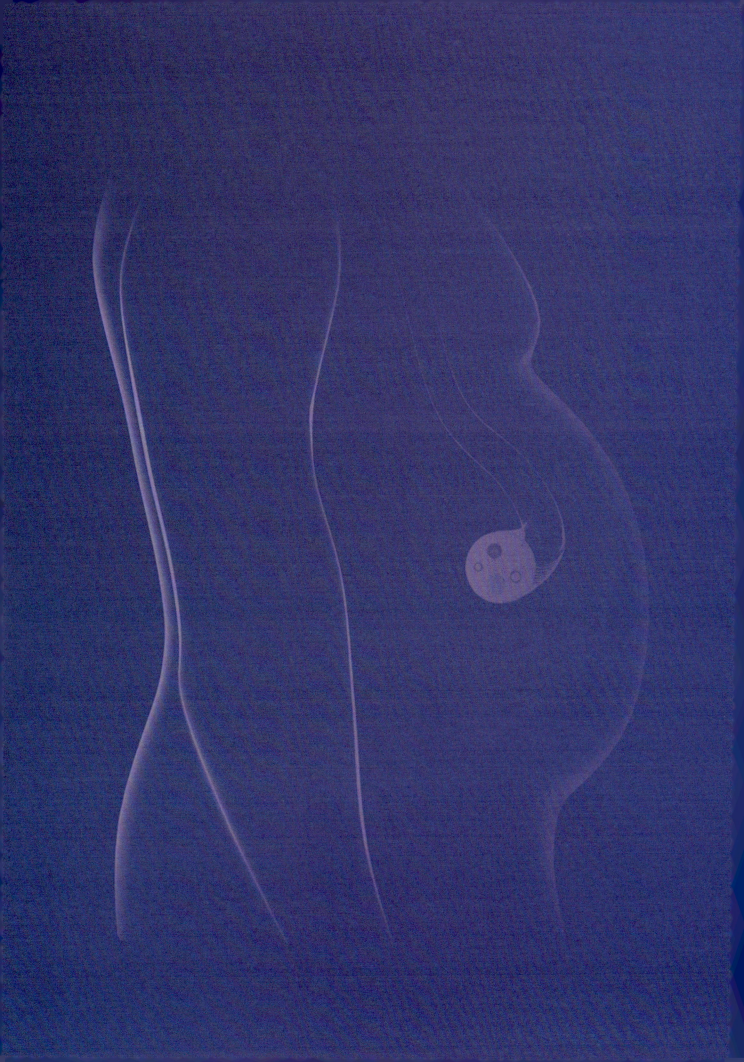

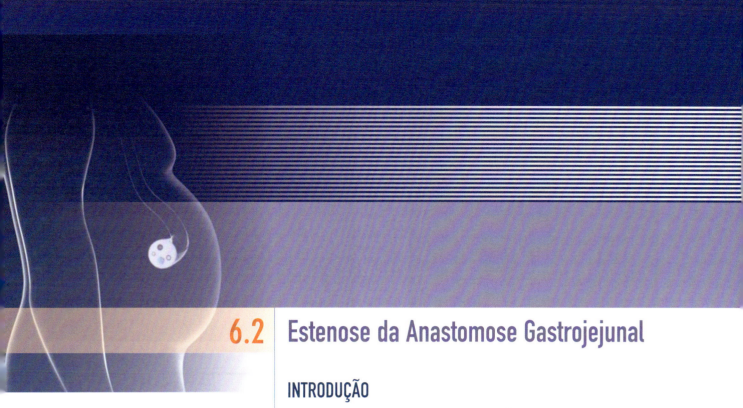

6.2 Estenose da Anastomose Gastrojejunal

INTRODUÇÃO

A derivação gástrica em Y de Roux (*bypass* gástrico) por via laparoscópica é uma das cirurgias mais realizadas para tratamento da obesidade. Nessa técnica, o estômago é grampeado e seccionado, formando um pequeno reservatório junto à cárdia, chamado bolsa gástrica. Todo o restante do estômago, o duodeno e parte do jejuno proximal ficam excluídos do trânsito alimentar, o qual é reconstituído com uma anastomose terminolateral, menos comumente terminoterminal, entre a bolsa gástrica e uma alça exclusa em Y de Roux.[1]

À endoscopia, a bolsa gástrica inicia-se logo abaixo da transição esofagogástrica. A tendência atual é fazer uma bolsa gástrica pequena (em torno de 4 a 6 cm) e uma anastomose calibrada, com diâmetro aproximado entre 10 e 12 mm (Figura 6.2.1 e 6.2.2), visando a limitar o esvaziamento da bolsa e maximizar o efeito restritivo da cirurgia.

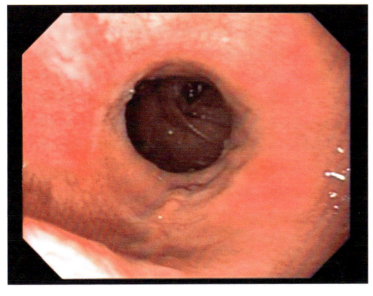

FIGURA 6.2. Bolsa gástrica no *bypass* gástrico.

Luiz Claudio Miranda da Rocha
Thiago Arantes de Carvalho Visconti

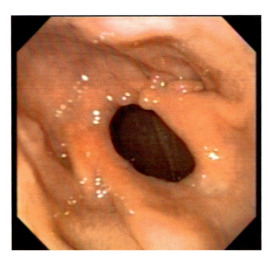

FIGURA 6.2.2 Anastomose gastrojejunal normal no *bypass* gástrico.

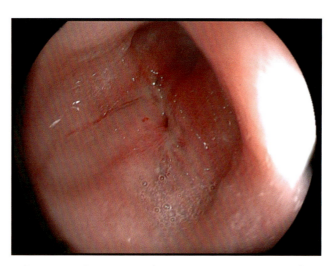

FIGURA 6.2.3 Estenose da anastomose gastrojeujnal no *bypass* gástrico.

CONCEITO

Nos casos de estenose da anastomose gastrojejunal, o paciente apresentará dificuldade de alimentação (especialmente alimentos sólidos), náuseas, vômitos e, às vezes, disfagia entre 4 e 10 semanas após a cirurgia.[2,3] Raramente esses sintomas se manifestam tardiamente.

O estudo radiológico com contraste mostra dificuldade de esvaziamento da bolsa e um estreitamento variável na passagem para a alça intestinal.[4] Apesar de a estenose poder ser identificada no exame radiológico contrastado, o exame endoscópico é preferível, pois a visualização direta tem alta sensibilidade.

A estenose é definida quando a anastomose é anular, fibrótica e de calibre puntiforme, impedindo a passagem do aparelho (Figura 6.2.3), ou quando o diâmetro é inferior a 10 mm, conferindo dificuldade na passagem do endoscópio (Figura 6.2.4).[5,6] Em casos específicos, além do aspecto endoscópico, as queixas do paciente devem ser consideradas e a definição será clínica.

A incidência dessa complicação varia de 3 a 12% em alguns estudos e de 6 até 19% em outros.[7,8] Essa variação é explicada, em parte, pelas diferenças da técnica.[9] Na derivação gástrica sem anel, procura-se fazer uma anastomose com menor calibre, de modo que a incidência de estenose é ligeiramente maior se comparada à clássica cirurgia de Capella.[3]

No acesso laparoscópico a incidência é maior (5 a 12%) do que na cirurgia aberta (3 a 5%).[8,10] Além disso, a estenose ocorre mais comumente quando se usa o *stapler* circular, se comparado ao linear. Decorre, em geral, de complicações da técnica cirúrgica, como deiscência, hematoma ou ulceração, processos resolvidos com fibro-

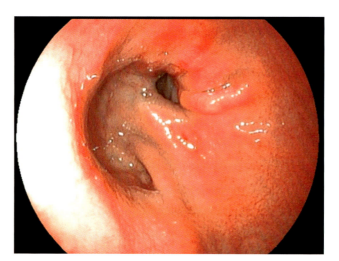

FIGURA 6.2.4 Anastomose gastrojejunal com diâmetro diminuído.

se e retração.[5,4,11] Além disso, pode estar associada à cicatrização de úlcera marginal e manifestar-se tardiamente, após 90 dias da cirurgia.

TRATAMENTO ENDOSCÓPICO

O tratamento é endoscópico, com dilatação feita com balões pneumáticos utilizados pelo canal operatório do endoscópio e que permitem ou não a passagem de fio-guia.[11-13] A passagem do balão pela estenose é facilitada pelo eixo da alça intestinal, pela passagem de fio-guia e, eventualmente, pela utilização de fluoroscopia.

Nos casos em que não é possível a passagem do aparelho, deve-se ter cautela ao passar o balão por uma estenose puntiforme, pois distal à estenose tem-se a alça aferente, que é cega, e a face intestinal da anastomose.[5,14]

Assim, para evitar complicações como perfuração, que ocorrem em média de 2,2% dos casos,[11] o fio-guia deve ser insinuado pela estenose e alojado preferencialmente na alça eferente. Depois que o fio-guia está bem alojado distalmente, passa-se o balão suavemente, posicionando-o para dilatação.

Essa técnica dispensa o uso da fluoroscopia e minimiza a chance de perfuração na alça intestinal, que pode ocorrer na tentativa de passagem do balão às cegas, sem orientação de fio-guia (Figuras 6.2.5 a 6.2.10).[15]

Normalmente, a dilatação inicial, mesmo nas estenoses puntiformes, pode chegar até 15 mm.[14,15] No entanto, a dilatação progressiva, de até 12 mm na primeira sessão e de até 13,5 a 15 mm nas sessões subsequentes, realizadas após 7 ou 15 dias, parece ser mais segura, com menor índice de complicações.[11]

Alguns autores discutem a necessidade de realizar dilatações graduais em duas ou três sessões, a fim de minimizar o risco de perfuração, e sugerem realizar o procedimento com balão hidrostático de dilatação progressiva, de 12, 13,5 e 15 mm de diâmetro em uma única sessão, atingindo 15 mm, mesmo na estenose puntiforme, e fazendo revisão clínica e endoscópica com 10 dias.[14,16] Às vezes, é possível monitorar a dilatação aproximando o endoscópio do balão e visualizando a linha de anastomose (Figuras 6.2.11 e 6.2.12) sendo rompida, com pequena laceração e sangramento (Figura 6.2.13). Nesse momento, retira-se o balão e avalia-se o aspecto final (Figura 6.2.14).

Na derivação gástrica sem anel, alguns autores recomendam não ultrapassar 12 a 13 mm na dilatação, considerando a possibilidade de resultar em uma anastomose muito ampla, o que poderia ter influência na perda de

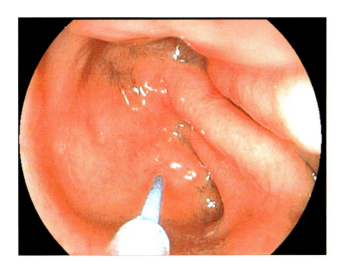

FIGURA 6.2.5 Balão de dilatação posicionado.

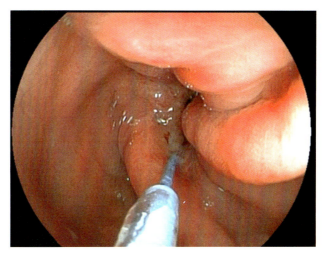

FIGURA 6.2.7 Fio guia posicionado em direção a alça eferente.

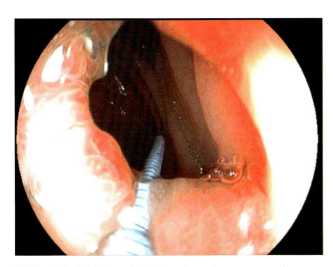

FIGURA 6.2.6 Fio guia insinuado pela estenose da anastomose.

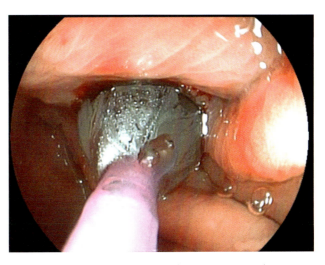

FIGURA 6.2.8 Balão posicionada na estenose da anastomose e início da dilatação.

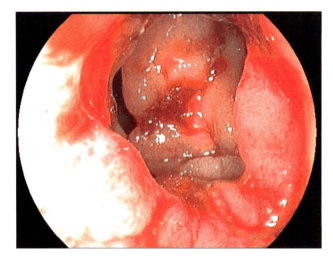

FIGURA 6.2.9 Anastomose pós dilatação.

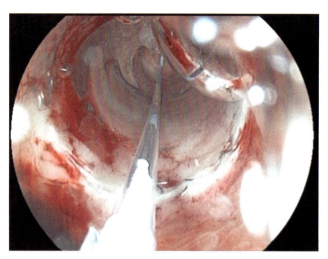

FIGURA 6.2.12 Rompimento da linha anastomose.

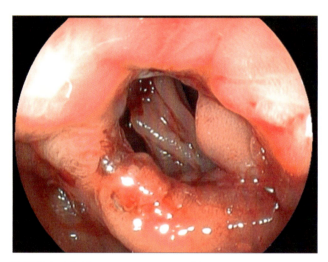

FIGURA 6.2.10 Anastomose pós dilatação.

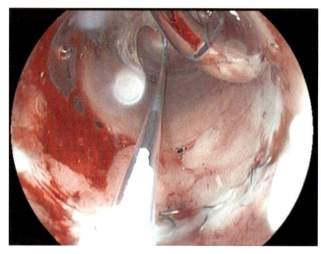

FIGURA 6.2.13 Laceração na linha de anastomose.

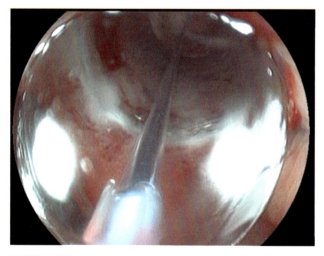

FIGURA 6.2.11 Linha da anastomose vista através do balão no momento da dilatação.

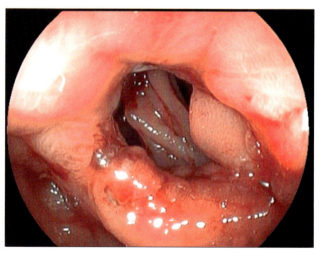

FIGURA 6.2.14 Anastomose dilatada.

peso em longo prazo.[17,18] É controverso se uma dilatação de até 15 ou 16 mm pode levar a ganho de peso ou perda insatisfatória. Existe um estudo em que a dilatação até 15 mm não foi associada a problemas com o peso e reduziu o número de sessões de dilatação.[12] Também é relatada dilatação com os dilatadores de Savary-Gilliard e, em revisão que comparou os dois métodos, o resultado foi semelhante, com necessidade de duas ou três sessões e taxa de complicações de 3%.[11] No entanto, a dilatação progressiva com balão guiado, especialmente nas estenoses puntiformes, parece ser mais segura e efetiva,[5,14,19] sendo, sem dúvida, o método mais indicado. A maioria dos casos é resolvida em duas ou, no máximo, três sessões, com índice de resolução de 95 a 100%.[11,12,13,16,19]

A Tabela 6.2.1 mostra resultados de séries de casos de tratamento da estenose da anastomose gastrojejunal tratados por dilatação endoscópica.[16] Dados limitados sugerem que estenoses tardias, após 90 dias, normalmente

promovidas por processo cicatricial de úlcera marginal ou corpo estranho, estão associadas à maior chance de falha no tratamento endoscópico.[20] Outros fatores associados à falha no tratamento são presença de segmento isquêmico e fístula.

Complicações como perfuração e sangramento estão associadas ao número de dilatações, ao segmento isquêmico e a sangramento.[21] Raramente, é necessária injeção local de corticosteroide ou estenotomia, embora essas técnicas devam ser consideradas na falha terapêutica após 4 a 6 sessões.[16,22] Há relatos do uso de próteses metálicas autoexpansíveis totalmente revestidas para o tratamento de estenoses refratárias, com 12,5% de resposta em 16 pacientes e com 47% de taxa de migração.[23,24] O uso de próteses especialmente desenhadas para cirurgia bariátrica pode aumentar a taxa de sucesso e diminuir as complicações.

Tabela 6.2.1 Resumo de séries publicadas sobre dilatação com balão em estenose gastrojejunal após *bypass* gástrico em Y de Roux.

Estudo	Taxa de estenose (%)	Tempo ao diagnóstico	Sucesso	Número de sessões	Diâmetro do balão	Taxa de perfuração por paciente	Outros achados
Carrodeguas *et al.*, 2006[3]	94/1291 (7,3%)	52,7 dias (20-194)	99%	Entre 1 e 4	Até 16,5 mm	2,1%	-
Peifer *et al.*, 2007[12]	43/801 (5,4%)	49,7 dias (24-197)	100%	96% em < 3	Entre 9 e 20 mm	0%	Aumento do risco de estenose em cirurgia aberta
Ukleja, 2008[13]	61/1012 (6,0%)	2 meses (1-6)	95%	Média = 2,3 (1-5)	Entre 6 e 18 mm	4,9%	Risco para perfuração: diabetes, hipertensão, obesidade grau 3
Mathew *et al.*, 2009[25]	58/888 (6,5%)	66,2 dias (12-365)	93%	Média = 2,2 (1-7)	Até 12 mm em 90%	3.2%	Aumento do risco de estenose em cirurgia laparoscópica
Da Costa *et al.*, 2011[26]	105/1330 (7,8%)	2,7 meses (1-9)	100%	Média = 2,2 (1-4)	Entre 8 e 20 mm	1,8%	Mais dilatações em estenoses precoces e puntiformes
Yimcharoen *et al.*, 2012[20]	55/929 (5,9%)	46 < 90 dias 25 > 90 dias	84.7%	Média = 2,3 (1-15)	Entre 8 e 18 mm	1,3%	Insucesso maior da dilatação em estenoses tardias

Fonte: Adaptada de Eisendrath e Deviere, 2015.[16]

COMPLICAÇÕES

As taxas de complicações da dilatação são baixas, entre 2 e 4%.[19,21,27] A perfuração corresponde à principal complicação e é também a mais temida. Na maioria dos casos, o tratamento endoscópico e conservador, com colocação de clipes metálicos, jejum e antibioticoterapia intravenosa, é suficiente para o tratamento, embora uma parcela dos pacientes possa necessitar de tratamento cirúrgico, variando de 0 até 38%.[19,27]

De Moura et al.[21] avaliaram 64 pacientes com estenose da anastomose gastrojejunal submetidos à dilatação endoscópica com balão hidrostático. A ocorrência de perfuração foi relacionada a maior número de necessidade de dilatações ($p < 0,3$) e a estenoses isquêmicas ($p < 0,001$). Sangramento foi relacionado a estenoses isquêmicas ($p = 0,047$) e falha no tratamento foi associada a segmentos isquêmicos ($p = 0,02$) e fístulas ($p = 0,032$).

Refratariedade à dilatação e tratamentos alternativos

As estenoses refratárias ao tratamento dilatador devem ser consideradas após quatro sessões consecutivas de dilatação sem melhora dos sintomas disfágicos ou com impossibilidade de manutenção de um calibre adequado da anastomose.[21] A impossibilidade de continuidade da terapia devido a complicações graves (p. ex., perfuração) também deve ser considerada falha no tratamento.

A literatura disponível não fornece dados suficientes e de alta qualidade para definição da melhor maneira de tratar as estenoses refratárias após *bypass* gástrico. As técnicas utilizadas são derivadas da experiência com estenoses de anastomoses esofágicas (esofagogástrica, esofagojejunal e esofagocólica), como estenotomia e injeção intralesional de corticoesteroides. A utilização de próteses metálicas auto-expansíveis e de aposição de lúmen tem sido descrita nos últimos anos, com resultados variados.

Para a realização da estenotomia, o endoscópio é posicionado proximalmente à estenose e incisões radiais são realizadas em todos os quadrantes até a remoção completa do anel fibrótico, feita com um estilete endoscópico. A profundidade das incisões não deve ultrapassar 4 mm e é preciso ter cuidado com a parede jejunal após a anastomose, por ser mais fina que a parede gástrica, evitando perfurações. A incisões radiais podem ser conectadas pelo estilete para a remoção completa do anel fibrótico.[28]

Os cuidados após a estenotomia são os mesmos da dilatação. O paciente deve ser observado por algumas horas e, se não houver sinais de complicações, pode ser liberado com dieta líquida e progressão para alimentos sólidos, conforme aceitação. O procedimento pode ser realizado novamente se houver recidiva da disfagia.[28,29]

Muto et al.[28] avaliaram retrospectivamente 32 pacientes submetidos a tratamento com estenotomia de estenoses refratárias de anastomoses esofágicas. Em 4 semanas, 93,8% dos pacientes apresentavam melhora da disfagia; em 12 meses, 62% eram capazes de ingerir dietas sólidas. Duas perfurações puntiformes foram observadas (3,5% dos procedimentos), sendo tratadas conservadoramente com jejum e antibioticoterapia intravenosa.

A injeção intralesional de corticosteroides também é derivada da experiência com estenoses esofágicas. Deve ser realizada a injeção de 10 mg de triancinolona acetonida em cada quadrante da estenose, imediatamente após a dilatação, nos locais de laceração da mucosa. Hanaoka et al.[30] avaliaram 65 pacientes em estudo randomizado comparando a injeção de corticosteroide após a dilatação com apenas dilatação em estenoses de anastomoses esofágicas. No grupo do corticosteroide, 39% dos pacientes se mantiveram sem recidiva após 6 meses, enquanto no grupo da dilatação essa taxa foi de 16% ($p < 0,01$). O número mediano de dilatações necessárias para o tratamento no grupo da triancinolona foi de 2,0, enquanto no grupo da dilatação foi de 4,0 ($p < 0,001$).

A tendência da utilização de próteses para o tratamento de estenoses refratárias é baseada no sucesso e nos anos de experiência no tratamento de estenoses esofágicas tumorais, obstrução maligna do esvaziamento gástrico e estenoses anastomóticas após ressecções esofágicas. As altas taxas de migração parecem impedir a utilização de próteses metálicas esofágicas totalmente recobertas para o tratamento definitivo das estenoses gastrojejunais, sendo necessária a realização de cirurgia para a retirada das próteses migradas e impactadas.

Todavia, a literatura ainda é discordante. Eubanks *et al.*[31] obtiveram bons resultados ao demonstrar retrospectivamente seis pacientes com estenoses que não responderam a pelo menos duas sessões de dilatação. Foram colocadas próteses metálicas autoexpansíveis totalmente recobertas, entre 16 e 21 mm de diâmetro, logo após a dilatação com balão hidrostático de 18 mm. Dos seis pacientes, cinco apresentaram resolução dos sintomas e um precisou de tratamento cirúrgico. O tempo médio de permanência da prótese foi de 7 dias. Puig *et al.*,[23] por sua vez, obtiveram apenas 12,5% de resposta em 16 pacientes, com 47% de taxa de migração, sendo necessário realizar cirurgia em 30% dos casos de migração.

Outros trabalhos também sustentam que a utilização de próteses esofágicas não é factível em virtude das altas taxa de migração, mesmo quando se utiliza fixação com clipes endoscópicos. Marcotte *et al.*[32] relataram dois casos de migração precoce de próteses; em um deles, a prótese impactou na anastomose jejunojejunal e foi necessário fazer cirurgia para retirá-la.

As próteses metálicas com aposição de lúmen têm sido descritas com sucesso para o tratamento das estenoses gastrojejunais refratárias à dilatação, com menores taxas de migração. Inicialmente idealizada e autorizada para a drenagem de pseudocistos, suas extremidades/flanges mais largas são atrativas para a utilização em outros locais do trato gastrintestinal, devido às suas menores taxas teóricas de migração. Para a utilização da LAMS (*lumen-apposing metal stents*), as estenoses devem ser curtas (menores que 1 cm). Logo após a colocação da prótese, deve-se realizar sua dilatação com balão hidrostático.

Os casos descritos foram observados em estenoses puntiformes, com sucesso clínico e ausência de migração. O tempo de manutenção da prótese não está definido, variando de 2 a 6 meses.[33-35] Entretanto, a taxa de migração não é nula ao se utilizar LAMS.

Bazerbachi *et al.*[36] realizaram uma análise multicêntrica retrospectiva sobre a a utilização de LAMS em estenoses benignas em diferentes localidades do trato gastrintestinal. As estenoses de anastomose gastrojejunal corresponderam a 17 pacientes (34,7%), e a taxa de migração para as estenoses do trato gastrintestinal alto (anastomóticas e não anastomóticas) foi de 11,1%.

REFERÊNCIAS

1. Rocha LCM, Neto MG, Campos J, Dib R. Correlação anatomoendoscópica da cirurgia bariátrica. In: Campos J, Neto MG, Ramos A, Dib R. Endoscopia bariátrica terapêutica: casos clínicos e vídeos. Rio de Janeiro: Revinter; 2014.

2. Wetter A. Role of endoscopy after Roux-en-Y gastric bypass surgery. Gastrointest Endosc. 2007;66(2):253-5.

3. Carrodeguas L, Szomstein S, Zundel N, Lo Menzo E, Rosenthal R. Gastrojejunal anastomotic strictures following laparoscopic Roux-en-Y gastric bypass surgery: analysis of 1291 patients. Sur Obes Relat Dis. 2006;2(2):92-7.

4. Mathus-Vliegen EMH. The role of endoscopy in bariatric surgery. Best Pract Res Clin Gastroenterol. 2008;22(4):839-64.

5. Kumar N, Thompson CC. Endoscopic management of complications after gastrointestinal weight loss surgery. Clin Gastroenterol Hepatol. 2013;11(4):343-53.

6. da Rocha LCM, Ayub Pérez OA, Arantes V. Endoscopic management of bariatric surgery complications: what the gastroenterologist should know. Rev Gastroenterol Mex. 2016(1);81:35-47.

7. Csendes A, Burgos AM, Burdiles P. Incidence of anastomotic strictures after gastric bypass: a prospective consecutive routine endoscopic study 1 month and 17 months after surgery in 441 patients with morbid obesity. Obes Surg. 2009;19(3):269-73.

8. Higa K, Ho T, Tercero F, Yunus T, Boone KB. Laparoscopic Roux-en-Y gastric bypass: 10-year follow-up. Surg Obes Relat Dis. 2011;7(4):516-25.

9. Madan AK, Harper JL, Tichansky DS. Techniques of laparoscopic gastric bypass: on-line survey of American Society for Bariatric Surgery practicing surgeons. Surg Obes Relat Dis. 2008;4(2):166-72.

10. Smith SC, Edwards CB, Goodman GN, Halversen RC, Simper SC. Open vs laparoscopic Roux-en-Y gastric bypass: comparasion of operative morbidity and mortality. Obes Surg. 2004;14(1):73-6.

11. Potack J. Management of post bariatric surgery anastomotic strictures. Tech Gastrointest Endosc. 2010;12(3):136-40.

12. Peifer KJ, Shiels AJ, Azar R, Rivera RE, Eagon JC, Jonnalagadda S. Successful endoscopic management of gastrojejunal anastomotic strictures after Roux-en-Y gastric bypass. Gastrointest Endosc. 2007;66(2):248-52.

13. Ukleja A, Afonso BB, Pimentel R, Szomstein S, Rosenthal R. Outcome of endoscopic ballon dilation of strictures after laparoscopic gastric bypass. Surg Endosc, 2008;22(8):1746-50.

14. Rocha LCM, Mansur G, Galvão-Neto MG, Dib R. Estenose puntiforme de anastomose após BGYR: dilatação endoscópica In: Campos J, Neto MG, Ramos A, Dib R. Endoscopia bariátrica terapêutica: casos clínicos e vídeos. Rio de Janeiro: Revinter; 2014.

15. Espinel J, De-La-Cruz JL, Pinedo E, Canga J, De-la-Cruz F. Stenosis in laparoscopic gastric bypass: management by endoscopic dilation without fluoroscopic guidance. Rev Esp Enferm Dig. 2011;103(10):508-10.

16. Eisendrath P, Deviere J. Major complications of bariatric surgery: endoscopy as first-line treatment. Nat Rev Gastroenterol Hepatol. 2015;12(12):701-10.

17. Cottam DR, Fisher B, Sridhar V, Atkinson J, Dallal R. The effect of stoma size on weight loss after laparoscopic gastric bypass surgery: results of a blinded randomized controlled trial. Obes Surg 2009;19(1):13-7.

18. Ryskina KL, Miller KM, Aisenberg J, Herron DM, Kini SU. Routine management of stricture after gastric bypass and predictors of subsequent weigth loss. Surg Endosc. 2010;24(3):554-60.

19. Caro L, Sanchez C, Rodriguez P, Bosch J. Endoscopic balloon dilation of anastomotic strictures occurring after laparoscopic gastric bypass for morbid obesity. Dig Dis. 2008;26(4):314-7.

20. Yimcharoen P, Heneghan H, Chand B, Talarico JA, Tariq N, Kroh M et al. Successful management of gastrojejunal strictures after gastric bypass: is timing important? Surg Obes Relat. 2012;8(2):151-7.

21. de Moura EGH, Orso IRB, Aurelio EF, de Moura ETH, Santo MA. Factors associated with complications or failure of endoscopic ballon dilation of anastomotic stricture secondary to Roux-enY gastric bypass surgery. Surg Obes Relat Dis. 2016;12(3):582-6.

22. Kumbhari V, Cai JX, Schweitzer MA. Endoscopic management of bariatric surgical complications. Curr Opin Gastroenterol. 2015;31(5):359-67.

23. Puig CA, Waked TM, Baron TH, Wong Kee Song LM, et al. The role of endoscopic stents in the management of chronic anastomotic and staple line leaks and chronic strictures after bariatric surgery. Surg Obes Relat Dis. 2014;10(4):613-7.

24. Cai JX, Schweitzer MA, Kumbhari V. Endoscopic management of bariatric surgery complications. Surg Laparosc Endosc Percutan Tech. 2016;26:93-101.

25. Mathew A, Veliuona MA, DePalma FJ, Cooney RN. Gastrojejunal stricture after gastric bypass and efficacy of endoscopic intervention. Dig Dis Sci. 2009;54(9):1971-8.

26. Da Costa M, Mata A, Espinos J, Vila V, Roca JM, Turró J et al. Endoscopic dilation of gastrojejunal anastomotic strictures after laparoscopic gastric bypass. Predictors of initial failure. Obes Surg. 2011;21(1):36-41.

27. Baumann AJ, Mramba LK, Hawkins RB, Carpenter AM, Fleisher MS, Ayzengart AL et al. Endoscopic dilation of bariatric RNY anastomotic strictures: a systematic review and meta-analysis. Obes Surg. 2018;28(12):4053-63.

28. Muto M, Ezoe Y, Yano T, Ayoama I, Yoda M, Minashi K et al. Usefulness of endoscopic radial incision and cutting method for refractory esophagogastric anastomotic stricture (with video). Gastrointest Endosc. 2012;75(5):965-72.

29. Hordijk ML, Siersema PD, Tilanus HW, Kuipers EJ. Electrocautery therapy for refractory anastomotic strictures of the esophagus. Gastrointest Endosc. 2006;63(1):157-63.

30. Hanaoka N, Ishihara R, Motoori M, Takeuchi Y, Uedo N, Matsuura N et al. Endoscopic balloon dilation followed by intralesional steroid injection for anastomotic strictures after esophagectomy: a randomized controlled trial. Am J Gastroenterol. 2018;113(10):1468-74.

31. Eubanks S, Edwards CA, Fearing NM, Ramaswamy A, de la Torre RA, Thaler KJ et al. Use of endoscopic stents to treat anastomotic complications after bariatric surgery. J Am Coll Surg. 2008;206(5):935-8.

32. Marcotte E, Comeau É, Meziat-Burdin A, Ménard C, Rateb G. Early migration of fully covered double--layered metallic stents for post-gastric bypass anastomotic strictures. Int J Surg Case Rep. 2012;3(7):283-6.

33. Kumbhari V, Tieu AH, Ngamruengphong S, Aguila G, Schweitzer MA, Khashab MA et al. Endoscopic management of stomal stenosis after Roux-en-Y gastric bypass. Gastrointest Endosc. 2015;82(4):747.

34. Tyberg A, Desai A, Zerbo S, Nieto J, Kahaleh M. Endoscopic management of an anastomotic stricture using a lumen-apposing metal stent. Gastrointest Endosc. 2016;83(2):464-5.

35. Mansoor MS, Tejada J, Parsa NA, Yoon E, Hida S. Off label use of lumen-apposing metal stent for persistent gastro-jejunal anastomotic stricture. World J Gastrointest Endosc. 2018;10(6):117-20.

36. Bazerbachi F, Heffley J, Abu Dayyeh B, Nieto J, Vargas EJ, Sawas Tet al. Safety and efficacy of coaxial lumen-apposing metal stents in the management of refractory gastrointestinal luminal strictures: a multicenter study. Endosc Int Open. 2017;5(9):E861-7.

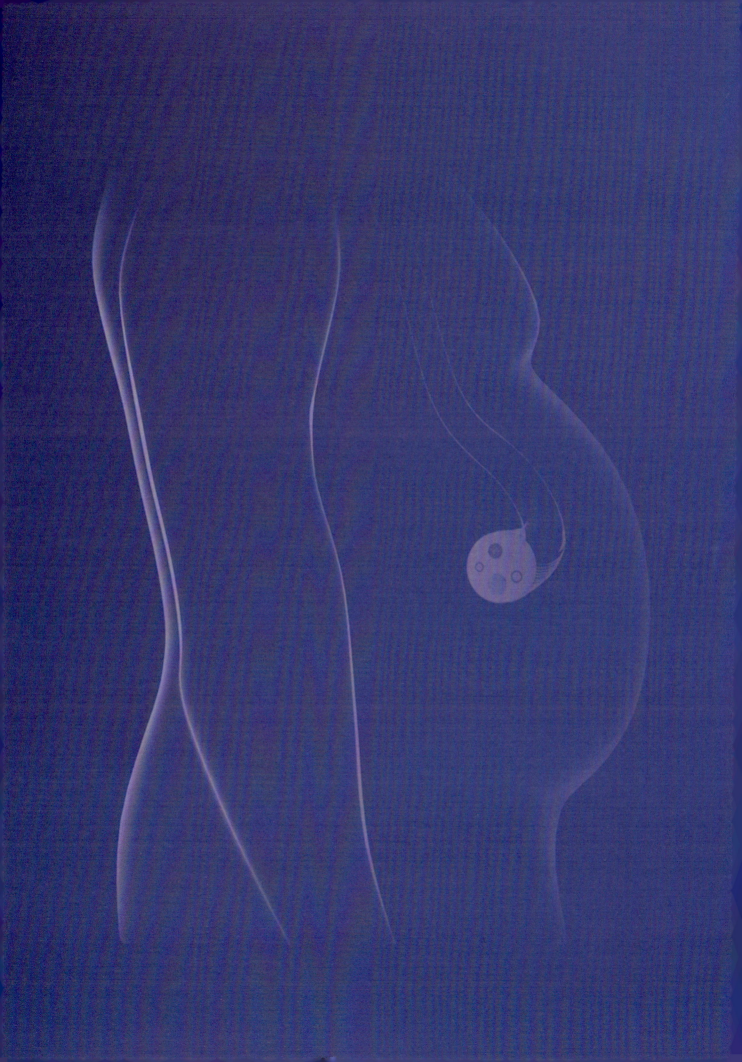

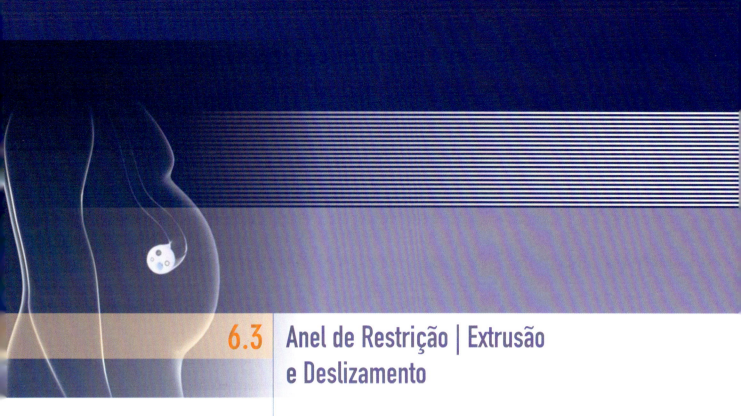

6.3 Anel de Restrição | Extrusão e Deslizamento

INTRODUÇÃO

O uso de anéis e bandas de restrição associados à gastroplastia para perda de peso se estabeleceu na década de 1980 e provou superioridade na perda ponderal persistente.[1] Os materiais protéticos evoluíram e, atualmente, contam com uma grande gama de opções, incluindo diversos tipos de bandas e anéis, como Lap-band, banda de Dacron ou Gore-tex e anel de Silastic.[2] No Brasil, a técnica mais popular é a colocação de anel restritivo de Silastic. Contudo, seu uso vem sendo paulatinamente dispensado, em virtude da ocorrência de complicações adicionais ao procedimento cirúrgico.

Este capítulo abordará o manejo endoscópico dos efeitos adversos associados a anéis de restrição.

COMPLICAÇÕES

Uma das mais frequentes complicações é o deslizamento do anel, caracterizado por seu deslocamento parcial ou total, determinando graus variáveis de obstrução ao trânsito alimentar. O deslizamento total é mais grave e costuma cursar com dor abdominal intensa, vômitos e desidratação causados pela obstrução da alça intestinal abaixo da anastomose. O achado endoscópico inclui dilatação de bolsa gástrica a montante, estase alimentar ou salivar e posição lateralizada/verticalizada do anel. Já o deslizamento parcial cursa com sintomas mais brandos, incluindo eructação e vômitos. Sob visão endoscópica, há discreta distorção da anatomia, mas que não impede a transposição do aparelho.[3]

Independentemente do quadro clínico, o tratamento indicado é a remoção do anel, pois há risco de isquemia da bolsa gástrica ou de alças de intestino delgado, além de outras complicações relacionadas aos vômitos persistentes, como desidratação e distúrbios hidreletrolíticos.[4-6]

O diagnóstico é definido por estudo radiológico contrastado (Figura 6.3.1), seja radiográfico, seja tomográfico.

Flávio Coelho Ferreira
João Paulo de Souza Pontual
Josemberg Marins Campos

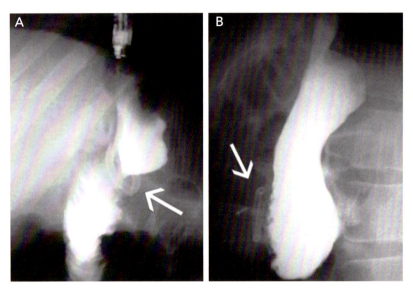

FIGURA 6.3.1 Imagens radiológicas de deslizamento de anel restritor. (A) Deslizamento parcial. (B) Deslizamento total; detalhe para a distensão da bolsa gástrica e a angulação do anel.

Outra complicação é a erosão do anel para a luz gástrica (Figura 6.3.2), secundária à reação inflamatória entre a parede gástrica e o anel. O processo culmina na extrusão parcial ou total do corpo estranho para a luz gástrica. Os sintomas associados são reganho de peso, queixas obstrutivas, dor e sangramento. A incidência varia de 0,97% a 5,53%.[2]

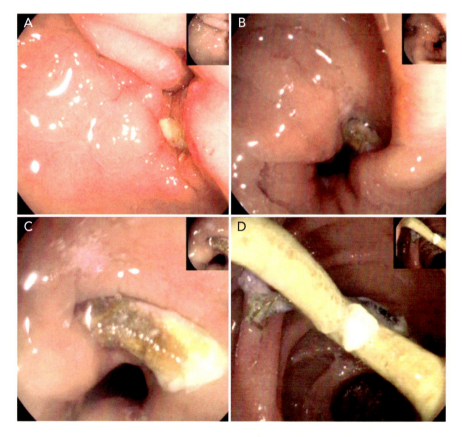

FIGURA 6.3.2 Erosão intragástrica de anel restritor. Erosão incipiente (A, B, C) e extensa (D).

O anel está associado a perda de peso maior e mais duradoura nos primeiros 5 anos, de acordo com Lemmens.[7] Contudo, também está associado a uma incidência de vômitos 3 vezes maior que em pacientes submetidos a *bypass* em Y de Roux (BGYR) sem anel.[8]

Erosão intragástrica

A pressão contínua do anel sobre a bolsa gástrica pode causar isquemia crônica da parede compreendida entre ambos, determinando posterior ulceração e exposição de parte do anel redutor. Esse processo é lento e permite que seja estabelecido um bloqueio inflamatório na região perigástrica, incluindo o anel, evitando vazamento livre e, consequentemente, proporcionando proteção para a realização da remoção endoscópica.[9]

Devido ao risco de sangramento, alguns autores recomendam postergar a remoção endoscópica do anel quando o segmento exposto é inferior a 30%, sugerindo manter o paciente em uso de inibidor de bomba de prótons e programar a remoção endoscópica quando houver maior erosão do anel.[10] Esse parâmetro é subjetivo, assim como o tempo de espera para a remoção, que pode ser feita após 2 ou mais semanas, respeitando a experiência da equipe.

Remoção com tesoura

A técnica é simples e consiste na secção do anel e do fio com auxílio de tesoura endoscópica. Embora não seja essencial, a utilização de aparelhos de duplo canal facilita o procedimento, visto que permite melhor mobilização do anel e evita que ele deslize enquanto são realizadas as incisões da tesoura.

Em alguns casos, é possível mobilizar o anel com auxílio de pinça de corpo estranho a fim de expor o fio e facilitar o corte seguido da remoção. Durante o procedimento, deve-se manter o endoscópio próximo do anel e exercer pressão da tesoura em direção ao anel para que ele não escape quando a ponta da tesoura for fechada. Podem ser necessárias várias tentativas sobre o mesmo ponto até a completa secção do anel, o qual, a seguir, é removido com auxílio de pinça de corpo estranho (Figura 6.3.3).

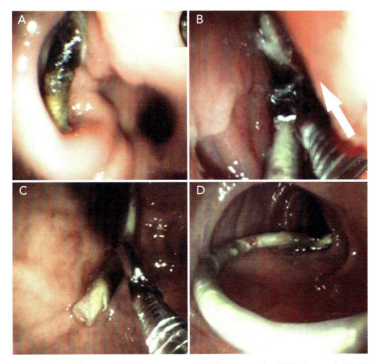

FIGURA 6.3.3 Remoção de anel com tesoura. **(A)** Erosão de cerca de 30% do anel. **(B)** Tesoura seccionando o anel; detalhe para a direção da pressão exercida para que ele não se desloque. **(C)** Anel roto sendo capturado por pinça de corpo estranho. **(D)** Anel aberto na alça jejunal.

Existe um modelo de tesoura bariátrica, desenvolvido com o auxílio dos professores Josemberg Campos e Manoel Galvão Neto, que torna a secção do anel mais fácil, pois suas lâminas formam um arco que apreende o anel, dificultando seu deslocamento (Figura 6.3.4).

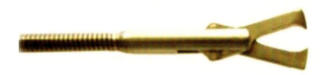

FIGURA 6.3.4 Tesoura bariátrica; detalhe para a lâmina de corte em forma de garra, conferindo maior estabilidade no corte.

Remoção com cortador de banda gástrica/plasma de argônio

O modelo de anel de restrição mais utilizado é feito de silicone, porém existem materiais mais resistentes empregados na confecção de anéis como tela de Marlex (feita de polipropileno) e Gore-Tex, dificultando ou impedindo a secção com tesoura. Há também relatos sobre o uso de plasma de argônio como complementação para secção de anel.

Shehab *et al.*[11] descreveram remoção endoscópica de anel de Marlex e Gore-Tex com a utilização de plasma de argônio em 90 W de potência e 1,5 L/min de fluxo, obtendo sucesso em três pacientes. Apesar de incomum, é uma alternativa para casos desafiadores.

Outra opção para remoção de anel de restrição é a utilização de cortador de banda gástrica ou um litotriptor de emergência tipo Soehendra. Ambos consistem no mesmo princípio de envolver um fio-guia metálico flexível ao redor do anel e comprimi-lo gradativamente com uma bainha metálica circular acoplada a uma manopla externa.[12] O Capítulo 6.1 aborda essa técnica com mais detalhes.

Deslizamento e intolerância ao anel

O anel restritor determina redução do calibre da bolsa gástrica, podendo causar vômitos e intolerância alimentar, mesmo estando no diâmetro adequado. Recomenda-se a dilatação ou remoção do anel quando há desnutrição ou impacto negativo na qualidade de vida do paciente, apesar de este seguir adequadamente as orientações nutricionais.[5,13]

Para o tratamento por dilatação endoscópica, não deve haver ulceração da câmara gástrica. Nesse caso, a melhor opção é a remoção direta do anel, conforme descrito anteriormente. Ferraz *et al.*[5] descreveram o tratamento de 63 pacientes com intolerância utilizando dilatação com balão pneumático, com 93,6% casos de sucesso. Dois pacientes (3,2%) apresentaram melhora parcial dos sintomas e outros pacientes foram encaminhados para tratamento cirúrgico, pois não obtiveram redução das queixas. Esse estudo descreve que a dilatação determina a ruptura do fio situado no interior do anel ou que, nos casos sem solução de continuidade, o alargamento do mesmo reduz os sintomas obstrutivos.

Campos *et al.*[3] descreveram o tratamento endoscópico de 35 pacientes com deslizamento de anel e dilatação com balão pneumático de 30 mm. Nos casos de deslizamento completo, foi realizada uma dilatação prévia com balão hidrostático de 20 mm para permitir adequado posicionamento do fio-guia metálico com subsequente dilatação com balão pneumático. Uma média de 1,8 sessões foi necessária,[1-4] sendo observada ruptura do fio em 65,7% dos casos. Nos 34,3% restantes, houve melhora clínica pelo alargamento do fio e consequente aumento do calibre do anel. A taxa de complicações relatada foi de 14,3%, à custa de um quadro de sangramento autolimitado e quatro pacientes que evoluíram com erosão do anel.

Dilatação com balão

Este procedimento pode ser realizado em caráter ambulatorial, sob sedação profunda. O controle radiológico é opcional, mas facilita o posicionamento do balão e permite a confirmação radioscópica da ruptura ou dilatação do anel (Figura 6.3.5). Nos casos de deslizamento total, em que não é possível transpor o anel com o aparelho, a radioscopia permite o posicionamento do fio-guia na alça jejunal com maior segurança.

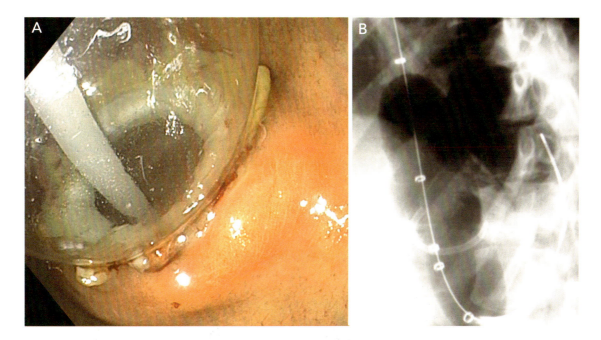

FIGURA 6.3.5 Dilatação de anel com balão pneumático em dois pacientes. **(A)** Visão endoscópica. **(B)** Visão radiológica; detalhe para a perda da cintura do balão.

Inicialmente, posiciona-se um fio-guia de Savary na alça alimentar, seguido de progressão do balão através da anastomose. O balão deve ser insuflado gradualmente, até o máximo de 20 psi, para promover dilatação ou ruptura do fio. Se não houver resposta completa, o procedimento pode ser repetido após 15 dias.[5] Em caso de sangramento, deve-se realizar hemostasia com métodos convencionais, como injeção de solução de adrenalina.

Remoção com uso de prótese

Hookey *et al.*,[14] em 2005, descreveram remoção de anel com auxílio de prótese em um paciente submetido a sessões de dilatação do anel sem melhora sintomática. Os autores observaram que a prótese causou erosão do anel e sua completa migração para o lúmen gástrico, sendo necessário retirá-lo durante a remoção da prótese.

Séries de casos foram descritas com uso de próteses autoexpanssíveis, plásticas ou metálicas totalmente recobertas. Uma das maiores séries descreve o tratamento de 41 pacientes com uso de próteses plásticas curtas (9 cm) para remoção de anel durante 10 a 15 dias, com sucesso em todos os casos. O anel foi removido em conjunto com a prótese em 51,2% dos casos, mas em 17 pacientes (41,5%) houve erosão parcial do anel, que foi removido cerca de 1 mês depois. Três pacientes não retornaram para controle e, posteriormente, relataram migração da prótese e eliminação desta por via retal.

A principal complicação descrita nesta publicação foi a evolução para estenose, com necessidade de dilatação endoscópica em 22% dos pacientes.[13] A incidência elevada de estenose sugere manter controle endoscópico para dilatação precoce, quando necessário, associada ou não à estenostomia.

Técnica

Incialmente, o fio-guia metálico de Savary deve ser posicionado sob visão direta na alça jejunal. Esse material promove melhor sustentação durante o procedimento. Em geral, são utilizados marcadores radiopacos externos sobre os principais pontos de referência (transição esofagogástrica, anel restritor e anastomose gastrojejunal) e a prótese, então, é liberada sob acompanhamento radiológico, posicionando-se o anel em seu terço proximal.[13] O paciente é liberado após a recuperação anestésica, com prescrição de analgésicos e antieméticos. Recomenda-se manter dieta líquida nas primeiras 24 h, progredindo para alimentos sólidos amolecidos.[4]

A remoção da prótese é realizada após 10 a 15 dias, em ambiente ambulatorial, com auxílio de pinça de corpo estranho. O anel pode ser deslocado em conjunto com a prótese ou apresentar migração parcial (Figura 6.3.6); nesses casos, a remoção do anel deve ser realizada após cerca de 30 dias.[6,13]

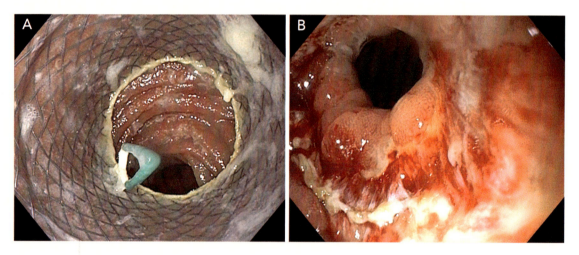

FIGURA 6.3.6 Uso de prótese para remoção de anel. **(A)** Prótese metálica totalmente recoberta. **(B)** Ulceração e erosão intragástrica do anel.

CONSIDERAÇÕES FINAIS

A associação do anel de Silastic à gastroplastia em Y de Roux resulta em maior perda de peso e menor reganho a longo prazo. Esse fato está superposto a uma incidência 3 vezes maior de vômitos e a complicações adicionais associadas à presença do anel.[15] Esses efeitos adversos podem ser um problema presente por muitos anos, devido à natureza tardia de sua apresentação. A endoscopia digestiva estabeleceu uma posição de destaque em seu manejo, devido à eficácia e à segurança dos procedimentos.[12]

A remoção do anel influencia no reganho de peso. Campos et al.[3] acompanharam 39 pacientes por tempo médio de 33 meses, identificando um reganho de peso de 13,3 kg com aumento do IMC de 22,8 kg/m² para 27,6 kg/m². O acompanhamento multidisciplinar deve ser intensificado após a remoção do anel, visando à manutenção da perda de peso conquistada.

PONTOS-CHAVE/*CORE TIPS*

- O uso de anel é controverso, com tendência à indicação mais restrita;
- Erosão, migração e deslizamento são as principais complicações do anel restritor;
- Quadro clínico: dor, náuseas, vômitos pós-alimentares frequentes, sintomas obstrutivos;
- Erosão intragástrica: remoção com tesoura, cortador de banda, plasma de argônio;
- Deslizamento e intolerância: dilatação ou remoção com próteses.

REFERÊNCIAS

1. Capella JF, Capella RF. An assessment of vertical banded gastroplasty-Roux-en-Y gastric bypass for the treatment of morbid obesity. Am J Surg. 2002;183(2):117-23.
2. Fobi M, Lee H, Igwe D, Felahy B, James E, Stanczyk M et al. Band erosion: Incidence, etiology, management and outcome after banded vertical gastric bypass. Obes Surg. 2001;11(6):699-707.
3. Campos JM, Evangelista LF, Ferraz AAB. Treatment of ring slippage after gastric bypass: long-term results after endoscopic dilation with an achalasia balloon (with videos). Gastrointest Endosc. 2010;72(1):44-9.
4. Campos JM, Galvão Neto M, Moura EGH. Endoscopia em cirurgia da obesidade. São Paulo: Santos; 2008.
5. Ferraz A, Campos J, Dib V, Silva LB, Paula PS, Gordejuela A et al. Food intolerance after banded gastric bypass without stenosis: aggressive endoscopic dilation avoids reoperation. Obes Surg. 2013;23(7):959-64.
6. Moon RC, Teixeira AF, Bezerra L, Cristina H, Wahnon A, Campos J et al. Management of bariatric complications using endoscopic stents: a multi-center study. Obes Surg. 2018;28(12):4034-38.
7. Lemmens L. Banded gastric bypass: better long-term results? A cohort study with minimum 5-year follow--up. Obes Surg. 2017;27(4):864-72.
8. Figueiredo Reis GM, Malheiros CA, Savassi-Rocha PR, Cançado Jr OL, Thuler FR, Faria ML et al. Gastric emptying and food tolerance following banded and non-banded roux-en-y gastric bypass. Obes Surg. 2019;29(2):560-8.
9. Galvão Neto M, Souza MG, Grecco ES, Silva T. Erosão intragástrica de anel – remoção com tesoura endoscópica. In: Campos JM, Galvão Neto M, Ramos A, Dib R (eds.). Endoscopia bariátrica e terapêutica. São Paulo: Revinter; 2014.
10. Evangelista DLF, Campos JM, Ferraz AAB. Uso de anillo en bypass gástrico: Ventajas y desventajas. Rev Chilena de Cirurgía. 2009;61(6):571-7.
11. Shehab H, Gawdat K. Endoscopic management of eroded bands following banded-gastric bypass (with video). Obes Surg. 2017;27(7):1804-8.
12. Spann MD, Aher C V, Wayne J, Williams DB. Endoscopic management of erosion after banded bariatric procedures. Surg Obes Relat Dis. 2017;13(11):1875-9.
13. Campos JM, Moon RC, Teixeira AF, Jawad MA, Silva LB, Pernambuco UF et al. Endoscopic treatment of food intolerance after a banded gastric bypass: inducing band erosion for removal using a plastic stent. Endoscopy. 2016;48(6):516-20.
14. Hookey LC, Mehdi A, Le Moine O, Devière J. Removal of a gastroplasty ring. Gastrointest Endosc. 2005;61(4):594.
15. Rasera Jr I, Coelho TH, Ravelli MN, Oliveira MRM, Leite CVS, Naresse LE et al. A comparative, prospective and randomized evaluation of roux-en-y gastric bypass with and without the silastic ring: a 2-year follow up preliminary report on weight loss and quality of life. Obes Surg. 2016;26(4):762-8.

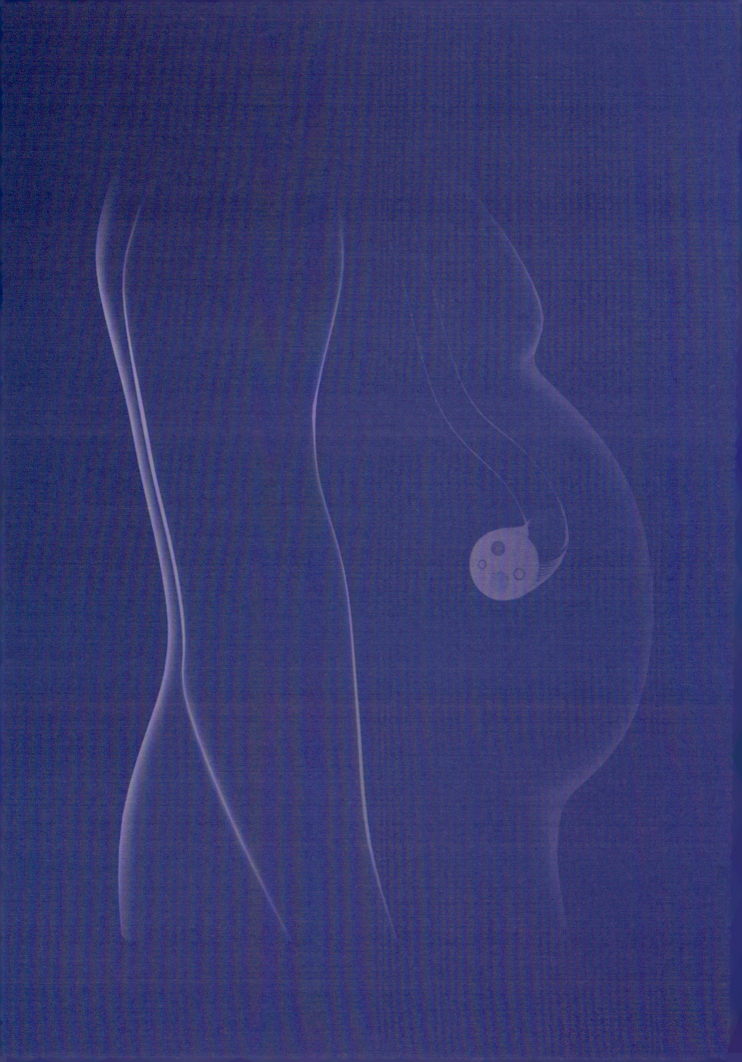

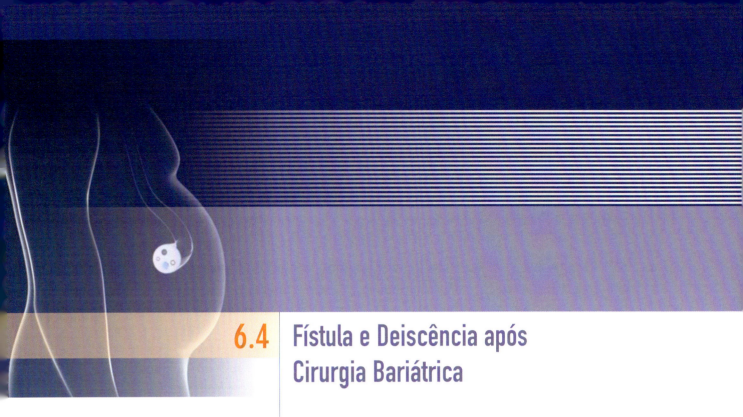

6.4 Fístula e Deiscência após Cirurgia Bariátrica

INTRODUÇÃO

Perfuração, fístula e deiscência são termos frequentemente empregados de forma intercambiável. Contudo, são, de fato, conceitos diferentes.

Perfuração refere-se ao defeito de espessura total aguda no trato gastrintestinal. Já deiscência é a ruptura da anastomose cirúrgica, resultando em uma coleção fluida. E fístula, por sua vez, é a comunicação anormal entre duas superfícies epitelizadas.[1]

INDICAÇÕES E CONTRAINDICAÇÕES

As opções para o manejo da fístula ou deiscência incluem abordagem cirúrgica e/ou endoscópica ou radiológica. Deve-se sempre avaliar a condição clínica do paciente. Instabilidade hemodinâmica correlaciona-se com sinais de sepses e, nessa circunstância, a abordagem cirúrgica é imperiosa, sendo contraindicada a via endoscópica.[2]

Manifestações clínicas de taquicardia, com frequência superior a 120 bpm, dispneia, febre, dor abdominal e intolerância via oral, são fortes indícios de complicações pós-operatórias.

Há outros fatores a serem considerados quando da decisão da terapêutica a ser empregada, incluindo diâmetro e localização do orifício, acessibilidade, presença de contaminação, tempo de diagnóstico, disponibilidade de dispositivos e experiência do executante.

Qualquer que seja a opção escolhida para reparar essa complicação, o manejo deve incluir repouso intestinal, uso de antibióticos apropriados e de inibidores da bomba de prótons, drenagem de coleção associada e manutenção da nutrição.

A European Society of Gastrointestinal Endoscopy (ESGE), em recente publicação, ressalta a importância da abordagem sistemática para o diag-

Eduardo Turiani Hourneaux de Moura

nóstico e o tratamento dessa complicação.[3] A endoscopia deve ser extremamente detalhada, o médico-assistente deve avaliar o perfil clínico à exaustão, e somente junto da complementação por meio de exames laboratoriais e radiológicos (tomografia computadorizada) é que será possível decidir com elevado nível de segurança qual tipo de abordagem que será utilizado, se por via cirúrgica ou endoscópica.

O monitoramento da terapia utilizada, igualmente, permitirá avaliar o sucesso ou fracasso do método, bem como decidir qual será o próximo passo. É importante ressaltar que estudos radiológicos negativos não devem impedir uma exploração cirúrgica se o paciente mantiver taquicardia com frequência superior a 120 bpm.[4]

É fato que a abordagem endoscópica precoce influencia a taxa de resolução da fístula ou deiscência. Sua eficácia clínica chega a 100% quando o tratamento endoscópico é realizado nas primeiras 3 semanas e a 70% após esse período.[5] Nesse sentido, a parceria entre o cirurgião e o médico endoscopista pode interferir positivamente na resolução dessa temida complicação na fase aguda, minimizando a ocorrência de complicações e diminuindo o período de internação hospitalar e os custos envolvidos.

Além disso, na fase tardia ou crônica, é necessário realizar exame endoscópico para afastar ou identificar a ocorrência de septo, dreno intraluminal ou estenose, que são os fatores mantenedores da fístula. Uma vez identificados, deverão ser tratados com as técnicas adequadas.

Deve-se ter em mente que o perigo para a vida do paciente não é a fístula ou deiscência em si, mas o não reconhecimento em tempo hábil e o não tratamento de forma agressiva.

TÉCNICAS CIRÚRGICAS

Derivação gástrica em Y de Roux

Os princípios básicos da execução da gastrectomia com reconstrução através de uma anastomose gastrojejunal em Y de Roux envolvem a confecção de um reservatório gástrico com capacidade de 30 mL do estômago proximal, a anastomose com alça em Y de Roux com 75 a 150 cm de comprimento e a conexão da alça do Roux à alça biliopancreática (BP) para criar um canal comum que deve distar pelo menos 200 cm do ceco.

Essa técnica, atualmente, apresenta baixa taxa de mortalidade, ao redor de 0,12%. No entanto, a taxa de fístula ou deiscência varia de 0 a 5%,[2] e essas condições podem ocorrer como resultado de diferentes hipóteses que envolvem a vascularização sobre tensão da anastomose, o tamanho da linha de grampos e a espessura do tecido.[6]

A taxa de ocorrência de fístula ou deiscência é maior em casos de cirurgia aberta, cirurgia revisional e utilização rotineira de drenos.

É de fundamental importância, uma vez conhecido o passo a passo dessa cirurgia, compreender os prováveis locais de ocorrência dessa complicação. Existem seis possibilidades, assim classificadas:

- **Tipo I:** bolsa gástrica;
- **Tipo II:** anastomose gastrojejunal;
- **Tipo III:** coto jejunal;
- **Tipo IV:** anastomose jejuno-jejunal;
- **Tipo V:** estômago excluso;
- **Tipo VI:** término da alça jejunal cega.

Essa classificação é útil para orientar o método de abordagem, quando e que tipo de terapêutica utilizar.[7]

Gastrectomia vertical

A gastrectomia vertical (GV) tem se tornado um procedimento bariátrico frequente. Essa técnica restringe o tamanho do estômago, a fim de induzir saciedade, e resseca o fundo gástrico, produtor de grelina, para diminuir o apetite.

A aparente simplicidade esconde um número de complicações sérias, às vezes até fatais, sendo a fístula ou deiscência uma das mais importantes causas. A taxa dessa complicação pode variar entre 1 e 3% para o procedimento primário e é superior a 10% nos procedimentos de revisão.

As fístulas ou deiscências podem ser classificadas com base no tempo de início, na apresentação clínica, no local, na aparência radiológica ou nos fatores mistos.

Csendes et al.[8] definiram vazamentos de acordo com o tempo que eles levam para aparecer após a cirurgia:

- **Precoces:** 1 a 4 dias;
- **Intermediários:** 5 a 9 dias;
- **Tardios:** 10 dias ou mais.

Por relevância clínica e extensão da disseminação, definiram vazamentos como:

- **Tipo I ou subclínicos:** bem localizados, sem disseminação na cavidade pleural ou abdominal nem indução de manifestações clínicas sistêmicas e geralmente respondem bem ao tratamento;
- **Tipo II:** disseminação para a cavidade abdominal ou pleural ou através dos drenos, com consequentes manifestações clínicas graves e sistêmicas.

Já com base nos achados clínicos e radiológicos, classificaram os vazamentos em:

- **Tipo A:** microperfurações sem evidência clínica ou radiográfica de extravasamento;
- **Tipo B:** extravasamentos detectados por estudos radiológicos, mas sem nenhum achado clínico;
- **Tipo C:** extravasamento detectado por exames radiológicos e com evidência clínica.

Muito se discute sobre as causas da fístula ou deiscência e também sobre o plano de tratamento. Os fatores correlatos são classificados como: mecânicos, técnicos e isquêmicos.

Medidas preventivas no intraoperatório incluem: manuseio adequado dos tecidos, reforço da linha de grampo, sondas de maiores diâmetros e uso rotineiro do teste do azul de metileno. Alguns autores defendem o manuseio delicado dos tecidos quando se utilizam dispositivos e grampeadores ultrassônicos, evitando a estenose distal e mantendo uma compressão constante no dispositivo de grampos antes de disparar para eliminar os fluidos dos tecidos.[9,10]

O reforço da linha de grampeamento no sentido de prevenir ou diminuir a taxa de fístula ou deiscência é motivo de controvérsia. Estudos prospectivos randomizados e metanálise recente não mostraram diferença significativa entre reforço e não reforço em termos de taxa de ocorrência de fístula ou deiscência.[11,12] É certo que o aumento da pressão intraluminal está diretamente relacionado com o desencadeamento da fístula ou deiscência.[13]

O tamanho da sonda a ser utilizada para calibração também é objeto de controvérsias, variando entre 32 e 60 Fr, com o racional de que usar tamanhos menores leva a melhor resultado em termos de perda de peso; por outro lado, o maior diâmetro da sonda pode diminuir a taxa de fístula. Ainda são necessários estudos de melhor qualidade para confirmar essa observação.[14-16]

Em recente publicação,[17] Iossa *et al.* relataram os fatores que promovem a ocorrência de fístula ou deiscência e deram recomendações técnicas para evitá-la após a GV, com base nos níveis de evidência (NE) disponíveis e no consenso de especialistas. Em suma:

- Usar sondas de tamanho ≥ 40 Fr: NE 1;
- Começar a transecção gástrica a 5 a 6 cm do piloro: NE 2 e 3;
- Usar cartuchos de cor apropriados do antro ao fundo: NE 1;
- Reforçar a linha de grampeamento com material resistente: NE 1;
- Seguir uma linha de grampeamento adequada;
- Remover os grampos entre a forquilha do grampeador: NE 4;
- Manter a tração adequada no estômago antes de disparar;
- Ficar longe do ângulo de Hiss (pelo menos 1 cm): NE 1;
- Verificar se há sangramento da linha de grampeamento;
- Realizar um teste com azul de metileno: NE 4.

O manejo da fístula ou deiscência na GC impõe muitas controvérsias e dificuldades na adoção de um algoritmo padrão, em virtude da escassez de dados prospectivos e de ensaios randomizados, os quais são considerados antiéticos para serem executados nessa situação.

A adoção do modelo de classificação de Csendes *et al.*[7] para fístula pós-GV pode constituir o primeiro passo no estabelecimento desse algoritmo ou protocolo, baseado em três características:

- **Tempo do diagnóstico:** cedo, intermediário e tardio;
- **Localização:** proximal, média ou distal gástrica;
- **Gravidade ou magnitude:** tipo I e II.

Neste capítulo, merece menção especial o estudo de *Kumar SB et al.*,[18] que utilizaram os dados do *Metabolic and Bariatric Surgery Accreditation and Quality Improvement Data Registry*, estudo que envolveu 134.142 pacientes, dos quais 93.062 (69%) foram submetidos a cirurgias de GV em e 41.080 (31%) a *bypass* gástrico, avaliando a ocorrência de fístula, morbidade e mortalidade em 30 dias (Tabela 6.4.1).

Os fatores preditores mais importantes de todos os desfechos foram índice de massa corporal (IMC), albumina e idade. Esse estudo concluiu que a GV tem a metade das chances de óbitos ajustadas ao risco, morbidade grave e fístula nos primeiros 30 dias em comparação com o *bypass* gástrico.

Tabela 6.4.1

	Gastrectomia vertical	*Bypass* gástrico	p
Fístula	0,8%	1,6%	0,001
Morbidade	5,8%	11,7%	0,001
Mortalidade	96 (1%)	82 (0,2%)	0,001

Que pese a diferença técnica dessas modalidades e os critérios distintos de indicação cirúrgica, tendo em vista que o *bypass* gástrico é indicado a pacientes mais graves que os submetidos à GV, fica-se diante de dados muito significativos que fazem refletir sobre a importância do diagnóstico e da abordagem precoce. Nos capítulos que se seguem, será possível confrontar os diferentes momentos de indicações do tratamento endoscópico com base no período do diagnóstico, nas condições clínicas do paciente e na familiaridade com as diferentes técnicas.

Muitas opções endoscópicas disponíveis, como adesivo tissular, matriz epitelial acelular, clipes convencionais, OTSC®, próteses metálicas, próteses plásticas tipo Pigtail, terapia endoscópica com vácuo, septotomia e utilização do oclusor septal cardíaco serão abordadas nos Capítulos 6.5 a 6.10.[19-31]

REFERÊNCIAS

1. Goenka MK, Goenka U. Endotherapy of leaks and fistula. World J Gastrointest Endosc. 2015;7(7):702-13.

2. Rached AA, Basile M, El Masri H. Gastric leaks post sleeve gastrectomy: review of this prevention and management. World J Gastroenterol. 2014;20(38):13904-10.

3. Paspatis GA, Dumonceau JM, Barthet M, Meisner S, Repici A, Saunders BP et al. Diagnosis and management of iatrogenic endoscopic perforations: European Society of Gastrointestinal Endoscopy (ESGE) Position Statement. Endoscopy. 2014;46:693-711.

4. Dakwar A, Assalia A, Khamaysi I, Kluger Y, Mahajna A. Late complication of laparoscopic sleeve gastrectomy. Case Rep Gastrointest Med. 2013;2013:136153.

5. Benosman H, Rahmi G, Perrod G, Bruzzi M, Samaha E, Vienne A et al. Endoscopic management of post-bariatric surgery fistula: a tertiary care center experience. Obes Surg. 2018;28(12):3910-5.

6. Boules M, Chang J, Haskins IN, Sharma G, Froylich D, El-Hayek K et al. Endoscopic management of post-bariatric surgery complications. World J Gastrointest Endosc. 2016;8(17):591-9.

7. Csendes A, Burgos AM, Braghetto I. Classification and management of leaks after gastric bypass for patients with morbid obesity: a prospective study of 60 patients. Obes Surg. 2012;22(6):855-62.

8. Csendes A, Burdiles P, Burgos AM, Maluenda F, Diaz JC. Conservative management of anastomotic leaks after 557 open gastric bypasses. Obes Surg. 2005;15:1252-6.

9. Csendes A, Braghetto I, León P, Burgos AM. Management of leaks after laparoscopic sleeve gastrectomy in patients with obesity. J Gastrointest Sure. 2010;14:1343-8.

10. Burgos AM, Braghetto I, Csendes A, Maluenda F, Korn O, Yarmuch et al. Gastric leak after laparoscopic sleeve gastrectomy for obesity. Obes Sure. 2009;19:1672-7.

11. Yehoshua RT, Eidelman LA, Stein M, Fichman S, Mazor A, Chen J et al. Laparoscopic sleeve gastrectomy – volume and pressure assessment. Obes Surg. 2008;18(9):1083-8.

12. Albanopoulos K, Alevizos L, Flessas J, Menenakos E, Stamou KM, Papailiou J et al. Reinforcing the staple line during laparoscopic sleeve gastrectomy: prospective, randomized clinical study comparing two different techniques. Preliminar results. Obes Surg. 2012;22(1):42-6

13. Aydin MT, Aras O, Karip B, Memisoglu K. Staple line reinforcement methods in laparoscopic sleeve gastrectomy: comparison of burst pressures and leaks. JSLS. 2015;19(3).

14. Milone L, Strong V, Gagner M. Laparoscopic sleeve gastrectomy is superior to endoscopic intragastric balloon as a first stage procedure for super-obese patients (BMI & gt; or =50). Obes Surg. 2005;15:612-7.

15. Sakran N, Goitein D, Raziel A, Keidar A. Gastric leaks after sleeve gastrectomy: a multicenter experience with 2,834 patients. Surg Endosc. 2013;27:240-5.

16. Parikh M, Issa R, McCrillis A, Saunders JK, Ude-Welcome A, Gagner M et al. Surgical strategies that may decrease leak after laparoscopic sleeve gastrectomy: a systematic review and meta-analysis of 9991 cases. Ann Surg. 2013;257(2):231-7.

17. Iossa A, Abdelgawad M, Watkins BM, Silecchia G. Leaks after laparoscopic sleeve gastrectomy: overview of pathogenesis and risk factors. Langenbecks Arch Surg. 2016;401:757-66.

18. Kumar SB, Hamilton BC, Wood SG, Rogers SJ, Carter JT, Lin MY. Is laparoscopic sleeve gastrectomy safer than laparoscopic gastric bypass? A comparison of 30-day complications using the MBSAQIP data registry. Surg Obes Relat Dis. 2018;14(3):264-9.

19. Maluf-Filho F, Moura EGH, Sakai P, Garrido Jr A, Ishioka S, Gama-Rodrigues J et al. Endoscopic treatment of esophagogastric fistulae with an acellular matrix. Gastrointest Endosc. 2004;59(5):151-1.

20. Vakalopoulos KA, Daams F, Wu Z, Timmermans L, Jeekel JJ, Kleinrensink GJ, van der Ham A et al. Tissue adhesives in gastrointestinal anastomosis: a systematic review. J Surg Res. 2013;180(2):290-300.

21. Haito-Chavez Y, Law JK, Kratt T, Arezzo A, Verra M, Morino M et al. International multicenter experience with an over-the-scope clipping device for endoscopic management of GI defects (with video). Gastrointest Endosc. 2014;80(4):610-22.

22. Okazaki O, Bernardo WM, Brunaldi VO, Junior CCC, Minata MK, de Moura DTH et al. Efficacy and safety of stents in the treatment of fistula after bariatric surgery: a systematic review and meta-analysis. Obesity Surgery. 2018;28(6):1788-96.

23. Madruga Neto AC, Brunaldi VO, Okazaki O, Santo Filho MA, Miranda Neto AA, Anapaz VL et al. Stent migration requiring surgical removal: a serious adverse event after bariatric megastent placement. Endoscopy. 2018;50(12):E344-5.

24. de Moura EG, Galvão-Neto MP, Ramos AC, de Moura ET, Galvão TD, de Moura DT et al. Extreme bariatric endoscopy: stenting to reconnect the pouch to the gastrojejunostomy after a Roux-en-Y gastric bypass. Surg Endosc. 2012;26(5):1481-4.

25. Pequignot A, Fuks D, Verhaeghe P, Dhahri A, Brehant O, Bartoli E et al. Is there a place for pigtail drains in the management of gastric leaks after laparoscopic sleeve gastrectomy? Obes Surg. 2012;22(5):712-20.

26. Donatelli G, Dumont JL, Dhumane P, Dritsas S, Tuszynski T, Vergeau BM et al. Double Pigtail stent insertion for healing of leaks following Roux-en-Y gastric bypass. Our Experience (with Videos). Obes Surg. 2017;27(2):530-5.

27. Loske G, Schorsch T, Müller C. Endoscopic vacuum sponge therapy for esophageal defects. Sure Endosc. 2010;24:2531-5.

28. Seyfried F, Reimer S, Miras AD, Kenn W, Germer CT, Scheurlen M et al. Successful treatment of a gastric leak after bariatric surgery using endoluminal vacuum therapy. Endoscopy. 2013;45(Suppl 2 UCTN):E267-8.

29. de Moura DTH, Brunaldi VO, Minata M, Riccioppo D, Santo MA, de Moura EGH. Endoscopic vacuum therapy for a large esophageal perforation after bariatric stent placement. VideoGIE. 2018;3(11):346-348.

30. Baretta G, Campos J, Correia S, Alhinho H, Marchesini JB, Lima JH et al. Bariatric postoperative fistula: a life-saving endoscopic procedure. Surg Endosc. 2015;29(7):1714-20.

31. de Moura DTH, Ribeiro IB, Funari MP, Baptista A, Thompson CC, de Moura EGH. Novel use of a cardiac septal occluder to treat a chronic recalcitrant bariatric fistula after Roux-en-Y gastric bypass. Endoscopy. 2019;51(5):E111-2.

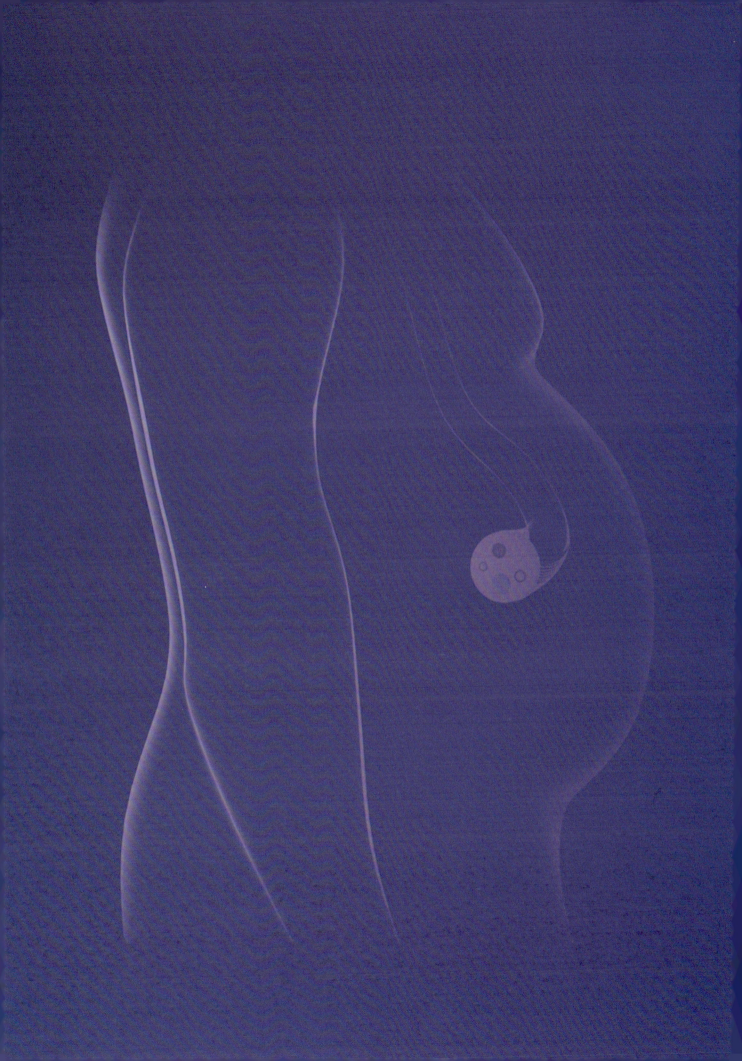

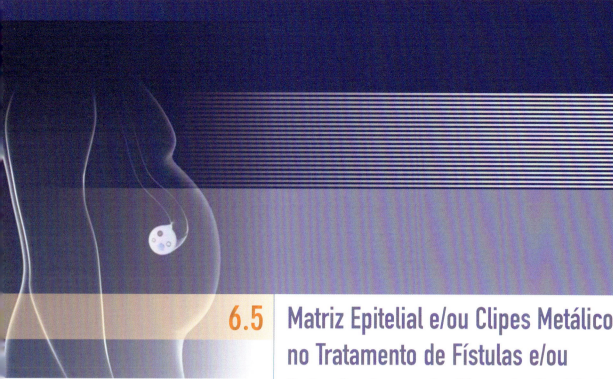

6.5 Matriz Epitelial e/ou Clipes Metálicos no Tratamento de Fístulas e/ou Deiscências após Cirurgia Bariátrica

INTRODUÇÃO

A obesidade é uma doença crônica que está aumentando em prevalência em adultos, adolescentes e crianças, sendo considerada uma epidemia global. Em 2015, aproximadamente 108 milhões de crianças e 604 milhões de adultos em todo o mundo eram obesos, o que representa um aumento na prevalência da obesidade em quase todos os países desde 1980.[1,2]

A gastropastia redutora com reconstrução em Y de Roux (*bypass* gástrico; BGYR) ainda é o tipo de cirurgia bariátrica mais realizada, porém a gastrectomia vertical tem sido cada vez mais empregada. Devido à ampla adoção da cirurgia bariátrica, o número de complicações tem aumentado, apesar dos resultados clínicos satisfatórios associados à cirurgia.[3,4]

As fístulas são as complicações mais comuns associadas à cirurgia bariátrica, com taxas que variam de 0,4 a 5,6% após o BGYR e de 1,9 a 5,3% após a gastrectomia vertical.[5-8]

O tratamento endoscópico para fístula após cirurgia bariátrica tem ganhado cada vez mais aceitação, em virtude da alta morbidade e mortalidade do tratamento cirúrgico para essa complicação.[9,10]

Diversas modalidades podem ser utilizadas para o fechamento endoscópico de defeitos transmurais, podendo ser usadas terapias isoladas, combinadas ou sequenciais. Essas técnicas incluem o uso de ablação com plasma de argônio, clipes, cola de fibrina, matriz epitelial, colocação de prótese, dilatação por balão de estenose distal à fístula, dispositivos de sutura, selantes de tecidos e vácuo.[11-16]

Neste capítulo, será abordado o uso de matriz epitelial e clipes no tratamento de fístulas e/ou deiscências após cirurgia bariátrica.

Marco Aurélio D'Assunção
Galileu Ferreira Ayala Farias

INDICAÇÕES

A matriz epitelial surgiu como uma alternativa no tratamento de fístula após cirurgia bariátrica há cerca de 10 anos, mas seu uso é limitado nos dias atuais, sendo indicado principalmente para os casos de fístula enterocutânea.[17]

Os clipes são utilizados em especial para fechamento de fístulas menores que 2 cm (clipes convencionais) ou 3 cm (*over-the-scope-clip*), com margens evertidas ou não e anatomia ou localização desfavoráveis para a colocação de prótese metálica. Podem ainda ser utilizados para a fixação de prótese com o intuito de diminuir o risco de migração da mesma.[18,19]

 CONTRAINDICAÇÕES

O tratamento endoscópico para fístulas e/ou deiscências é contraindicado a pacientes clinicamente instáveis. O uso da matriz epitelial não está indicado para fístulas entre vísceras ocas e o uso de clipes não está indicado para o tratamento endoscópico de fístulas maiores que 2 a 3 cm e em posições desfavoráveis para sua aplicação.

TÉCNICA ENDOSCÓPICA
Matriz epitelial

A matriz epitelial pode ser em forma de tira ou cone e é capturada com pinça de corpo estranho fora do paciente. O endoscópio é introduzido com a tira/cone aprendida por pinça até localizar o orifício fistuloso. Em seguida, a tira/cone deve ser inserida em trajeto fistuloso com movimentos de liberação e captura pela pinça, com a finalidade de empurrar o material para dentro do orifício fistuloso (Figura 6.5.1). Outra alternativa é cateterizar o trajeto fistuloso de forma retrógrada, através de orifício cutâneo, e conectar a ponta da tira/cone ao cateter, tracionando-a, em seguida, através de orifício cutâneo para ocupar todo o trajeto fistuloso.

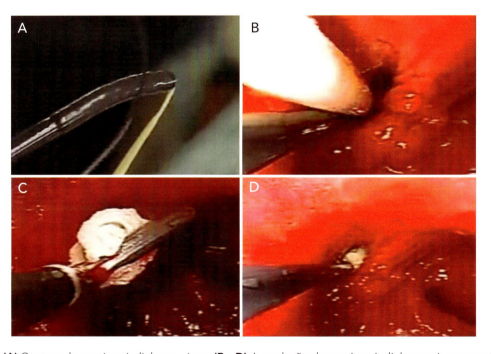

FIGURA 6.5.1 **(A)** Captura da matriz epitelial com pinça. **(B** a **D)**. Introdução da matriz epitelial com pinça em orifício fistuloso.

Opcionalmente, um *endoloop* ou clipe endoscópico pode ser usado para fixar a tira/cone à camada mucosa gastrintestinal. Em alguns pacientes, uma prótese metálica pode ser colocada para cobrir grandes fístulas, a fim de aumentar a chance de cicatrização do trajeto fistuloso.

Clipes

Os clipes utilizados para o tratamento de fístula podem ser convencionais (hemostáticos) ou *over-the-scope* (OTSC®; Ovesco Endoscopy GmbH, Tübingen, Germany).

Diversos tipos de clipes metálicos convencionais estão disponíveis, variando principalmente no tipo de montagem, no tamanho e no modo de disparo. Mais recentemente surgiram os clipes com capacidade de controle de rotação manual.

O clipe endoscópico metálico convencional (Figura 6.5.2) é montado com cateter de aplicação de cerca de 235 cm. Após o clipe metálico ser montado externamente, o endoscópio é posicionado em topografia de orifício fistuloso. O clipe montado é então introduzido pelo canal de trabalho do endoscópio e armado na luz, sendo posicionado em contato com o local a ser tratado. Em seguida, realiza-se fechamento do clipe com apreensão do tecido local e, finalmente, o clipe é liberado.

Quando utilizado como terapia primária, o clipe deve ser implantado perpendicularmente ao longo eixo do de-

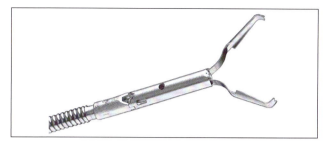

FIGURA 6.5.2 Clipe metálico convencional.
Fonte: Imagem retirada do site da Boston Scientific: http://www.bostonscientific.com/en-US/products/clips/resolution-clip.html

feito. Se for necessária a colocação de mais de um clipe, eles devem ser colocados começando pelas margens do defeito e terminando no centro.[12]

Para melhorar a eficácia da clipagem, pode ser realizada ablação térmica ou raspagem mecânica do tecido ao redor das bordas do defeito antes da implantação do clipe.[20]

O sistema OTSC® é um clipe fixado sobre um *cap* colocado na ponta do endoscópio. Inicialmente, acopla-se uma manopla na entrada do canal de trabalho do endoscópio. Em seguida, insere-se o fio do *cap* de forma retrógrada, com auxílio de dispositivo específico, até sair pelo canal trabalho, e conecta-se o fio do *cap* à manopla. O clipe vem pré-carregado no *cap* e sua liberação feita por meio da força aplicada na manopla. Esse mecanismo é semelhante ao da ligadura elástica (Figura 6.5.3).

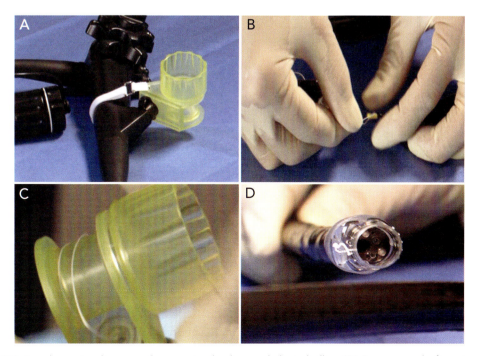

FIGURA 6.5.3 **(A)** Acoplamento da manopla na entrada do canal de trabalho. **(B)** Passagem de fio retrogradamente até sair pela entrada do canal de trabalho. **(C)** Fio conectado à manopla. **(D)** Colocação do *cap* montado com clipe na ponta do endoscópio.
Fonte: Imagens retiradas do site da OVESCO: https://ovesco.com

Após a montagem do sistema, o endoscópio é inserido até localizar o orifício fistuloso, seguido de aproximação da ponta do endoscópico ao orifício. É realizada aspiração do tecido para dentro do *cap* (pode ser usada uma pinça para auxiliar) e então o clipe é disparado após rotação da manopla em sentido horário (Figura 6.5.4).

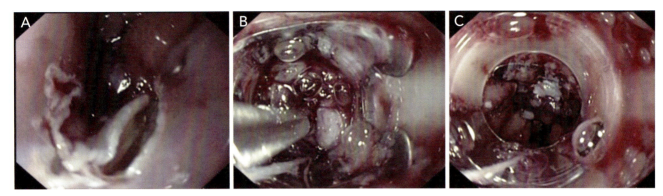

FIGURA 6.5.4 (A) Identificação do orifício fistuloso. **(B)** Aspiração do tecido para dentro do *cap* com auxílio de pinça. **(C)** Colocação de clipe OSTC®.
Fonte: Imagens retiradas do site da OVESCO: https://ovesco.com

MECANISMO DE AÇÃO

A matriz epitelial é um biomaterial de matriz acelular derivado da submucosa do intestino delgado suíno, anteriormente utilizado para tratamento de fístulas da bexiga, correção de hérnias abdominais e tratamento de úlceras varicosas, pois estimula a proliferação de fibroblastos na região de feridas e é incorporado na cicatriz sem estimular uma reação inflamatória de corpo estranho, formando uma cicatriz com mínima reação inflamatória e sem rejeição.

Os clipes podem ser convencionais ou montados em *cap* (OTSC®) e atuam aproximando as bordas por mecanismo de apreensão, promovendo a cicatrização do defeito tecidual com maior eficácia e em menor tempo.

O OTSC® é feito de nitinol, uma liga metálica de níquel e titânio que permite uma apreensão considerável do tecido com força constante. Pode ter dentes rombos, para compressão menos traumática de lesões agudas; pontiagudos, para tecidos bastante grossos e fibróticos; e longos e afiados, para fechar a perfuração ou fístula da parede do trato gastrointestinal (Figura 6.5.5).

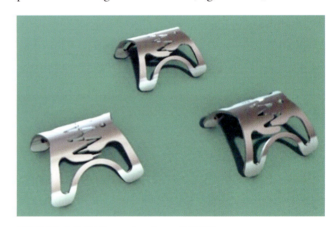

FIGURA 6.5.5 Tipos de clipes OSTC®.
Fonte: Imagens retiradas do site da OVESCO: https://ovesco.com

RESULTADOS

Matriz epitelial

Maluf-Filho *et al.*,[21] em 2009, publicaram uma série de casos com 25 pacientes portadores de fístula gastrocutânea após BGYR refratária ao tratamento conservador e que receberam tratamento com matriz epitelial. Nesse estudo, o fechamento do trato fistuloso foi obtido em 20 pacientes (80%), com sucesso após uma aplicação em seis pacientes (30%), duas aplicações em 11 pacientes (55%) e três aplicações em três pacientes (15%).

No mesmo ano, Toussaint et al.[17] publicaram outra série de casos com cinco pacientes portadores de fístula enterocutânea que receberam tratamento com matriz epitelial, sendo dois após BGYR e três após gastrectomia vertical. Nesse estudo, dois pacientes foram tratados apenas com matriz epitelial e três receberam matriz epitelial e prótese autoexpansível. Houve resolução da fístula com apenas uma aplicação em dois casos e com mais de uma aplicação em mais dois casos, obtendo sucesso final em 80% dos casos.

Clipes

O clipe convencional é reservado para o fechamento de pequenos defeitos luminais, medindo menos de 2 cm de tamanho. As vantagens do clipe convencional em relação ao OTSC® são a facilidade de uso, a capacidade de rotação e a capacidade de reabrir, se necessário. Em contrapartida, em tecidos inflamados ou necróticos o uso do clipe convencional é menos eficaz. O uso deste clipe pode ser limitado no fechamento das fístulas devido à largura dos braços e à pressão insuficiente que pode ser aplicada ao tecido, além de desalojar-se espontaneamente.[22-24]

O uso do OTSC® é uma tentativa de superar as limitações dos clipes convencionais para o fechamento de fístulas do trato gastrintestinal. Esse clipe tem braços mais largos, permitindo o recrutamento de mais tecido, que é apreendido com maior força.

Niland e Brock[25] publicaram um estudo com 14 pacientes portadores de fístula gastrogástrica após BGYR submetidos a tratamento com OTSC®. Nesse trabalho, 12 dos 14 pacientes (85,7%) tiveram sucesso técnico. Quatro pacientes perderam seguimento e, dos dez remanescentes, o sucesso primário foi alcançado em cinco casos (50%). Um dos cinco pacientes que tiveram sucesso primário perdeu seguimento. Dos quatro pacientes nos quais o sucesso primário foi alcançado e que tiveram seguimento de longo prazo, três alcançaram sucesso em um seguimento médio de 6 meses da colocação inicial do OTSC®, com taxa de sucesso de longo prazo de 33% (três de nove pacientes).

Keren et al.[26] publicaram estudo envolvendo 26 pacientes portadores de fístula após gastrectomia vertical submetidos a tratamento com OTSC®. Destes, 21 (80,76%) foram tratados com sucesso por uma média de 32 dias. O número de sessões de endoscopia variou de 2 a 7 (média de 3).

Revisão sistemática realizada por Shoar et al.,[27] avaliando a eficácia e a segurança do tratamento com OTSC® de fístula após gastrectomia vertical, mostrou sucesso total de 86,3% no fechamento da fístula. Contudo, alguns estudos nessa revisão envolveram outras terapias associadas ao OTSC®, limitando seus resultados.

COMPLICAÇÕES

Algumas complicações foram relatadas no estudo realizado por Shoar et al.[27] relacionadas ao uso do OSTC® como estenose, lesão da mucosa e migração do clipe; entretanto, as complicações relacionadas ao emprego do clipe metálico são raras.

Com relação aos trabalhos citados, não houve complicação relacionada ao emprego de matriz epitelial nos estudos realizados por Maluf-Filho et al.[21] e Toussaint et al.[17] Também não houve complicação relacionada ao emprego clipe metálico no estudo realizado por Keren et al.[26]

CONSIDERAÇÕES FINAIS

Diversas técnicas endoscópicas podem ser utilizadas no tratamento de fístula e/ou deiscência após cirurgia bariátrica, sendo o emprego de matriz epitelial e clipes metálicos algumas dessas possibilidades. O uso de clipe metálico (OTSC®) tem se mostrado uma abordagem endoscópica promissora, porém são necessários mais estudos envolvendo essas terapias (matriz epitelial e clipes metálicos) para avaliar sua real eficácia e sua segurança.

REFERÊNCIAS

1. NCD Risk Factor Collaboration (NCD-RisC). Trends in adult body-mass index in 200 countries from 1975 to 2014: a pooled analysis of 1698 population-based measurement studies with 19·2 million participants. Lancet. 2016;387(10026):1377-96.

2. GBD 2015 Obesity Collaborators, Afshin A, Forouzanfar MH, Reitsma MB, Sur P, Etep K et al. Health effects of overweight and obesity in 195 countries over 25 years. N Engl J Med. 2017;377(1):13-27.

3. Okazaki O, Bernardo WM, Brunaldi VO, Junior CCC, Minata MK, de Moura DTH et al. Efficacy and safety of stents in the treatment of fistula after bariatric surgery: a systematic review and meta-analysis. Obes Surg. 2018;28(6):1788-96.

4. Schmidt F, Mennigen R, Vowinkel T, Neumann PA, Senninger N, Palmes D et al. Endoscopic vacuum therapy (EVT)-a new concept for complication management in bariatric surgery. Obes Surg. 2017;27(9):2499-505.

5. Puli SR, Spofford IS, Thompson CC. Use of self-expandable stents in the treatment of bariatric surgery leaks: a systematic review and meta-analysis. Gastrointest Endosc. 2012;75(2):287-93.

6. Jones Jr KB, Afram JD, Benotti PN, Capella RF, Cooper CG, Flanagan L et al. Open versus laparoscopic Roux-en-Y gastric bypass: a comparative study of over 25,000 open cases and the major laparoscopic bariatric reported series. Obes Surg. 2006;16(6):721-7.

7. Zellmer JD, Mathiason MA, Kallies KJ, Kothari SN. Is laparoscopic sleeve gastrectomy a lower risk bariatric procedure compared with laparoscopic Roux-en-Y gastric bypass? A meta-analysis. Am J Surg. 2014;208(6):903-10.

8. Aurora AR, Khaitan L, Saber AA. Sleeve gastrectomy and the risk of leak: a systematic analysis of 4,888 patients. Surg Endosc Springer-Verlag. 2012;26(6):1509-15.

9. Gonzalez R, Sarr MG, Smith CD, Baghai M, Kendrick M, Szomstein S et al. Diagnosis and contemporary management of anastomotic leaks after gastric bypass for obesity. J Am Coll Surg. 2007;204(1):47-55.

10. Madan AK, Martinez JM, Lo Menzo E, Khan KA, Tichansky DS. Omental reinforcement for intraoperative leak repairs during laparoscopic Roux-en-Y gastric bypass. Am Surg. 2009;75(9):839-42.

11. Manta R, Caruso A, Cellini C, Sica M, Zullo A, Mirante VG et al. Endoscopic management of patients with post-surgical leaks involving the gastrointestinal tract: a large case series. United European Gastroenterol J. 2016;4(6):770-7.

12. Kumar N, Thompson CC. Endoscopic management of complications after gastrointestinal weight loss surgery. Clin Gastroenterol Hepatol. 2013;11(4):343-53.

13. Victorzon M, Victorzon S, Peromaa-Haavisto P. Fibrin glue and stents in the treatment of gastrojejunal leaks after laparoscopic gastric bypass: a case series and review of the literature. Obes Surg. 2013;23(10):1692-7.

14. Souto-Rodríguez R, Alvarez-Sánchez MV. Endoluminal solutions to bariatric surgery complications: a review with a focus on technical aspects and results. World J Gastrointest Endosc. 2017;9(3):105-26.

15. Scott RB, Ritter LA, Shada AL, Feldman SH, Kleiner DE. Endoluminal vacuum therapy for gastrojejunal anastomotic leaks after Roux-en-Y gastric bypass: a pilot study in a swine model. Surg Endosc 2016;30(11):5147-52.

16. Leeds SG, Burdick JS. Management of gastric leaks after sleeve gastrectomy with endoluminal vacuum (E--Vac) therapy. Surg Obes Relat Dis. 2016;12(7):1278-85.

17. Toussaint E, Eisendrath P, Kwan V, Dugardeyn S, Devière J, Le Moine O. Endoscopic treatment of postoperative enterocutaneous fistulas after bariatric surgery with the use of a fistula plug: report of five cases. Endoscopy. 2009;41(6):560-3.

18. Shehab H, Abdallah E, Gawdat K, Elattar I. Large bariatric-specific stents and over-the-scope clips in the management of post-bariatric surgery leaks. Obes Surg. 2018;28(1):15-24.

19. Raju GS. Endoscopic clip closure of gastrointestinal perforations, fistulae, and leaks. Dig Endosc. 2014;26(Suppl 1):95–104.

20. Felsher J, Farres H, Chand B, Farver C, Ponsky J. Mucosal apposition in endoscopic suturing. Gastrointest Endosc. 2003;58:867-70.

21. Maluf-Filho F, Hondo F, Halwan B, de Lima MS, Giordano-Nappi JH, Sakai P. Endoscopic treatment of Roux-en-Y gastric bypass-related gastrocutaneous fístulas using a novel biomaterial. Surg Endosc. 2009;23(7):1541-5.

22. Willingham FF, Buscaglia JM. Endoscopic management of gastrointestinal leaks and fistulae. Clin Gastroenterol Hepatol. 2015;13(10):1714-21.

23. Rodella L, Laterza E, De Manzoni G, Kind R, Lombardo F, Catalano F et al. Endoscopic clipping of anastomotic leakages in esophagogastric surgery. Endoscopy. 1998;30(5):453-6.

24. Rustagi T, McCarty TR, Aslanian HR. Endoscopic treatment of gastrointestinal perforations, leaks, and fistulae. J Clin Gastroenterol. 2015;49(10):804-9.

25. Niland B, Brock A. Over-the-scope clip for endoscopic closure of gastrogastric fistulae. Surg Obes Relat Dis. 2017;13(1):15-20.

26. Keren D, Eyal O, Sroka G, Rainis T, Raziel A, Sakran N et al. Over-the-scope clip (OTSC) system for sleeve gastrectomy leaks. Obes Surg. 2015;25(8):1358-63.

27. Shoar S, Poliakin L, Khorgami Z, Rubenstein R, El-Matbouly M, Levin JL et al. Efficacy and safety of the over-the-scope clip (OTSC) system in the management of leak and fistula after laparoscopic sleeve gastrectomy: a systematic review. Obes Surg. 2017;27(9):2410-8.

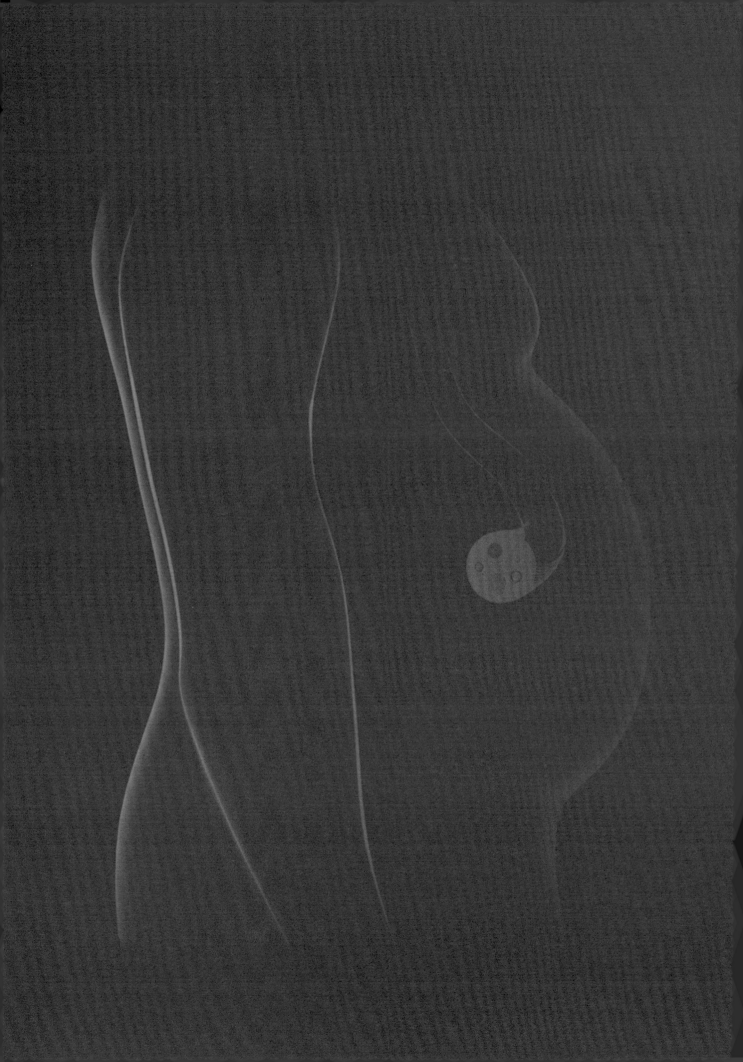

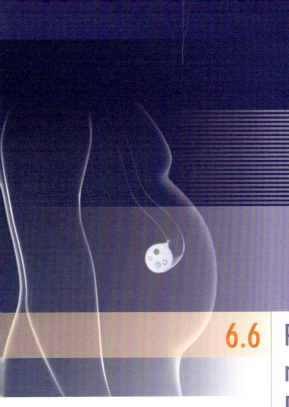

6.6 Prótese Metálica Autoexpansível no Tratamento de Fístulas e/ou Deiscências após Cirurgia Bariátrica

INTRODUÇÃO

A cirurgia é o tratamento mais eficaz a longo prazo para pacientes com obesidade mórbida e, portanto, tem sido cada vez mais realizada nos últimos anos.[1] De acordo com a Sociedade Americana de Cirurgia Bariátrica e Metabólica,[2] o número aproximado de cirurgias bariátricas realizadas nos EUA foi de 179.000 em 2013; 193.000 em 2014; e 196.000 em 2015. O Sleeve gástrico foi o procedimento mais frequente (53,8%), seguido de *bypass* gástrico em Y de Roux (RYGB; 23,1%), cirurgia revisional (13,6%), banda gástrica (5,7%) e *duodenal switch* (0,6%).

Embora esses procedimentos sejam considerados seguros, o número crescente de procedimentos está associado a uma quantidade significativa de complicações relacionadas.[3] O desenvolvimento da fístulas e deiscências é umas das complicações mais sérias, com incidências que variam de 1 a 8,3% após o *bypass* gástrico laparoscópico e de 0 a 7% após o Sleeve gástrico.[4-11]

Deiscências são definidas como uma comunicação entre os compartimentos intra e extraluminais devido a um defeito na parede ocorrido após um procedimento cirúrgico, e frequentemente estão localizadas na linha de sutura e na anastomose. Já fístula é uma comunicação anormal entre duas superfícies epitelizadas e causas mais comuns para seu surgimento incluem inflamação crônica, malignidade e deiscência não tratada.

As fístulas podem ser divididas em internas e externas. Fístula interna é aquela que ocorre entre um órgão e outro, enquanto a externa ocorre entre um órgão e a superfície do corpo.[12,13]

A fisiopatologia das fístulas que se desenvolvem após as cirurgias bariátricas é multifatorial e pode ser dividida em isquêmica e/ou mecânica (falha do grampeamento, tensão na anastomose ou ao longo da linha de grampo, hematoma e estenose distal). Em ambas as situações, a pressão intraluminal exerce resistência ao longo da linha de grampos ou anastomose, levando à formação de deiscências e fístulas.[14-17]

Alberto Machado Ponte Neto
Ossamu Okazaki

As deiscências, por ainda não apresentarem uma delimitação do conteúdo extravasado, geralmente cursam com quadro clínico mais grave quando comparadas às fístulas.

O tempo da deiscência após o Sleeve gástrico pode ser usado para diferenciá-la entre aguda (até o 7º dia pós-operatório) e crônica (a partir do 8º dia pós-operatório), de acordo com a classificação de Rosenthal.[18]

Até recentemente, fístulas e deiscências eram preferencialmente tratadas de maneira cirúrgica. No entanto, a cirurgia está associada à elevada morbidade, quando comparada às opções terapêuticas menos invasivas,[19-22] entre as quais se destacam diversas técnicas endoscópicas. Há relatos de fechamento de fístulas pós cirurgia bariátrica por meio de drenagem endoscópica ou aspiração a vácuo.[23-28]

Outras técnicas endoscópicas para o tratamento de fístulas e deiscências após cirurgia bariátrica podem ser divididas em técnicas de exclusão e técnicas de fechamento. O fechamento endoscópico das fístulas e deiscências pode ser realizado utilizando-aw clipes metálicos e cola de fibrina para orifícios menores ou sutura de espessura total para orifícios maiores.[29-35] A colocação endoscópica de próteses metálicas autoexpansíveis é a principal técnica de exclusão.[29-33,36]

Em 2016, a Sociedade Europeia de Endoscopia Gastrointestinal, em suas diretrizes, indicou que a colocação de *stent* pode ser considerada para o tratamento de fístulas ou perfurações benignas de esôfago (forte recomendação; baixa qualidade evidência).[37] Além disso, a Sociedade Americana de cirurgia Bariátrica e Metabólica recomenda a colocação de *stents*, entre outras técnicas endoscópicas, no tratamento de fístulas desenvolvidas após cirurgia bariátrica.[38]

A colocação da prótese minimiza a pressão intraluminal, considerada o principal fator causal e de perpetuação das fístulas. A oclusão do orifício fistuloso reduz a contaminação peritoneal pelas secreções esofagogástricas e entéricas, acelerando o processo de cicatrização. Além disso, permite a reintrodução da alimentação oral ou enteral, evitando períodos proplongados de nutrição parenteral.[39]

Neste capítulo, será discutido o papel dos *stents* metálicos autoexpansíveis (SEMS) no tratamento de fístulas e deiscências secundárias à realização de cirurgias bariátricas, bem como suas indicações, contraindicações, resultados e complicações com base na melhor evidência científica atualizada.

INDICAÇÕES

Para os pacientes hemodinamicamente estáveis, após adequada drenagem da coleção (por via endoscópica, cirúrgica ou radiologia intervencionista) e antibioticoterapia, pode ser indicada a colocação de prótese metálica autoexpansível. A drenagem da coleção é de fundamental importância, uma vez que, após a colocação da prótese, o orifício fistuloso será ocluído e a coleção pode ficar "retida".

Os SEMS podem ser indicados como terapia inicial em monoterapia ou associados a outros procedimentos endoscópicos.

CONTRAINDICAÇÕES

Antes da passagem do SEMS, deve-se realizar uma avaliação criteriosa do estado clínico do paciente e das características da fístula/deiscência para que se possa programar adequadamente a terapêutica.

Pacientes hemodinamicamente instáveis, com dor abdominal intensa, sinais de peritonite ou portadores de coleção não passível de drenagem endoscópica ou por radiologia intervencionista, devem ser preferencialmente encaminhados para tratamento cirúrgico, assim como a presença de disjunção total da anastomose, em que não é possível alcançar a luz distal à deiscência.

A presença de sangramento ativo e de contraindicações ao procedimento endoscópico ou anestésico contraindicam a colocação da prótese.

TIPOS DE PRÓTESE

Geralmente são utilizadas próteses metálicas esofágicas autoexpansíveis parcial ou totalmente cobertas. Em teoria, próteses metálicas parcialmente revestidas deveriam minimizar o risco de migração.

Há relatos de menor taxa de migração com próteses de metálicas parcialmente cobertas, quando usadas para o tratamento de perfurações esofágicas.[40] No entanto, até o presente momento, nenhum estudo demonstrou a superioridade de um tipo específico de prótese no tratamento de fístulas após cirurgia bariátrica.

As próteses esofágicas totalmente descobertas não devem ser utilizadas, uma vez que não promovem a oclusão da fístula ou da deiscência.

Existem novas próteses totalmente recobertas, mais longas (comprimento de 18 a 24 cm), especificamente desenvolvidas para o tratamento de fístulas após Sleeve gástrico, com o objetivo de minimizar o risco de migração. A porção do proximal dessas prótese é posicionada no meio do esôfago e a porção distal é alocada na primeira porção duodenal, promovendo a exclusão gástrica total. Além disso, o diâmetro maior (22 a 28 mm) combinado com o revestimento metálico mais maleável permite uma adaptação mais precisa à anatomia pós-GS (Sleeve gástrico).[41]

Até o momento, não há na literatura definição sobre o melhor tipo de prótese a ser utilizada, devendo essa escolha ser individualizada, conforme a preferência do médico endoscopista.

TÉCNICA ENDOSCÓPICA

A passagem da SEMS deve ser realizada em sala com equipamento de radioscopia disponível e preferencialmente sob anestesia geral, para adequada proteção das vias aéreas e profilaxia de broncoaspiração. Entretanto, em casos selecionados, pode ser realizada sob sedação profunda.

Existem vários modelos de SEMS no mercado (Figura 6.6.1), porém o princípio para a passagem da prótese é semelhante. Após a identificação do defeito na parede do órgão, deve-se avaliar se há espaço suficiente para a acomodação da prótese distal e proximal à fístula ou deiscência. Em seguida, realiza-se, sob visão radioscópica, marcação externa do orifício fistuloso/da área de deiscência, com objeto radiopaco, colocação de clipe metálico ou injeção de lipiodol, e outros marcos importantes, como anastomose, cricofaríngeo e piloro – vale

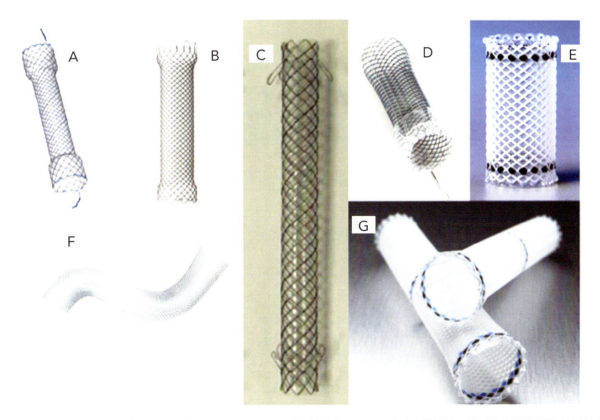

FIGURA 6.6.1 Alguns tipos de SEMS disponíveis no mercado. **(A)** Hanarostent®. **(B)** WallFlex™. **(C)** PCSEMS®. **(D)** SX Ella Stent Esophageal®. **(E)** Alimaxx-E Stent®. **(F)** Mega™. **(G)** Polyflex®.

ressaltar que os pontos marcados variam de acordo com a cirurgia realizada e a localização da fístula/deiscência. A marcação externa serve para verificação do posicionamento da prótese sob radioscopia.

Após a marcação, deve ser realizada a passagem de fio-guia metálico sob visão endoscópica, seguida de remoção do endoscópio com manutenção do fio distal ao defeito da parede. Em seguida, passa-se a prótese, tentando manter seu ponto médio na topografia do orifício fistuloso ou da área de deiscência. Após confirmação do posicionamento adequado da prótese, deve-se iniciar sua liberação, sob visão radioscópica. Esse processo deve ser realizado lentamente, sempre mantendo a prótese na posição previamente determinada, a fim de evitar que ela seja liberada em posição inadequada. Vale salientar que a grande maioria das próteses disponíveis no mercado permitem seu reemcapamento após liberação parcial (até o ponto de *no return*), possibilitando o reposicionamento, caso necessário.

Após a liberação, é importante confirmar o posicionamento adequado da prótese por meio de visão radioscópica. Se houver necessidade, seu reposicionamento pode ser realizado com auxílio de pinça de corpo estranho ou alça de polipectomia.

A avaliação da patência da prótese e a confirmação de oclusão do orifício fistuloso/da área de deiscência podem ser feitas com a instilação de contraste sob radioscopia.

Em geral, as próteses são bem toleradas pelos pacientes. Entretanto, alguns podem apresentar dor retroesternal ou abdominal secundária à expansão da prótese, sensação de corpo estranho e sintomas de refluxo. Além disso, podem ocorrer oclusão da prótese por impactação alimentar ou angulação, migração, sangramento e perfuração.

Caso seja indicada realimentação por via oral, deve-se recomendar dieta líquida e pastosa, a fim de evitar impactação alimentar.

Os pacientes devem ser reavaliados periodicamente e, quando houver suspeita de complicações, exames radiológicos (tomografia ou radiografia simples) ou endoscópicos devem ser realizados para elucidação diagnóstica. Em caso de migração, a prótese pode ser reposicionada ou removida, seguida ou não da passagem de uma nova prótese.

A remoção da prótese deve ser programada para 4 a 6 semanas após sua colocação e pode ser realizada por meio de tração com auxílio de pinça de corpo estranho ou alça de polipectomia. Em alguns casos, nas próteses parcialmente recobertas, pode haver crescimento tecidual entre as malhas da região descoberta (*ingrowth*), dificultando sua remoção. Nesses casos, pode-se optar pela passagem de uma nova prótese totalmente recoberta (*stent-in-stent*) ou plástica, de diâmetro e comprimento iguais ou superiores à inicial, para que haja necrose do tecido hiperplásico. Em seguida, pelo menos 1 semana após a colocação da segunda prótese, é realizada a remoção das duas próteses simultaneamente.[42]

RESULTADOS

Em recente metanálise, que incluiu 24 estudos e 187 pacientes, Okazaki *et al.*[36] relataram taxa de sucesso de 76,1% em casos de fechamento da fístula com a colocação de *stents* em pacientes após *bypass* gástrico (Figura 6.6.2) e de 73% em pacientes após Sleeve gástrico (Figura 6.6.3). O tempo médio relatado de permanência das próteses até o fechamento da fístula foi de 42 dias no grupo do *bypass* e de 48 dias no grupo do Sleeve gástrico.

Nome do estudo	Taxa de eventos	Limite inferior	Limite superior	Z-Valor	p-Valor
van Wezenbeek Mr. 2016	0,600	0,200	0,900	0,444	0,657
Quezada N. 2015	0,955	0,552	0,997	2.103	0,035
Périssé LG. 2015	0,929	0,423	0,996	1.748	0,081
Leenders B. J. 2013	0,800	0,309	0,973	1.240	0,215
Freedman J. 2013	0,629	0,460	0,771	1.504	0,133
El Mourad H. 2013	0,923	0,609	0,989	2.387	0,017
Yimcharoen P. 2011	0,833	0,194	0,990	1.039	0,299
Edwards CA. 2008	0,833	0,369	0,977	1.469	0,142
Fukumoto R. 2007	0,875	0,266	0,993	1.287	0,198
Salinas A. 2006	0,941	0,680	0,992	2.690	0,007
Blackmon SH. 2010	0,929	0,423	0,996	1.748	0,081
	0,761	0,658	0,840	4.498	0,000

FIGURA 6.6.2 Taxa de sucesso no fechamento da fístula após RYGB.

Nome do estudo	Estatística para cada estudo					Taxa de eventos e 95% CI
	Taxa de eventos	Limite inferior	Limite superior	Z-Valor	p-Valor	
van Wezenbeek Mr. 2016	0,800	0,309	0,973	1.240	0,215	
Rebibo L. 2016	0,889	0,500	0,985	1.961	0,050	
Quezada N. 2015	0,895	0,663	0,974	2.863	0,004	
Périssé LG. 2015	0,826	0,618	0,933	2.832	0,005	
Fishman S. 2015	0,308	0,162	0,505	−1.908	0,056	
Matlok M. 2015	0,667	0,154	0,957	0,566	0,571	
Moon RC. 2015	0,667	0,268	0,916	0,800	0,423	
Juza RM. 2015	0,917	0,378	0,995	1.623	0,105	
Liu S. Y. −W. 2015	0,833	0,194	0,990	1.039	0,299	
Alazmi W. 2014	0,765	0,514	0,909	2.061	0,039	
Galloro G. 2014	0,900	0,326	0,994	1.474	0,140	
Aras A. 2014	0,875	0,266	0,993	1.287	0,198	
Leenders BJ. 2013	0,750	0,238	0,966	0,951	0,341	
Simon F. 2013	0,778	0,421	0,944	1.562	0,118	
El Mourad H. 2013	0,867	0,595	0,966	2.464	0,014	
Fischer A. 2013	0,833	0,194	0,990	1.039	0,299	
Marr B. 2012	0,900	0,326	0,994	1.474	0,140	
Yimcharoen P. 2011	0,667	0,268	0,916	0,800	0,423	
de Aretxabala X. 2011	0,900	0,326	0,994	1.474	0,140	
Inbar R. 2011	0,875	0,266	0,993	1.287	0,198	
Blackmon SH. 2010	0,900	0,326	0,994	1.474	0,140	
Tan JT. 2010	0,500	0,200	0,800	0,000	1.000	
Nguyen NT. 2010	0,875	0,266	0,993	1.287	0,198	
Casella G. 2009	0,875	0,266	0,993	1.287	0,198	
	0,728	0,652	0,794	5.364	0,000	

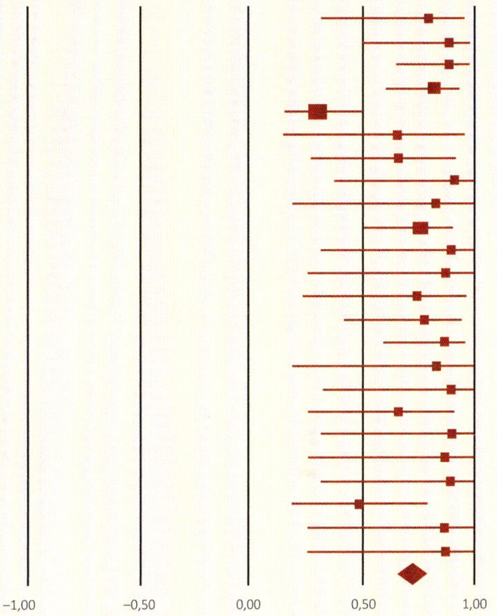

FIGURA 6.6.3 Taxa de sucesso no fechamento da fístula após *sleeve* gástrico.

Nesse estudo, as próteses foram bem toleradas e houve baixa incidência de eventos adversos graves, como sangramento e perfuração. Entretanto, foi registrada alta taxa de migração da prótese tanto no grupo do *bypass* (30,6%; Figura 6.6.4) quanto no grupo do Sleeve gástrico (28%; Figura 6.6.5).

Nome do estudo	Estatística para cada estudo					Taxa de evento e 95% CI
	Taxa de eventos	Limite inferior	Limite superior	Z-Valor	p-Valor	
van Wezenbeek Mr. 2016	0,200	0,027	0,691	−1.240	0,215	
Quezada N. 2015	0,300	0,100	0,624	−1.228	0,220	
Périssé LG. 2015	0,500	0,168	0,832	0,000	1.000	
Leenders B. J. 2013	0,400	0,100	0,800	−0,444	0,657	
Freedman J. 2013	0,229	0,119	0,395	−3.022	0,003	
Edwards CA. 2008	0,883	0,369	0,977	1.469	0,142	
Fukumoto R. 2007	0,667	0,154	0,957	0,566	0,571	
Salinas A. 2006	0,059	0,008	0,320	−2.690	0,007	
	0,305	0,207	0,425	−3.100	0,002	

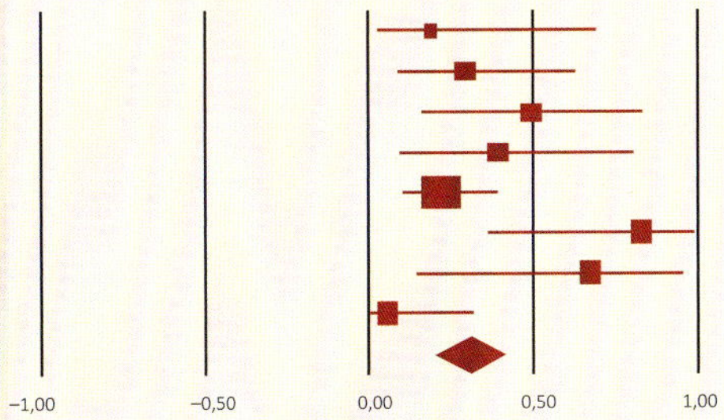

FIGURA 6.6.4 Taxa de migração do *stent* após RYGB.

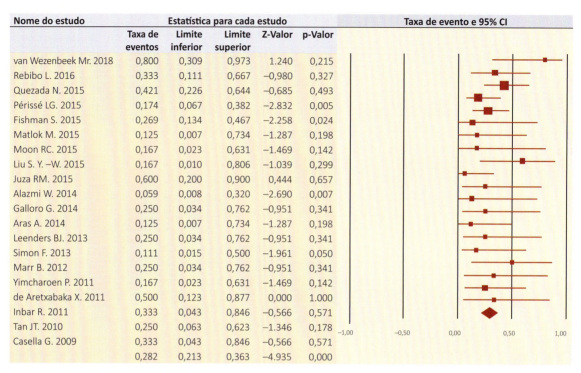

Nome do estudo	Taxa de eventos	Limite inferior	Limite superior	Z-Valor	p-Valor
van Wezenbeek Mr. 2018	0,800	0,309	0,973	1.240	0,215
Rebibo L. 2016	0,333	0,111	0,667	−0,980	0,327
Quezada N. 2015	0,421	0,226	0,644	−0,685	0,493
Périssé LG. 2015	0,174	0,067	0,382	−2.832	0,005
Fishman S. 2015	0,269	0,134	0,467	−2.258	0,024
Matlok M. 2015	0,125	0,007	0,734	−1.287	0,198
Moon RC. 2015	0,167	0,023	0,631	−1.469	0,142
Liu S. Y. −W. 2015	0,167	0,010	0,806	−1.039	0,299
Juza RM. 2015	0,600	0,200	0,900	0,444	0,657
Alazmi W. 2014	0,059	0,008	0,320	−2.690	0,007
Galloro G. 2014	0,250	0,034	0,762	−0,951	0,341
Aras A. 2014	0,125	0,007	0,734	−1.287	0,198
Leenders BJ. 2013	0,250	0,034	0,762	−0,951	0,341
Simon F. 2013	0,111	0,015	0,500	−1.961	0,050
Marr B. 2012	0,250	0,034	0,762	−0,951	0,341
Yimcharoen P. 2011	0,167	0,023	0,631	−1.469	0,142
de Aretxabaka X. 2011	0,500	0,123	0,877	0,000	1.000
Inbar R. 2011	0,333	0,043	0,846	−0,566	0,571
Tan JT. 2010	0,250	0,063	0,623	−1.346	0,178
Casella G. 2009	0,333	0,043	0,846	−0,566	0,571
	0,282	0,213	0,363	−4.935	0,000

FIGURA 6.6.5 Taxa de migração do *stent* após Sleeve gástrico.

A ocorrência da migração atrasa o fechamento da fístula/deiscência e aumenta o número de procedimentos endoscópicos e, consequentemente, a probabilidade de ocorrerem eventos adversos graves, muitas vezes necessitando até de cirurgia,[43] como demonstrado na Figura 6.6.6. Não é possível avaliar de forma isolada o benefício de uma prótese em relação a outra, devido a vários fatores como: 1) grande

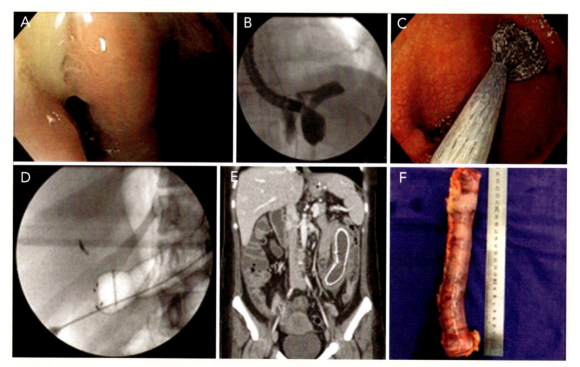

FIGURA 6.6.6 Complicação pós-passagem de mega-*stent* em paciente com fístula após Sleeve gástrico. **(A)** Aspecto endoscópico da fístula. **(B)** Extravasamento de contraste sob radioscopia. **(C)** Liberação do *stent*. **(D)** Aspecto radioscópico logo após a liberação do *stent*. **(E)** Tomografia de abdome 4 semanas após a passagem do *stent*, evidenciando migração. **(F)** Peça após enterectomia de seguimento intestinal com o *stent* impactado.

variabilidade de próteses disponíveis no mercado, 2) número reduzido de pacientes distribuídos entre as próteses, 3) grande heterogeneidade dos indivíduos participantes dos estudos (i. e., pacientes submetidos a Sleeve e a bypass gástrico), 4) falha no diagnóstico de fístula precoce e tardio e 5) maioria dos estudos serem séries de casos

Diversas alternativas, como a fixação da prótese com clipes metálicos ou sutura endoscópica, têm sido relatadas na tentativa de minimizar sua migração.[44-47] Entretanto, até o momento, não há evidência científica suficiente para indicar o uso rotineiro desses procedimentos.

Outra possibilidade é a fixação externa da prótese pela técnica de Shim, que consiste em um *stent* metálico autoexpansível totalmente recoberto e modificado, com um fio de algodão preso à extremidade proximal da prótese. Após a colocação da prótese, o fio é fixado no nariz do paciente ou no lóbulo de sua orelha com uma fita adesiva. Utilizando essa técnica, Shim *et al.*[48] reportaram ausência de migração da prótese em 61 casos. Não há, entretanto, evidência científica avaliando a eficácia desse método em pacientes portadores de fístula/deiscência após cirurgia bariátrica.

Em relação ao tempo de fístula, alguns estudos têm relatado baixa taxa de sucesso no fechamento das fístulas crônicas com a colocação de próteses isoladamente.[18,49] Esses dados, entretanto, não contraindicam a colocação de prótese, mas sugerem que este não é o tratamento mais adequado para esses casos. Assim, em fístulas crônicas, pode-se associar a colocação de *stents* a outros métodos endoscópicos.

CONSIDERAÇÕES FINAIS

O tratamento das fistulas após cirurgia bariátrica pode ser realizado por meio da colocação de próteses metálicas autoexpansíveis, com alta taxa de sucesso e baixa incidência de eventos adversos graves. A alta taxa de migração, entretanto, ainda é um desafio a ser superado.

REFERÊNCIAS

1. Buchwald H, Avidor Y, Braunwald E, Jensen MD, Pories W, Fahrbach K et al. Bariatric surgery: a systematic review and meta-analysis. JAMA. 2004;292:1724-37.
2. American Society for Metabolic and Bariatric Surgery. Estimate of bariatric surgery numbers. Disponível em: https://asmbs.org/resources/estimate-of-bariatric-surgery-numbers. Acesso em: 02/08/2019.
3. Rausa E, Bonavina L, Asti E, Gaeta M, Ricci C. Rate of death and complications in laparoscopic and open Roux-en-Y gastric bypass. A meta-analysis and meta-regression analysis on 69,494 patients. Obes Surg. 2016;26:1956-63.
4. Podnos YD, Jimenez JC, Wilson SE, Stevens CM, Nguyen NT. Complications after laparoscopic gastric bypass: a review of 3464 cases. Arch Surg. 2003;138:957-61.
5. Biertho L, Steffen R, Ricklin T, Horber FF, Pomp A, Inabnet WB et al. Laparoscopic gastric bypass versus laparoscopic adjustable gastric banding: a comparative study of 1,200 cases. J Am Coll Surg. 2003;197:536-44.
6. Fernandez AZ, DeMaria EJ, Tichansky DS, Kellum JM, Wolfe LG, Meador J et al. Experience with over 3,000 open and laparoscopic bariatric procedures: multivariate analysis of factors related to leak and resultant mortality. Surg Endosc. 2004;18:193-7.
7. Wittgrove AC, Clark GW. Laparoscopic gastric bypass, Roux-en-Y- 500 patients: technique and results, with 3-60 month follow-up. Obes Surg. 2000;10:233-9.
8. Al-Sabah S, Ladouceur M, Christou N. Anastomotic leaks after bariatric surgery: it is the host response that matters. Surg Obes Relat Dis. 2008;4(2):152-7.

9. Papasavas PK, Hayetian FD, Caushaj PF, Landreneau RJ, Maurer J, Keenan RJ et al. Outcome analysis of laparoscopic Roux-en-Y gastric bypass for morbid obesity. The first 116 cases. Surg Endosc. 2002;16:1653-7.

10. Nguyen NT, Goldman C, Rosenquist CJ, Arango A, Cole CJ, Lee SJ et al. Laparoscopic versus open gastric bypass: a randomized study of outcomes, quality of life, and costs. Ann Surg. 2001;234:279-89.

11. Higa KD, Ho T, Boone KB. Laparoscopic Roux-en-Y gastric bypass: technique and 3-year follow-up. J Laparoendosc Adv Surg Tech A. 2001;11:377-82.

12. Cho J, Sahakian AB. Endoscopic closure of gastrointestinal fistulae and leaks. Gastrointest Endosc Clin N Am. 2018;28:233-49.

13. Caulfield H, Hyman NH. Anastomotic leak after low anterior resection: a spectrum of clinical entities. JAMA Surg 2013;148:177-82.

14. Baker RS, Foote J, Kemmeter P, Brady R, Vroegop T, Serveld M. The science of stapling and leaks. Obes Surg. 2013;14(10):1290-8.

15. Baltasar A, Bou R, Bengochea M, Serra C, Cipagauta L. Use of a Roux limb to correct esophagogastric junction fistulas after sleeve gastrectomy. Obes Surg. 2007;17:1408-10.

16. Márquez MF, Ayza MF, Lozano RB, Morales MMR, Díez JMG, Poujoulet RB. Gastric leak after laparoscopic sleeve gastrectomy. Obes Surg. 2010;20:1306-11.

17. Yehoshua RT, Eidelman LA, Stein M, Fichman S, Mazor A, Chen J et al. Laparoscopic sleeve gastrectomy--volume and pressure assessment. Obes Surg. 2008;18:1083-8.

18. Rosenthal RJ. International sleeve gastrectomy expert panel consensus statement: Best practice guidelines based on experience of >12,000 cases. Surg Obes Relat Dis. 2012;8:8-19.

19. Marshall JS, Srivastava A, Gupta SK, Rossi TR, DeBord Jr JF A et al. Roux-en-Y gastric bypass leak complications. Arch Surg. 2003;138:520-3.

20. Durak E, Inabnet WB, Schrope B, Davis D, Daud A, Milone L et al. Incidence and management of enteric leaks after gastric bypass for morbid obesity during a 10-year period. Surg Obes Relat Dis. 2000;4:389-93.

21. Jacobsen HJ, Nergard BJ, Leifsson BG, Frederiksen SG, Agajahni E, Ekelund M et al. Management of suspected anastomotic leak after bariatric laparoscopic Roux-en-y gastric bypass. Br J Surg. 2014;101:417-23.

22. Lee S, Carmody B, Wolfe L, DeMaria E, Kellum JM, Sugerman H et al. Effect of location and speed of diagnosis on anastomotic leak outcomes in 3828 gastric bypass cases. J Gastrointest Surg. 2007;11:708-13.

23. Donatelli G, Ferretti S, Vergeau BM, Dhumane P, Dumont JL, Derhy S et al. Endoscopic internal drainage with enteral nutrition (EDEN) for treatment of leaks following sleeve gastrectomy. Obes Surg. 2014;24:1400-7.

24. Pequignot A, Fuks D, Verhaeghe P, Dhahri A, Brehant O, Bartoli E et al. Is there a place for pigtail drains in the management of gastric leaks after laparoscopic sleeve gastrectomy? Obes Surg. 2012;22:712-20.

25. Sakran N, Goitein D, Raziel A, Keidar A, Beglaibter N, Grinbaum R et al. Gastric leaks after sleeve gastrectomy: a multicenter experience with 2,834 patients. Surg Endosc. 2013;27:240-5.

26. Maluf-Filho F, Hondo F, Halwan B, de Lima MS, Giordano-Nappi JH, Sakai P. Endoscopic treatment of Roux-en-Y gastric bypass-related gastrocutaneous fistulas using a novel biomaterial. Surg Endosc. 2009;23:1541-5.

27. Laukoetter MG, Mennigen R, Neumann PA, Dhayat S, Horst G, Palmes D et al. Successful closure of defects in the upper gastrointestinal tract by endoscopic vacuum therapy (EVT): a prospective cohort study. Surg Endosc. 2017;31:2687-96.

28. Bouchard S, Eisendrath P, Toussaint E, Le Moine O, Lemmers A, Arvanitakis M et al. Trans-fistulary endoscopic drainage for post-bariatric abdominal collections communicating with the upper gastrointestinal tract. Endoscopy. 2016;48:809-16.

29. Conio M, Blanchi S, Repici A, Bastardini R, Marinari G. Use of an over-the-scope clip for endoscopic sealing of a gastric fistula after sleeve gastrectomy. Endoscopy. 2010;42:E71-2.

30. Aly A, Lim HK. The use of over the scope clip (OTSC) device for sleeve gastrectomy leak. J Gastrointest Surg. 2013;17:606-8.

31. Winder JS, Kulaylat AN, Schubart JR, Hal HM, Pauli EM. Management of non-acute gastrointestinal defects using the over-the-scope clips (OTSCs): a retrospective single-institution experience. Surg Endosc. 2016;30:2251-8.

32. Mercky P, Gonzalez JM, Aimore Bonin E, Emungania O, Brunet J, Grimaud JC et al. Usefulness of over-the-scope clipping system for closing digestive fistulas. Dig Endosc. 2015;27:18-24.

33. de Moura EGH, Orso IRB, Aurélio EF, de Moura ETH, de Moura DTH, Santo MA. Factors associated with complications or failure of endoscopic balloon dilation of anastomotic stricture secondary to Roux-en-Y gastric bypass surgery. Surg Obes Relat Dis. 2016;12(3):582-6.

34. Fernandez-Esparrach G, Lautz DB, Thompson CC. Endoscopic repair of gastrogastric fistula after Roux-en-Y gastric bypass: a less-invasive approach. Surg Obes Relat Dis. 2010;6:282-8.

35. Mukewar S, Kumar N, Catalano M, Thompson C, Abidi W, Harmsen W et al. Safety and efficacy of fistula closure by endoscopic suturing: a multi-center study. Endoscopy. 2016;48:1023-8.

36. Okazaki O, Bernardo WM, Brunaldi VO, Junior CCC, Minata MK, de Moura DTH et al. Efficacy and safety of stents in the treatment of fistula after bariatric surgery: a systematic review and meta-analysis. Obes Surg. 2018;28:1788-96.

37. Spaander MCW, Baron TH, Siersema PD, Fuccio L, Schumacher B, Escorsell À et al. Esophageal stenting for benign and malignant disease: European Society of Gastrointestinal Endoscopy (ESGE) Clinical Guideline. Endoscopy. 2016;48:939-48.

38. Kim J, Azagury D, Eisenberg D, DeMaria EEJ, Campos GMGMGM, American Society for Metabolic and Bariatric Surgery Clinical Issues Committee et al. ASMBS position statement on prevention, detection, and treatment of gastrointestinal leak after gastric bypass and sleeve gastrectomy, including the roles of imaging, surgical exploration, and nonoperative management. Surg Obes Relat Dis. 2015;11:739-48.

39. Shaikh SN, Thompson CC. Treatment of leaks and fistulae after bariatric surgery. Tech Gastrointest Endosc. 2010;12:141-5.

40. Van Boeckel PGA, Sijbring A, Vleggaar FP, Siersema PD. Systematic review: temporary stent placement for benign rupture or anastomotic leak of the oesophagus. Aliment Pharmacol Ther. 2011;33:1292-301.

41. Liu SYW, Wong SKH, Ng EKW. Novel oesophago-gastro-duodenal stenting for gastric leaks after laparoscopic sleeve gastrectomy. Obes Res Clin Pract. 2015;9:214-9.

42. Aiolfi A, Bona D, Ceriani C, Porro M, Bonavina L. Stent-in-stent, a safe and effective technique to remove fully embedded esophageal metal stents: case series and literature review. Endosc Int Open. 2015;3:E296-9.

43. Madruga Neto AC, Brunaldi VO, Okazaki O, Santo Filho MA, Miranda Neto AA, Anapaz VL et al. Stent migration requiring surgical removal: a serious adverse event after bariatric megastent placement. Endoscopy. 2018;50(12):E344-5.

44. Wang C, Lou C. Randomized controlled trial to investigate the effect of metal clips on early migration during stent implantation for malignant esophageal stricture. Can J Surg. 2015;58:378-82.

45. Rieder E, Asari R, Paireder M, Lenglinger J, Schoppmann SF. Endoscopic stent suture fixation for prevention of esophageal stent migration during prolonged dilatation for achalasia treatment. Dis Esophagus Off J Int Soc Dis Esophagus. 2017;30:1-6.

46. Shehab HM, Hakky SM, Gawdat KA. An endoscopic strategy combining mega stents and over-the-scope clips for the management of post-bariatric surgery leaks and fistulas (with video). Obes Surg. 2016;26:941-8.

47. Diana M, Swanström LL, Halvax P, Lègner A, Liu YY, Alzaga A et al. Esophageal covered stent fixation using an endoscopic over-the-scope clip. Mechanical proof of the concept and first clinical experience. Surg Endosc. 2015;29:3367-72.

48. Shim CS, Cho YD, Moon JH, Kim JO, Cho JY, Kim YS et al. Fixation of a modified covered esophageal stent: its clinical usefulness for preventing stent migration. Endoscopy. 2001;33:843-8.

49. Puig CA, Waked TM, Baron THS, Wong Kee Song LM, Gutierrez J, Sarr MG. The role of endoscopic stents in the management of chronic anastomotic and staple line leaks and chronic strictures after bariatric surgery. Surg Obes Relat Dis. 2014;10:613-7.

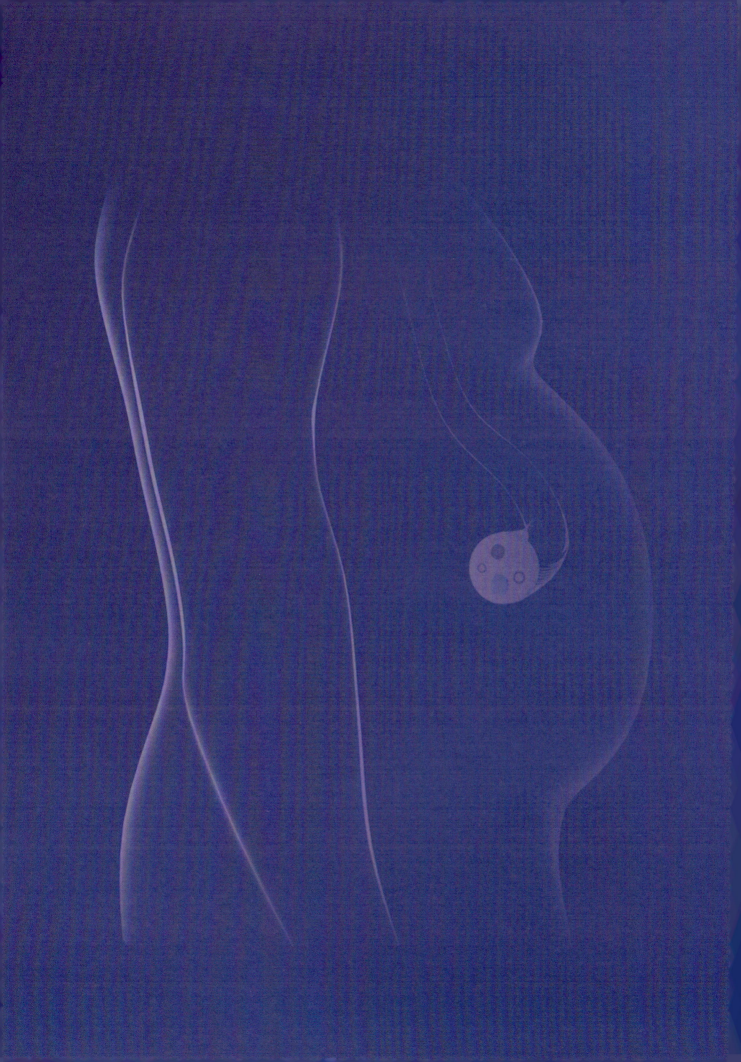

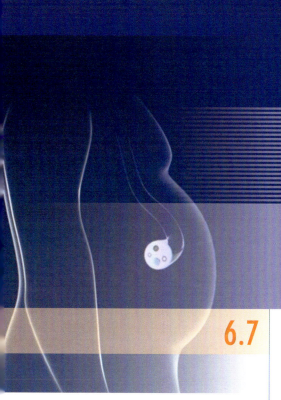

6.7 Septotomia no Tratamento de Fístulas e/ou Deiscências Pós-cirúrgicas

Flávio Ferreira
Josemberg Marins Campos
Lyz Bezerra

INTRODUÇÃO

A endoscopia terapêutica tem papel de extrema relevância no tratamento de fístulas após cirurgia bariátrica, apresentando bons resultados tanto no controle da sepse quanto no tratamento definitivo do vazamento. Entre as técnicas disponíveis, destacam-se as próteses e técnicas de drenagem interna, como a septotomia e a colocação de drenos tipo Pigtail.[1]

O estabelecimento de um fluxograma para o tratamento das fístulas após cirurgia bariátrica é controverso em virtude da diversidade de métodos de tratamento endoscópico, da variabilidade de características da fístula (tempo de evolução, localização, etc.) e de suas repercussões clínicas. Por todas essas variáveis, muitas técnicas são utilizadas de maneira complementar.

O tempo de evolução da fístula é considerado um dos principais norteadores para a determinação do tipo de tratamento, sendo classificadas em agudas (até 7 dias), precoces (entre 1 e 6 semanas), tardias (entre 6 e 12 semanas) e crônicas (acima de 12 semanas), de acordo com estudo clássico de Rosenthal e Sleeve envolvendo pacientes de gastrectomia vertical.[2]

Nas fístulas agudas e precoces, geralmente são utilizadas próteses metálicas autoexpansíveis com o objetivo de promover oclusão imediata do vazamento, interrompendo a contaminação da cavidade. Apesar de sua elevada taxa de sucesso, essa técnica está associada a frequentes complicações, principalmente migração.[3] Em casos tardios e crônicos, um processo fibrótico mais intenso é associado às fístulas, reduzindo a eficácia do uso de próteses e favorecendo as técnicas de drenagem interna.

Durante a evolução de uma fístula após cirurgia bariátrica, observa-se a formação de um bloqueio inflamatório perigástrico que frequentemente proporciona certo controle para a contaminação da cavidade, embora raras vezes seja suficiente para ocluir a área de vazamento. Caso não haja intervenção ou resolução da fístula, a tendência é que esse bloqueio inflamatório aumente de maneira gradativa, gerando uma cavidade infectada adjacente ao estômago, isto é, um septo de tecido infectado e fibroso, como divisória entre as cavidades.

A septotomia é um método de drenagem interna que consiste na unificação dessas duas cavidades através da secção do septo que as divide, utilizando corrente diatérmica. Em geral, o procedimento é realizado em associação à dilatação da câmara gástrica com balão pneumático ou hidrostático para tratamento de estenose ou desvio de eixo, condição frequentemente associada a casos de fístula (Figura 6.7.1).[4-6]

HISTÓRICO

O procedimento de septotomia segue o mesmo racional do tratamento endoscópico do divertículo de Zencker, onde a secção do septo que separa as duas cavidades (divertículo e lúmen do órgão) amplia a comunicação entre elas e favorece a passagem do trânsito alimentar. Essa técnica foi descrita, inicialmente, em um relato de caso de Campos *et al.*,[5,7] para tratamento de fístula gastrobrônquica após cirurgia bariátrica e, posteriormente, em estudo retrospectivo destacando o objetivo de promover drenagem interna.

Embora a septotomia seja eficaz em drenar a cavidade perigástrica, pode não ser suficiente para drenar vazamento cavitário ou coleções e abscessos. Nesses casos, o procedimento pode ser realizado em associação à cirurgia ou à drenagem percutânea.

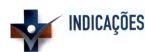

INDICAÇÕES

A septotomia pode ser utilizada como terapêutica inicial em fístulas tardias e crônicas ou como método complementar na falha de outras terapias endoscópicas, como clipes de largo calibre e próteses.[8]

Esse procedimento é indicado em casos de fístulas e deiscências tardias e crônicas após cirurgia bariátrica, quando já está estabelecida uma deformidade anatômica na câmara gástrica, com formação de cavidade, e também pode ser realizado em casos precoces que já tenham tempo de evolução suficiente para formar o septo entre a cavidade perigástrica e o lúmen do órgão. Contudo, é contraindicado em casos agudos, uma vez que aumenta a área de vazamento e causa hemorragia.[4,9]

A septotomia não depende de estrutura muito complexa para sua realização, o que torna mais fácil sua aplicação em centros com pouco acesso a outros métodos endoscópicos para tratamento de fístulas, como emprego de próteses (custo elevado, procedimento realizado sob radioscopia) ou terapia endoscópica à vácuo (internamento hospitalar, disponibilidade de material e fonte de aspiração contínua).[10]

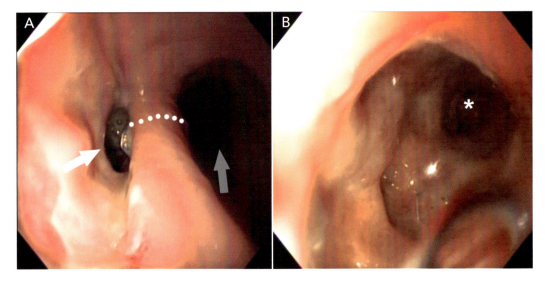

FIGURA 6.7.1 Imagem de fístula em gastrectomia vertical. **(A)** Fístula com cavidade perigástrica (seta branca). Septo entre a fistula e o lúmen gástrico (seta cinza), com área pontilhada demarcando posição ideal para realização das incisões. **(B)** cavidade perigástrica associada à fistula e (*) base da cavidade.

TÉCNICA

O procedimento pode ser realizado em ambiente hospitalar ou em caráter ambulatorial, dependendo das condições clínicas do paciente, sob sedação ou anestesia geral. Embora não seja essencial, a realização do procedimento sob radioscopia pode trazer informações adicionais sobre a anatomia da fístula.

A utilização de insuflação com dióxido de carbono reduz o desconforto após o exame, principalmente quando o procedimento é feito com plasma de argônio.

O paciente deve ser mantido com dieta líquida nas primeiras 24 h após o procedimento, utilizando analgésicos e antieméticos. Quando necessário, deve realizar novas sessões em intervalo de 2 a 4 semanas.[9,11]

Avaliação da cavidade perigástrica

Quando o diâmetro da fístula permite a passagem do aparelho, recomenda-se lavar a cavidade com solução salina para remoção de *debris*. Drenos ou sondas devem ser reposicionados, caso estejam dentro do lúmen gástrico ou muito próximos a ele.

Incisões sobre o septo

As incisões são realizadas sobre o septo próximo ao orifício interno da fístula, com auxílio de estilete *needle-knife*, utilizando corrente de corte e coagulação entre 45 a 60 W ou plasma de argônio entre 45 e 70 W – há menor risco de sangramento com este último. O procedimento é realizado de maneira gradual, direcionando a incisão sobre a linha de grampeamento e seccionando o septo gradativamente. Se, em virtude de sangramento, for necessário desviar da linha de grampeamento, deve-se fazer o menor desvio possível e direcioná-lo para a parede posterior, onde o bloqueio inflamatório proporciona certa proteção contra perfuração.[4,11-13]

Para facilitar o procedimento, deve-se manipular o endoscópio a fim de posicionar o septo na posição de "6 horas" e iniciar as incisões na cavidade perigástrica direcionando o acessório para o lúmen gástrico visando a reduzir o risco de perfuração, uma vez que o bloqueio inflamatório é mais friável que a parede gástrica (Figura 6.7.2).[4]

Ao utilizar o plasma de argônio para realizar a secção do septo, nota-se que ele tende a ficar aderido ao tecido

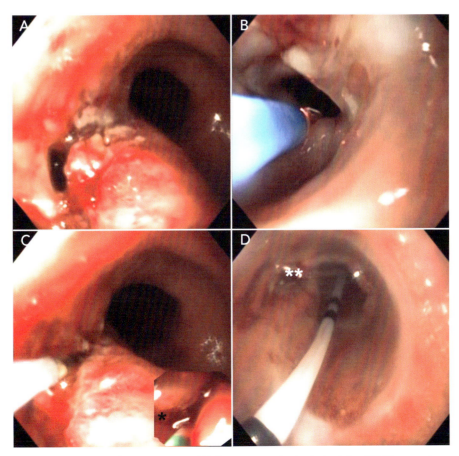

FIGURA 6.7.2 Sequência de imagens de septotomia. **(A)** Septo com sinais de incisão. **(B)** Cateter de argônio localizado na cavidade perigástrica. **(C)** Septotomia com estilete *needle-knife* com detalhe* para sangramento. **(D)** Dilatação com balão pneumático com detalhe** para área da septotomia.

durante o procedimento, sendo difícil deslizar o cateter pelo septo. Todavia, apesar de essa característica ocasionar certa lentidão, a secção é feita com controle hemostático muito bom. Para tornar o movimento mais efetivo, recomenda-se manter o aparelho mais estático e realizar movimentos repetidos de aproximação e retirada com o acessório.

Já quando o procedimento é realizado com estilete, torna-se mais fácil aproximá-lo do septo, acionar o eletrocautério e direcionar o acessório em direção à cavidade gástrica sobre a linha de sutura, deslizando-o pelo septo. Essa secção é mais rápida, porém não possui a mesma capacidade hemostática do plasma de argônio. Caso ocorra sangramento, a hemostasia pode ser feita com métodos convencionais, como injeção de solução de adrenalina ou do próprio plasma de argônio.[4,11]

Independentemente do acessório utilizado, é de suma importância manter cautela para não ultrapassar a base da cavidade perigástrica quando as incisões estiverem mais profundas.[9]

Dilatação endoscópica

Imediatamente após a septotomia, deve-se realizar dilatação da bolsa gástrica, incluindo a área cruenta da septotomia, com balão dilatador pneumático de 30 mm (10 a 15 psi) para casos de gastrectomia vertical ou com balão hidrostático de 20 mm para casos de *bypass* gástrico (Figura 6.7.3).[11]

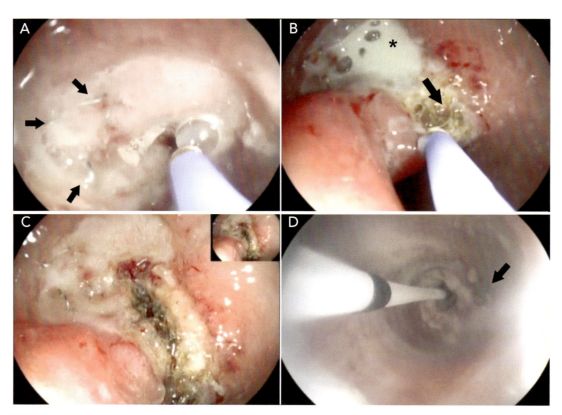

FIGURA 6.7.3 Terceira sessão de septotomia. **(A)** Cavidade perigástrica com evidentes sinais de cicatrização. **(B)** Incisão com plasma de argônio com detalhe para o direcionamento do acessório (seta) e a secreção purulenta*, indicando persistência de processo infeccioso local. **(C)** Septotomia concluída. **(D)** Dilatação com balão com detalhe (seta) para área cruenta sendo incluída pelo balão dilatador.

CONSIDERAÇÕES FINAIS

Embora a septotomia seja uma técnica bastante difundida no Brasil, existem poucos estudos sobre o tema. As três maiores séries foram publicadas por Baretta *et al.*,[11] Shnell *et al.*[9] e Mahadev *et al.*,[12] envolvendo 27, 10 e 9 pacientes, respectivamente. Os resultados foram expressivos, com resolução da fístula em todos os casos, porém exigindo múltiplas sessões, variando entre 1,8 sessões no estudo de Baretta[1-6] e 5 sessões node Shnell.[3-11] Entre as complicações relatadas pelos 46 pacientes dos três estudos combinados, destacam-se hemorragia sem necessidade de hemotransfusão em cinco pacientes (tratadas com injeção de adrenalina) e perfuração secundária à dilatação em um paciente de gastrectomia vertical laparoscópica.

Embora a técnica seja realizada majoritariamente em casos de gastrectomia vertical, há relatos de sua aplicação em casos de *duodenal switch* e gastroplastia em Y de Roux – nesta última, a dilatação era realizada com balão de 20 mm.[9,11,12]

A septotomia é um método eficaz no tratamento de fístulas bariátricas crônicas e tardias, podendo ser utilizada como terapia primária ou complementar na falha de outros métodos endoscópicos. Permite tratamento ambulatorial e reintrodução precoce da dieta oral ou por sondas enterais, reduzindo a morbidade associada à nutrição parenteral.[11] A principal limitação desse método está associada à necessidade de realizar as incisões gradualmente a fim de evitar sangramento e perfuração, o que torna necessária a realização de múltiplas sessões.

PONTOS-CHAVE/*CORE TIPS*

- Indicado em fistulas tardias e crônicas;
- Tratamento primário ou terapia de resgate;
- Associado à dilatação com balão (estenose, desvio de eixo, rotação);
- Eficaz, embora necessite de múltiplas sessões;
- Principais riscos: sangramento e perfuração.

REFERÊNCIAS

1. Kumbhari V, Dayyeh BKA. Keeping the fistula open: paradigm shift in the management of leaks after bariatric surgery? Endoscopy. 2016;48:789-91.
2. Rosenthal RJ, Sleeve I. International Sleeve Gastrectomy Expert Panel Consensus Statement: best practice guidelines based on experience of > 12,000 cases. Surg Obes Relat Dis. 2012;8(1):8-19.
3. Salinas A, Baptista A, Santiago E, Antor M, Salinas H. Self-expandable metal stents to treat gastric leaks. Surg Obes Relat Dis. 2006;2(5):570-2.
4. Campos JM, Ferreira FC, Teixeira AF, Lima JS, Moon RC, D'Assunção MA et al. Septotomy and balloon dilation to treat chronic leak after sleeve gastrectomy: technical principles. Obes Surg. 2016;26(8):1992-3.
5. Campos JM, Pereira EF, Evangelista LF, Siqueira L, Neto MG, Dib V et al. Gastrobronchial fistula after sleeve gastrectomy and gastric bypass: Endoscopic management and prevention. Obes Surg. 2011;21(10): 1520-9.
6. De Lima JH. Endoscopic treatment of post vertical gastrectomy fistula: septotomy associated with air expansion of incisura angularis. Arq Bras Cir Dig. 2014;27(Suppl 1):80-1.
7. Campos JM, Siqueira LT, Ferraz AAB, Ferraz EM. Gastrobronchial fistula after obesity surgery. J Am Coll Surg. 2007;204(4):711.
8. Guerron AD, Ortega CB, Portenier D. Endoscopic abscess septotomy for management of sleeve gastrectomy leak. J Laparoendosc Avd Surg Tech A. 2018;28(7):859-63.
9. Shnell M, Gluck N, Abu-Abeid S, Santo E, Fishman S. Use of endoscopic septotomy for the treatment of late staple-line leaks after laparoscopic sleeve gastrectomy. Endoscopy. 2017;49(1):59-63.
10. Campos JM, Galvão Neto M, Moura EGH. Endoscopia em cirurgia da obesidade. São Paulo: Santos; 2008.
11. Baretta G, Campos J, Correia S, Alhinho H, Marchesini JB, Lima JH et al. Bariatric postoperative fistula: a life-saving endoscopic procedure. Surg Endosc. 2015;29(7):1714-20.

12. Mahadev S, Kumbhari V, Campos JM, Galvão Neto M, Khashab MA, Chavez YH et al. Endoscopic septotomy: an effective approach for internal drainage of sleeve gastrectomy-associated collections. Endoscopy. 2017;49(5):504-8.

13. Haito-Chavez Y, Kumbhari V, Ngamruengphong S, De Moura DTH, El Zein M, Vieira M et al. Septotomy: an adjunct endoscopic treatment for post-sleeve gastrectomy fistulas. Gastrointest Endosc. 2016;83(2):456-7.

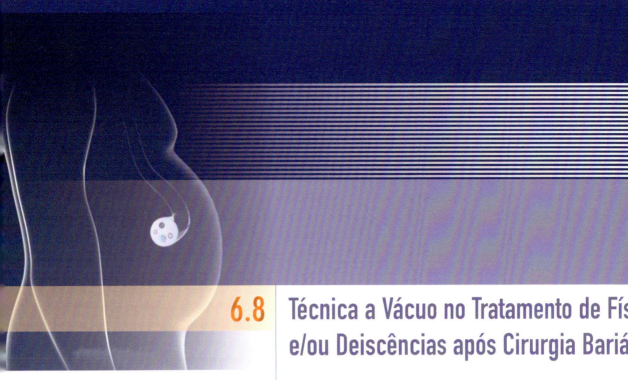

6.8 Técnica a Vácuo no Tratamento de Fístulas e/ou Deiscências após Cirurgia Bariátrica

INTRODUÇÃO

A obesidade é uma importante questão de saúde pública, em virtude de sua incidência crescente nos países industrializados.[1,2] Por isso, tem aumentado também a indicação de cirurgia bariátrica, por apresentar bons resultados para perda de peso, bem como para complicações relacionadas à síndrome metabólica.[3,4] A gastrectomia vertical laparoscópica (LSG, *laparoscopic sleeve gastrectomy*) é a intervenção mais comumente realizada, seguida do *bypass* gástrico (GBP, *gastric bypass*).[5,6]

As fístulas gástricas são as complicações pós-operatórias mais temidas nos dois procedimentos bariátricos mais populares, a LSG e o GBP.[7,8] O segundo está associado a uma incidência de fístulas de aproximadamente 0,4 a 4%;[7,9] enquanto na LSG, mesmo com sua crescente popularidade devido à aparente simplicidade de realização quando comparada ao GBP, essa taxa varia de 1,9 a 6%.[8,10] Ambas as opções de tratamento têm resultados controversos; além disso, as indicações para terapia cirúrgica, conservadora e endoscópica ainda não estão padronizadas.[11,12]

A propedêutica de tratamento para fístulas que ocorrem após a cirurgia bariátrica segue os mesmos princípios cirúrgicos clássicos, que englobam o suporte clínico e a drenagem de qualquer coleção. O manejo cirúrgico convencional das fístulas, que consiste em drenagem externa e cirurgia revisional precoce para fechar o defeito gástrico ou anastomótico, permanece associado a morbidade e mortalidade altas.[13,14] No entanto, a reoperação ainda é obrigatória em pacientes instáveis em estado crítico com peritonite difusa.[15,16] Não obstante, o manejo conservador baseado em suporte clínico e nutricional tem sido relatado como efetivo, mas é usado principalmente para vazamentos agudos de pequeno volume no pós-operatório de pacientes assintomáticos.[11]

Como a reoperação está associada a morbidade e mortalidade altas, a endoscopia intervencionista evoluiu como uma alternativa válida à intervenção cirúrgica.[17] A colocação de *stents* autoexpansíveis metálicos, total ou parcialmente recobertos (SEMS – *self expandable metallic stents*) ou plásticos (SEPS – *self expandable plastic stents*), pode evitar uma reabordagem cirúrgica de emergência.

Flaubert Sena de Medeiros
Thiago Arantes de Carvalho Visconti

Nos últimos anos, a terapia por pressão negativa endoscópica tornou-se uma ferramenta valiosa para o tratamento de feridas intracorpóreas. Essa medida aumenta e complementa o arsenal terapêutico no gerenciamento das complicações cirúrgicas.

No entanto, apesar de as taxas de sucesso relatadas chegarem a 80% para a terapia com *stents* nos vazamentos após cirurgia bariátrica, as complicações ocorrem em até 22% dos casos, além de as taxas de sucesso relatadas oscilarem muito.[18,19] O dano isquêmico da parede gástrica relacionado ao *stent* devido à pressão radial tem grande relevância.[20] Sangramento, perfuração e estenose pós-tratamento foram relatados na literatura. As taxas de migração do *stent* foram observadas em uma faixa de 25 a 58%[15], necessitando de reposicionamento ou extração endoscópica, e podem estar associadas a complicações ainda mais graves, como perfuração da parede do esôfago ou mesmo necessidade de cirurgia para retirada do *stent* no intestino delgado distal, em caso de migração para esse local.[21,22] Outras técnicas intervencionistas para o fechamento direto de fístulas, como selante de fibrina, dispositivos de sutura e *over-the-scope clip* estão associadas a taxas de sucesso insatisfatórias ou são limitadas a pequenos vazamentos.[23,24]

Desse modo, a terapia com *stents* está sendo cada vez mais colocada em debate, muito em razão do sucesso da terapia endoscópica a vácuo (EVT, *endoscopic vacuum therapy*), que se mostrou uma nova e importante opção de tratamento viável para fístulas de diferentes etiologias após cirurgias esofagogástricas. As taxas de sucesso atribuídas à EVT variam de 84 a 100%.[25-27]

TERAPIA ENDOSCÓPICA A VÁCUO

A EVT foi utilizada no trato gastrintestinal superior pela primeira vez em 2006, adaptada de um método anteriormente empregado para cirurgia retal.[28] Com base nessa experiência, a EVT do trato gastrintestinal superior foi adotada por diversos grupos cirúrgicos alemães, e os resultados positivos foram confirmados.[25,29] Em um menor número de casos, o tratamento também foi realizado no duodeno, no pâncreas e nas complicações após cirurgia bariátrica.

Princípios

A terapia endoscópica com pressão negativa alcança vários efeitos no tratamento das fístulas, a partir de múltiplos mecanismos, incluindo mudanças na perfusão tecidual, micro e macrodeformação e controle do exsudato.[30,31] As alterações na perfusão tecidual levam a uma deformação celular seguida de estímulo por meio de fatores de crescimento, proliferação celular, quimiotaxia de células de defesa e abundante formação de tecido de granulação, o que causa estabilização da cavidade da fístula.[32,33] Essas alterações atuam de forma secundária no controle local da proliferação bacteriana.

A endoscopia facilita a aplicação intracorporal da pressão negativa ao longo dos orifícios naturais do corpo humano. Sondas de drenagem com esponja, gaze ou malhas de poliuretano presas à extremidade distal são posicionadas, através das narinas, nos locais internos da ferida/fístula em diferentes técnicas endoscópicas.[34] A pressão negativa é exercida na porção distal da sonda, sem que nenhuma vedação adicional ao sistema seja necessária. Tal como acontece com a terapia de pressão negativa para ferimentos superficiais, o tratamento é realizado durante um período variado de dias.[35]

Normalmente, quando se usa a esponja na porção distal, a drenagem é trocada a cada 3 a 5 dias, em virtude do risco de sangramento.[25] Se o paciente apresentar piora dos parâmetros clínicos ou houver suspeita de mau funcionamento do sistema, uma endoscopia precoce deve ser realizada.[29]

Sonda endoluminal ou intracavitária

Existem duas versões de EVT, dependendo de onde os orifícios da sonda são colocados: endoluminal ou intracavitária. Na EVT intracavitária, os orifícios da sonda envolta com gaze são introduzidos através do defeito gástrico para dentro da cavidade (extraluminal) da fístula (Figura 6.8.1). Isso sela o defeito aberto, levando

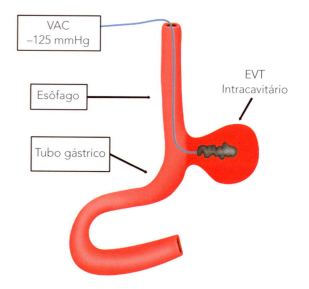

FIGURA 6.8.1 Vácuo intracavitário. Sonda de EVT intracavitária colocada em fístula pós-gastrectomia vertical.

às transformações teciduais supracitadas induzidas pela terapia de pressão negativa, evitando a contaminação bacteriana e realizando a aspiração das secreções, o que também diminui a carga bacteriana.

Na EVT intraluminal, a porção distal da sonda com esponja (ou gaze) é colocada diretamente no lúmen gástrico (Figura 6.8.2). Sondas com ampliação do número de orifícios (até 12 cm de comprimento) são colocadas em casos de longos defeitos fistulosos no tubo gástrico (gastrectomia vertical) ou em *bypass* gástrico com desconexão de mais de 25% da anastomose gastrojejunal, pois isso leva a um colabamento completo do tubo gástrico ou da bolsa gástrica, evitando que haja contaminação da cavidade peritoneal ou da fístula.

trectomia vertical diminui o risco de desbloqueio e peritonite difusa nas fístulas.[37] Nas fístulas tardias, pode ser usada insuflação com ar em baixo fluxo, pois o risco de desbloqueio é menor.

Não se deve ser fazer desbridamento inicial do tecido necrótico nas fístulas precoces. Em vez disso, esse tecido deve ser demarcado durante a evolução EVT, permitindo sua remoção suave e evitando novos traumas – normalmente isso é feito a partir da segunda sessão. Para tanto, pode-se realizar lavagem da cavidade com peróxido de hidrogênio a 3%.[38]

Em pacientes com drenagens externas (drenos tubulares ou túbulo-laminares) exteriorizados através da pele, quando sua extremidade interna é visível durante a endoscopia, pode-se passar um fio-guia percutâneo e retirá-lo por via oral através do aparelho, fazendo uma manobra de *rendezvous*. Isso facilita a passagem da sonda de aspiração a vácuo.

Para confecção do vácuo, utiliza-se uma sonda nasogástrica 14F, com sua porção distal (nos orifícios) envolta pela metade de uma gaze; externamente à gaze, utiliza-se um plástico multifenestrado (capa plástica estéril usada em procedimentos de laparoscopia). Isso permite deixar a sonda por 7 a 14 dias na cavidade, com baixo risco de sangramento durante sua retirada e de erosão de vasos adjacentes (Figura 6.8.3). Esse modelo de sonda facilita muito a passagem através do cricofaríngeo, por produzir menor atrito, bem como sua colocação dentro da cavidade da fístula, tornando o procedimento mais simples e rápido.[39]

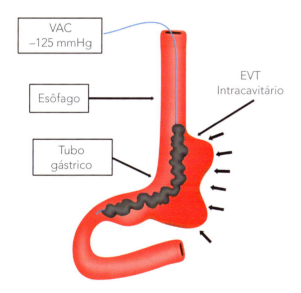

FIGURA 6.8.2 Vácuo endoluminal. Sonda de EVT endoluminal colocada em fístula pós-gastrectomia vertical.

Dicas e truques

De modo geral, são usados gastroscópios *standard* com diâmetros de até 10 mm, porém, em orifícios menores que 10 mm e em pacientes hemodinamicamente instáveis, podem-se utilizar gastroscópios de 5 mm, permitindo a realização do exame via transnasal sem sedação.[36]

Nas fístulas precoces, não se deve utilizar insuflação de ar nem gás carbônico, mas sim o procedimento endoscópico *underwater*. Isso evita o desbloqueio da cavidade e a disseminação peritoneal da infecção. O objetivo inicial é criar um compartimento (microdeformação) que contenha a disseminação da infecção.

É interessante observar que a fixação do ligamento gastrocólico ao estômago remanescente durante a gas-

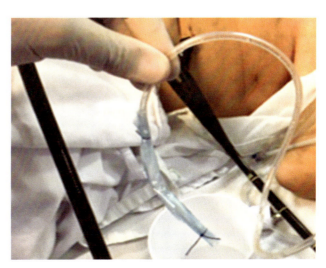

FIGURA 6.8.3 Sonda de EVT modificada. Modelo de sonda com meia gaze interna, cobrindo as fenestrações, e plástico multifenestrado externamente, facilitando a introdução e retirada.

Após colocação na cavidade da fístula, conecta-se a sonda ao vácuo, a fim de evitar seu deslocamento durante a retirada do endoscópio. Isso pode ser feito através do aparelho específico de vácuo (com pressão negativa previamente selecionada de 125 mmHg) ou conectando a sonda ao próprio sistema de vácuo hospitalar, usando um Jelco 20G na junção da sonda com o látex (para evitar que a pressão ultrapasse 125 mmHg; Figura 6.8.4).

Geralmente as trocas da sonda são efetuadas a cada 5 ou 7 dias. A sonda é definitivamente retirada quando se observa tecido de granulação abundante na cavidade da fístula, mesmo que a esta não tenha diminuído de tamanho, pois nessa fase já aconteceu a microdeformação e seu consequente bloqueio (Figura 6.8.5).

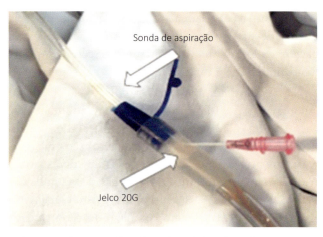

FIGURA 6.8.4 Detalhe do Jelco 20G colocado na junção entre a sonda de aspiração e o látex, evitando que a pressão ultrapasse 125 mmHg. Esse método é utilizado quando não estão disponíveis aparelhos portáteis de aspiração.

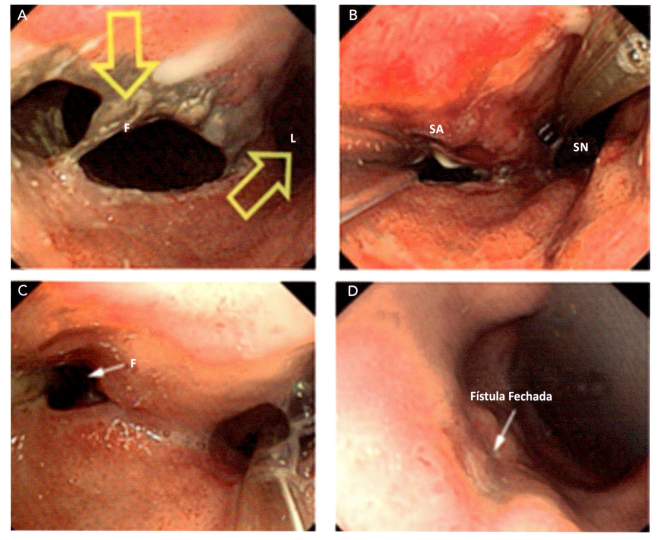

FIGURA 6.8.5 Sequência de fechamento de fístula pós-LSG. **(A)** Grande fístula no ângulo de Hiss. **(B)** Aspecto imediato da sonda intracavitária e da sonda nasoenteral. **(C)** Aspecto após 7 dias de aspiração, com microdeformação da cavidade. **(D)** Aspecto final após 2 meses. F: fístula; L: luz gástrica; SA: sonda de aspiração; SN: sonda de nutrição.

CONSIDERAÇÕES FINAIS

Nos últimos anos, a EVT tornou-se uma ferramenta importante e fundamental para o tratamento de fístulas do aparelho digestivo, aumentando e complementando o gerenciamento de complicações cirúrgicas.

Os princípios do tratamento cirúrgico clássico das fístulas ainda são utilzados atualmente com a EVT, que permite tanto o fechamento endoscópico do defeito quanto o gerenciamento ativo e direcionado das coleções perigástricas. Com a EVT, a endoscopia desempenha importante papel nas complicações das cirurgias bariátricas.

A Figura 6.8.6 apresenta um algoritmo para tratamento com EVT de fístulas após cirurgia bariátrica.

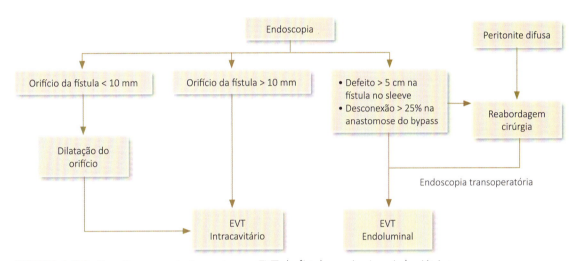

FIGURA 6.8.6 Algoritmo para tratamento por EVT de fístulas após cirurgia bariátrica.

O valor da EVT no tratamento dessas fístulas ainda deve ser demonstrado em estudos controlados. Além disso, o desenvolvimento e a criação de novos dispositivos médicos são necessários para o aprimoramento dos componentes de inserção, drenagem (sondas) e sucção.

REFERÊNCIAS

1. González-Muniesa P, Mártinez-González M-A, Hu FB, Després JP, Matsuzawa Y, Loos RJF et al. Obesity. Nat Rev Dis Primers. 2017;3:17034.
2. NCD Risk Factor Collaboration (NCD-RisC). Trends in adult body-mass index in 200 countries from 1975 to 2014: a pooled analysis of 1698 population-based measurement studies with 19.2 million participants. Lancet. 2016;387(10026):1377-96.
3. Lassailly G, Caiazzo R, Buob D, Pigeyre M, Verkindt H, Labreuche J et al. Bariatric surgery reduces features of nonalcoholic steatohepatitis in morbidly obese patients. Gastroenterology. 2015;149(2):379-88.
4. Younossi Z. The impact of obesity and nutrition on chronic liver diseases, an issue of clinics in liver disease. London: Elsevier; 2014.
5. Reavis KM, Barrett AM, Kroh MD. The SAGES Manual of bariatric surgery. New York: Springer; 2018.
6. Trastulli S, Desiderio J, Guarino S, Cirocchi R, Scalercio V, Noya G et al. Laparoscopic sleeve gastrectomy compared with other bariatric surgical procedures: a systematic review of randomized trials. Surg Obes Relat Dis. 2013;9(5):816-29.

7. Herron DM. Bariatric surgery complications and emergencies. New York: Springer; 2016.

8. Al Hajj G, Chemaly R. Fistula following laparoscopic sleeve gastrectomy: a Proposed classification and algorithm for optimal management. Obes Surg. 2018;28(3):656-64.

9. Fernandez-Esparrach G, Lautz DB, Thompson CC. Endoscopic repair of gastrogastric fistula after Roux-en-Y gastric bypass: a less-invasive approach. Surg Obes Relat Dis. 2010;6(3):282-8.

10. Benosman H, Rahmi G, Perrod G, Bruzzi M, Samaha E, Vienne A et al. Endoscopic management of post-bariatric surgery fistula: a tertiary care center experience. Obes Surg. 2018;28(12):3910-5.

11. Moszkowicz D, Arienzo R, Khettab I, Rahmi G, Zinzindihoué F, Berger A et al. Sleeve gastrectomy severe complications: is it always a reasonable surgical option? Obes Surg. 2013;23(5):676-86.

12. Bruzzi M, Douard R, Voron T, Berger A, Zinzindohoue F, Chavallier JM. Open total gastrectomy with Roux-en-Y reconstruction for a chronic fistula after sleeve gastrectomy. Surg Obes Relat. 2016;12(10):1803-8.

13. Podnos YD, Jimenez JC, Wilson SE, Stevens CM, Nguyen NT. Complications after laparoscopic gastric bypass: a review of 3464 cases. Arch Surg. 2003;138(9):957-61.

14. Campos GM, Ciovica R, Rogers SJ, Posselt AM, Vittinghoff E, Takata M et al. Spectrum and risk factors of complications after gastric bypass. Arch Surg. 2007;142(10):969-75.

15. Serra C, Baltasar A, Andreo L, Pérez N, Bou R, Bengochea M et al. Treatment of gastric leaks with coated self-expanding stents after sleeve gastrectomy. Obes Surg. 2007;17(7):866-72.

16. Baltasar A, Bou R, Bengochea M, Serra C, Pérez N. Laparoscopic gastric sleeve, subtotal antrectomy and omentoplasty. Obes Surg. 2015;25(1):195-6.

17. Neto MG, Silva LB, de Quadros LG, Campos JM. Endoscopic interventions for complications in bariatric surgery. In: Camacho D, Zundel N (eds.). Complications in bariatric surgery. Cham: Springer; 2018.

18. Lorenzo D, Guilbaud T, Gonzalez JM, Benezech A, Dutour A, Boullu S et al. Endoscopic treatment of fistulas after sleeve gastrectomy: a comparison of internal drainage versus closure. Gastrointest Endosc. 2018;87(2):429-37.

19. Eisendrath P, Cremer M, Himpens J, Cadière GB, Le Moine O, Devière J. Endotherapy including temporary stenting of fistulas of the upper gastrointestinal tract after laparoscopic bariatric surgery. Endoscopy. 2007;39(7):625-30.

20. Gonzalez JM, Lorenzo D, Guilbaud T, Bège T, Barthet M. Internal endoscopic drainage as first line or second line treatment in case of post sleeve gastrectomy fistulas. Endosc Int Open. 2018;6(6):E745-50.

21. Oshiro T, Kasama K, Umezawa A, Kanehira E, Kurokawa Y. Successful management of refractory staple line leakage at the esophagogastric junction after a sleeve gastrectomy using the HANAROSTENT. Obes Surg. 2010;20(4):530-4.

22. de Moura DTH, Brunaldi VO, Minata M, Riccioppo D, Santo MA, de Moura EGH. Endoscopic vacuum therapy for a large esophageal perforation after bariatric stent placement. VideoGIE. 2018;3(11):346-8.

23. Murino A, Arvanitakis M, Moine OLE, Blero D, Devière J, Eisendrath P. Sa1541 effectiveness of endoscopic management using self-expandable metal stents in a large cohort of patients with post-bariatric leaks. Gastrointest Endosc. 2014;79(5):AB249.

24. Camacho D, Zundel N. Complications in bariatric surgery. New York: Springer; 2018.

25. Laukoetter MG, Mennigen R, Neumann PA, Dhayat S, Horst G, Palmes D et al. Successful closure of defects in the upper gastrointestinal tract by endoscopic vacuum therapy (EVT): a prospective cohort study. Surg Endosc. 2017;31(6):2687-96.

26. Weidenhagen R, Hartl WH, Gruetzner KU, Burdick JS. Anastomotic leakage after esophageal resection: new treatment options by endoluminal vacuum therapy. Ann Thorac Surg. 2010;90(5):1674-81.

27. Smallwood NR, Fleshman JW, Leeds SG, et al. The use of endoluminal vacuum (E-Vac) therapy in the management of upper gastrointestinal leaks and perforations. Surg Endosc. 2016;30(6):2473-80.

28. Loske G, Müller C. Vakuumtherapie einer Anastomoseninsuffizienz am Ösophagus – ein Fallbericht. Zentralblatt für Chirurgie. 2009;134(3):267-70.

29. Mennigen R, Senninger N, Laukoetter MG. Novel treatment options for perforations of the upper gastrointestinal tract: endoscopic vacuum therapy and over-the-scope clips. World J Gastroenterol. 2014;20(24):7767-76.

30. Lalezari S, Lee CJ, Borovikova AA, Banyard DA, Paydar KZ, Wirth GA et al. Deconstructing negative pressure wound therapy. Int Wound J. 2017;14(4):649-57.

31. Loske G, Müller C. Endoscopic vacuum-assisted closure of upper intestinal anastomotic leaks. Gastrointest Endosc. 2009;69(3 Pt 1):601-2.

32. Ladwig GP, Robson MC, Liu R, Kuhn MA, Muir DF, Schultz GZ. Ratios of activated matrix metalloproteinase-9 to tissue inhibitor of matrix metalloproteinase-1 in wound fluids are inversely correlated with healing of pressure ulcers. Wound Repair Regen. 2002;10(1):26-37.

33. Scherer SS, Pietramaggiori G, Mathews JC, et al. The mechanism of action of the vacuum-assisted closure device. Plast Reconstr Surg. 2008;122(3):786-97.

34. Loske G, Müller CT. Tipps und Tricks in der endoskopischen Unterdrucktherapie. Chirurg. 2018;89(11):887-95.

35. Loske G, Schorsch T. Endoskopische vakuumtherapie beim Boerhaave-Syndrom. Chirurg. 2016;87(8):676-82.

36. Parker C, Alexandridis E, Plevris J, O'Hara J, Panter S. Transnasal endoscopy: no gagging no panic! Frontline Gastroenterol. 2016;7(4):246-56.

37. de Godoy EP, Coelho D. Gastric sleeve fixation strategy in laparoscopic vertical sleeve gastrectomy. Arq Bras Cir Dig. 2013;26(Suppl 1):79-82.

38. Abdelhafez M, Elnegouly M, Hasab Allah MS, Elshazil M, Mikhail HM, Yosry A. Transluminal retroperitoneal endoscopic necrosectomy with the use of hydrogen peroxide and without external irrigation: a novel approach for the treatment of walled-off pancreatic necrosis. Surg Endosc. 2013;27(10):3911-20.

39. Sena FM, Badurdeen DS, de Lorena Medeiros RC, Simplício GTX, Khashab MA, Kalloo AN et al. Tu1052 Never lose suction: modified endoscopic vacuum therapy as primary treatment for acute esophagogastric anastomosis fistulas. Gastrointest Endosc. 2018;87(6):AB511-2.

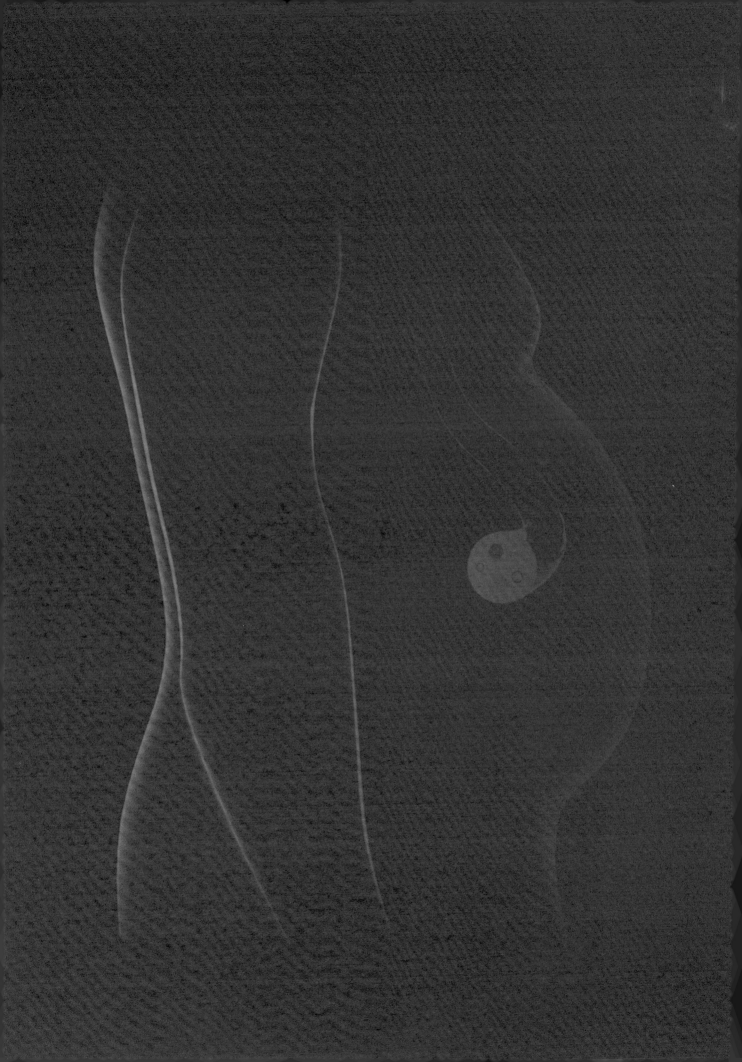

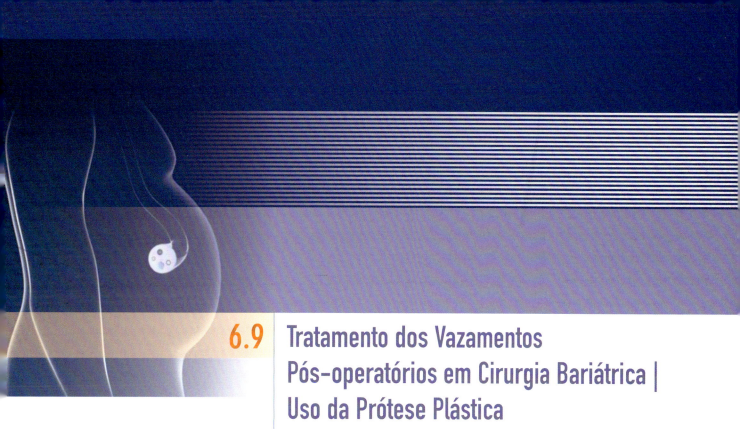

6.9 Tratamento dos Vazamentos Pós-operatórios em Cirurgia Bariátrica | Uso da Prótese Plástica Modelo Duplo Pigtail

INTRODUÇÃO

A popularização da gastroplastia trouxe para a rotina do endoscopista o diagnóstico cada vez mais frequente de suas complicações. Como discutido no Capítulo 6.4, os vazamentos e fístulas das linhas de sutura e anastomose são eventos de alta relevância, estando associados ao aumento da morbidade para 50% e da mortalidade para 10%.[1]

Os vazamentos são considerados uma das mais temidas complicações da gastrectomia vertical, com incidência variando entre 1 e 7%.[2,3] Tradicionalmente, o tratamento dessa complicação se restringia à abordagem cirúrgica ou à drenagem percutânea das coleções para permitir a cicatrização espontânea do vazamento. A função da endoscopia intervencionista, porém, escalou nos últimos anos, passando a ter um papel cada vez mais crítico na resolução desse grave problema.[4]

Este capítulo aborda as nuances do uso da drenagem interna endoscópica e seus benefícios em relação às demais técnicas disponíveis.

INDICAÇÕES

Rosenthal[5] classificou cronologicamente os vazamentos da linha de sutura nas gastrectomias verticais em agudos, precoces, tardios e crônicos (Tabela 6.9.1). Nessa publicação, baseada em 12.000 casos, o autor destacou o importante papel das próteses metálicas autoexpansíveis, mas também ressaltou suas limitações. A aplicação dos *stents* metálicos é uma opção válida nos vazamentos agudos e precoces, porém apresenta baixo índice de sucesso após 30 dias.

João Paulo de Souza Pontual

Tabela 6.9.1 Classificação dos vazamentos.	
Tipo	Cronologia
Agudo	Até 7 dias
Precoce	Entre 1 e 6 semanas
Tardio	Entre 7 e 12 semanas
Crônico	Após 12 semanas

O uso das próteses metálicas leva ao fechamento das fístulas em até 80% dos casos,[6,8] mas está frequentemente associado a complicações como migração (em até 58% dos casos), intolerância por dor, hemorragia e granulação com adesão.[9] Outro dado importante é o "efeito chaminé" que causado pelos *stents* totalmente recobertos, pois seu calibre pode não ser suficiente para garantir a selagem completa das extremidades superior e inferior, permitindo refluxo de alimento para a fístula.[6]

A drenagem interna através da parede gastrointestinal é uma técnica bem estabelecida no manejo das coleções pós-pancreatite, com altos índices de sucesso.[10] Esse método foi transposto para o tratamento das fístulas com falha terapêutica em abordagens tradicionais nas gastrectomias verticais.[11] A inserção de drenos duplo Pigtail apresentou alta eficácia e baixa incidência de complicações, impulsionando seu uso; por isso, atualmente, diversos algoritmos propõem essa técnica como abordagem inicial.[12,13]

O racional da drenagem interna por Pigtail no tratamento dos vazamentos e fístulas digestivas consiste na drenagem completa das coleções e na indução da granulação pela reação à presença do corpo estranho, permitindo a cicatrização.[14] Em casos de vazamento não contido, esse método não parece ser adequado.[15]

Lorenzo et al.[16] compararam a eficácia das técnicas oclusórias tradicionais, como colocação de próteses metálicas e uso de clipes diversos, com a drenagem interna. A taxa de sucesso da drenagem com Pigtail foi de 75-98%, superior aos 71 a 85% obtidos nas técnicas oclusórias.

PRÓTESE DUPLO PIGTAIL

Ao realizar o estudo contrastado da fístula, o endoscopista poderá decidir qual será a melhor opção de prótese. Há vários modelos de duplo Pigtail disponíveis no mercado, com diferentes tipos de conformação das extremidades, mas não há estudo que compare a performance deles. Nesse sentido, a atenção do endoscopista deve estar focada na escolha adequada do calibre e do comprimento da prótese (Figura 6.9.1).

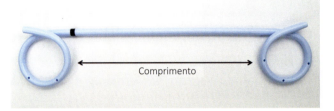

FIGURA 6.9.1 Pigtail.

O comprimento pode variar entre 3 e 15 cm. Idealmente, a prótese deve ficar com um *loop* na luz gastrintestinal logo acima do óstio fistuloso, e o segundo *loop* deve ficar devidamente armado no interior do bolsão.

Calibres de 5 a 11,5 F são fabricados, mas de modo geral a escolha fica entre modelos de 7 ou 10 F. As próteses de 7 F têm menor patência, mas contam com a versatilidade da introdução através do canal de trabalho de 2,8 mm presente na maioria dos gastroscópios. As próteses de 10 F têm maior capacidade de drenagem, porém precisam de um canal de trabalho terapêutico superior a 3,7 mm, presente na maioria dos duodenoscópios e nos gastroscópios terapêuticos.

TÉCNICA

O primeiro passo é o mapeamento da fístula sob fluoroscopia para determinar sua forma, sua localização e seu trajeto. As fístulas simples são definidas como tendo cavidade única, enquanto as complexas apresentam múltiplas cavidades ou comunicação com outro órgão.[17] Esse estudo é importante para a decisão sobre a quantidade e o comprimento dos drenos.

Quando a fístula for permeável pelo endoscópio, deve-se acessar sua cavidade para lavagem e desbridamento.[18] Recomenda-se colocar ao menos duas próteses e dilatar o pertuito para 8 mm, se necessário. Se houver grande quantidade de debris na coleção, deve-se associar um cateter nasocístico para lavagem intermitente.[11] Na presença de drenagem externa, recomenda-se seu fechamento e observação clínica para posterior retirada em até 4 semanas, na ausência de complicações.[13,14]

A dieta oral é reiniciada progressivamente, atingindo a consistência pastosa em uma média de 3 dias, com posterior alta hospitalar.[11] O intervalo ideal para a troca dos drenos ainda não está definido, assim como a duração do tratamento para a caracterização de falha terapêutica.[19] A Figura 6.9.2 mostra a fase final de cicatrização de uma fístula com um duplo Pigtaill de 7 F.

Relatos de complicações associadas à drenagem com Pigtail são raros, mas existem casos anedóticos de migração do *stent* para o interior de tecidos vizinhos, como o baço[20] e a parede abdominal.[21] Outras complicações, como dor retroesternal, ulceração, estenose e migração interna do *stent*, também foram descritas.[11]

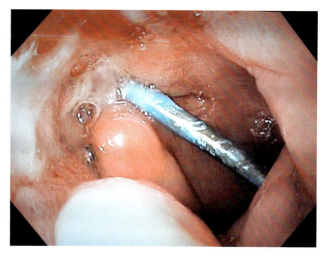

FIGURA 6.9.2 Pigtail fistula.

CONSIDERAÇÕES FINAIS

Apesar de ainda ser a técnica mais popular, a colocação de próteses metálicas totalmente recobertas apresenta limitações significativas. O uso de próteses plásticas tipo duplo Pigtail na abordagem dos vazamentos gastrintestinais vêm ocupando um largo espaço diante de seus resultados excelentes, do baixo índice de complicações e do reinício precoce da dieta oral.

PONTOS-CHAVE/*CORE TIPS*

- As próteses metálicas apresentam baixa resolutividade a partir de 4 semanas de pós-operatório;
- O detalhamento endoscópico/radiológico da fístula é importante na escolha da opção terapêutica;
- A colocação de próteses plásticas duplo Pigtail alcança altos índices de resolutividade, com baixa taxa de complicação.

REFERÊNCIAS

1. Gonzalez R, Sarr MG, Smith CD, Baghai M, Kendrick M, Szomstein S et al. Diagnosis and contemporary management of anastomotic leaks after gastric bypass for obesity. J Am Coll Surg. 2007;204(1):47-55.
2. Moon RC, Shah N, Teixeira AF, Jawad MA. Management of staple line leaks following sleeve gastrectomy. Surg Obes Relat Dis. 2015;11(1):54-9.
3. Fuks D, Verhaeghe P, Brehant O, Sabbagh C, Dumont F, Riboulot M et al. Results of laparoscopic sleeve gastrectomy: a prospective study in 135 patients with morbid obesity. Surgery. 2009;145(1):106-13.
4. Thodiyil PA, Yenumula P, Rogula T, Gorecki P, Fahoum B, Gourash W et al. Selective nonoperative management of leaks after gastric bypass. Ann Surg. 2008;248(5):782-92.
5. Rosenthal RJ. International sleeve gastrectomy expert panel consensus statement: best practice guidelines based on experience of >12,000 cases. Surg Obes Relat Dis. 2012;8(1):8-19.

6. Murino A, Arvanitakis M, Le Moine O, Blero D, Devière J, Eisendrath P. Effectiveness of endoscopic management using self-expandable metal stents in a large cohort of patients with post-bariatric leaks. Obes Surg. 2015;25(9):1569-76.

7. Swinnen J, Eisendrath P, Rigaux J, Kahegeshe L, Lemmers A, Le Moine O et al. Self-expandable metal stents for the treatment of benign upper GI leaks and perforations. Gastrointest Endosc. 2011;73(5):890-9.

8. Persson S, Rouvelas I, Irino T, Lundell L. Outcomes following the main treatment options in patients with a leaking esophagus: a systematic literature review. Dis Esophagus. 2017;30(12):1-10.

9. Eubanks S, Edwards CA, Fearing NM, Ramaswamy A, de la Torre RA, Thaler KJ et al. Use of endoscopic stents to treat anastomotic complications after bariatric surgery. J Am Coll Surg. 2008;206(5):935-8.

10. Akshintala VS, Saxena P, Zaheer A, Rana U, Hutfless SM, Lennon AM et al. A comparative evaluation of outcomes of endoscopic versus percutaneous drainage for symptomatic pancreatic pseudocysts. Gastrointest Endosc. 2014;79(6):921-8.

11. Bouchard S, Eisendrath P, Toussaint E, Le Moine O, Lemmers A, Arvanitakis M et al. Trans-fistulary endoscopic drainage for post-bariatric abdominal collections communicating with the upper gastrointestinal tract. Endoscopy. 2016;48(9):809-16.

12. Pequignot A, Fuks D, Verhaeghe P, Dhahri A, Brehant O, Bartoli E et al. Is there a place for pigtail drains in the management of gastric leaks after laparoscopic sleeve gastrectomy? Obes Surg. 2012;22(5):712-20.

13. Donatelli G, Dumont JL, Cereatti F, Ferretti S, Vergeau BM, Tuszynski T et al. Treatment of leaks following sleeve gastrectomy by endoscopic internal drainage (EID). Obes Surg. 2015;25(7):1293-301.

14. Donatelli G, Dumont J-L, Cereatti F, Dhumane P, Tuszynski T, Vergeau B et al. Endoscopic internal drainage as first-line treatment for fistula following gastrointestinal surgery: a case series. Endosc Int Open. 2016;04(06):E647-51.

15. Talbot M, Yee G, Saxena P. Endoscopic modalities for upper gastrointestinal leaks, fistulae and perforations. ANZ J Surg. 2017;87(3):171-6.

16. Lorenzo D, Guilbaud T, Gonzalez JM, Benezech A, Dutour A, Boullu S et al. Endoscopic treatment of fistulas after sleeve gastrectomy: a comparison of internal drainage versus closure. Gastrointest Endosc. 2018;87(2):429-37.

17. Bège T, Emungania O, Vitton V, Ah-Soune P, Nocca D, Noël P et al. An endoscopic strategy for management of anastomotic complications from bariatric surgery: a prospective study. Gastrointest Endosc. 2011;73(2):238-44.

18. Lemmers A, Tan DMY, Ibrahim M, Loi P, De Backer D, Closset J et al. Transluminal or percutaneous endoscopic drainage and debridement of abscesses after bariatric surgery: a case series. Obes Surg. 2015;25(11):2190-9.

19. Souto-Rodríguez R, Alvarez-Sánchez M-V. Endoluminal solutions to bariatric surgery complications: A review with a focus on technical aspects and results. World J Gastrointest Endosc. 2017;9(3):105.

20. Romano L, Giuliani A, Cianca G, Di Sibio A, Carlei F, Amicucci G et al. A case of intrasplenic displacement of an endoscopic double-pigtail stent as a treatment for laparoscopic sleeve gastrectomy leak. Int J Surg Case Rep. 2018;53:367-9.

21. Debs T, Petrucciani N, Kassir R, Vanbiervliet G, Ben Amor I, Staccini AM et al. Migration of an endoscopic double Pigtail drain into the abdominal wall placed as a treatment of a fistula post revisional bariatric surgery. Obes Surg. 2017;27(5):1335-7.

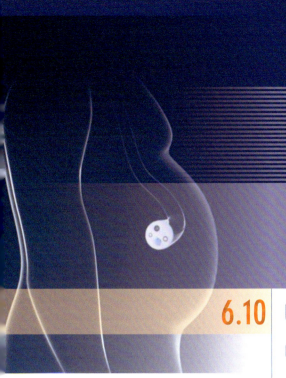

6.10 Oclusor Septal Cardíaco no Tratamento de Fístulas após Cirurgia Bariátrica

Diogo Turiani Horneaux de Moura
Alberto José Baptista Marchena
Christopher C. Thompson
Eduardo Guimarães Hourneaux de Moura

INTRODUÇÃO

A obesidade é uma pandemia mundial e a cirurgia bariátrica é o método mais efetivo e duradouro para seu tratamento. Apesar dos resultados satisfatórios associados às cirurgias, o número de complicações tem aumentado devido ao maior número de intervenções que têm sido realizadas em todo mundo.[1,2]

Fístulas representam a complicação mais comum após cirurgia bariátrica, com taxas entre 0,4% e 5,6% após gastroplastia redutora em Y-de-Roux (*bypass* gástrico) e entre 1,9% e 5,3% após gastrectomia vertical (*sleeve*). Essas taxas são ainda maiores após cirurgias revisionais.[3-7]

As fístulas, normalmente, localizam-se na linha de sutura ou anastomose e são definidas como a comunicação entre os meios intra e extraluminal em virtude de um defeito da parede gastrintestinal.[8,9]

Fístulas crônicas normalmente ocorrem devido a uma fístula aguda não tratada e são divididas em internas (entre um órgão e outro órgão) ou externas (entre um órgão e a superfície corpórea, isto é, a pele). Elas envolvem um trajeto epitelizado e frequentemente são circundadas por tecido não saudável, tornando-se uma das complicações mais difíceis de serem tratadas por técnicas endoscópicas.[1,8,9] E, apesar de a reabordagem cirúrgica ainda ser frequentemente realizada, altas taxas de complicações associadas a esse procedimento, com aumento da morbimortalidade, são descritas.[7,10,11]

Atualmente, devido à grande variedade de dispositivos endoscópicos, utilizados em técnicas de fechamento, oclusão e drenagem, a endoscopia tem se tornado o tratamento de escolha para fístulas após cirurgias bariátricas.

Técnicas de fechamento e oclusão incluem clipes, clipes montados junto à extremidade distal do endoscópio (*over the scope clips*), próteses metálicas autoexpansíveis recobertas, colas e sutura endoscópica. Já as técnicas de drenagem incluem próteses tipo duplo Pig-tail, terapia endoscópica a vácuo e septotomia seguida da dilatação com balão pneumático (balão de acalasia). No entanto, a literatura demonstra que frequentemente é necessário realizar mais de uma sessão de tratamento, com taxas de sucesso variáveis.[12-19]

Em razão dessas limitações das terapias endoscópicas no tratamento de fístulas, o uso *off-label* do oclusor septal cardíaco, o qual foi desenvolvido para tratamento percutâneo de defeitos do septo atrial ou ventricular, tem sido descrito. No entanto, até o momento, a literatura é escassa, existindo apenas relatos de caso do uso do dispositivo em diferentes órgãos do trato gastrintestinal e um estudo retrospectivo que avaliou seu emprego exclusivamente no tratamento de fístulas após cirurgia bariátrica. Neste capítulo, será discutido o uso desse dispositivo no trato gastrintestinal, bem como suas indicações e seus resultados no tratamento de fístulas bariátricas.

DISPOSITIVO

O oclusor septal cardíaco, conhecido como Amplatzer™ Cardiac Septal Defect Occluder (St. Jude Medical, Plymouth, Minnesota, EUA) é um dispositivo autoexpansível em formato de ampulheta ("duplo guarda-chuva"), composto por malha de arame feita de níquel e titânio (nitinol) e tecido de poliéster, que promove oclusão e estimula crescimento tecidual.

Existem dois tipos de oclusor septal cardíaco: o atrial e o ventricular. Ambos são comercializados em diversos tamanhos, incluindo diâmetro do disco e comprimento e diâmetro da cintura, que varia entre 18 e 38 mm, com extensão de 3 a 7 mm. As extremidades distais (discos) variam entre 9 e 54 mm.

As características de cada dispositivo estão resumidas na Tabela 6.10.1 e na demonstradas na Figura 6.10.1.

A rígida cintura do dispositivo permite que ele se adapte aos diferentes tamanhos de fístulas, provendo o fechamento destas. Se disparada em posição inadequada, a prótese pode ser facilmente recapturada e disparada novamente.

O sistema introdutor do dispositivo (*delivery system*) também tem diferentes tamanhos e deve ser escolhido de acordo com o tamanho do oclusor septal cardíaco. O sistema introdutor possui calibre entre 5 e 12 Fr e a extremidade distal tem angulação de 45° e 180°. Os comprimentos disponíveis são de 60 e 80 cm, o que não permite seu uso através da maioria dos endoscópios disponíveis.

Tabela 6.10.1 Características dos oclusores septais cardíacos.

Características	Oclusor cardíaco atrial	Oclusor cardíaco ventricular
Diâmetro do disco	Disco atrial direito: 12 a 48 mm Disco atrial esquerdo: 16 a 54 mm	9 a 26 mm
Comprimento da cintura	3 e 4 mm	7 mm
Diâmetro da cintura/tamanho do dispositivo	4 a 38 mm	4 a 18 mm
Diâmetro do sistema introdutor	6 a 12 Fr	5 a 9 Fr

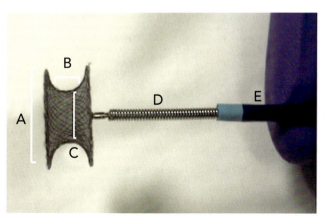
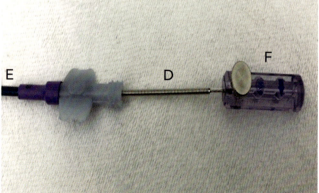

FIGURA 6.10.1 Oclusor septal cardíaco e seu sistema introdutor. **(A)** Diâmetro do disco. **(B)** Comprimento da cintura do disco. **(C)** Tamanho do dispositivo (diâmetro da cintura). **(D)** Cabo introdutor. **(E)** Bainha do introdutor. **(F)** Manopla plástico do sistema introdutor.

TÉCNICAS PARA COLOCAÇÃO

O procedimento é realizado por endoscopia com controle radiológico, sob sedação ou anestesia geral, sem necessidade de internação hospitalar, permitindo que o paciente seja manuseado ambulatorialmente, dependendo de suas condições clínicas.

Primeiramente, realiza-se endoscopia digestiva alta, a fim de diagnosticar e avaliar o local da fístula, e a escolha do tamanho do dispositivo é baseada no tamanho do orifício fistuloso. Considerando-se os mesmos princípios da cardiologia intervencionista, o dispositivo deve ser pelo menos 50% maior que o tamanho do orifício fistuloso. Essa regra, porém, não deve ser empregada em fístula externas com trajeto curto – nesses casos, um dispositivo menor deve ser utilizado para prevenir que sua exteriorização pela pele.

O procedimento inicia com a passagem do fio-guia do lúmen gastrintestinal pelo orifício fistuloso; ou, nos casos de fístulas externas, o fio-guia pode ser introduzido pelo orifício cutâneo. Depois, o dispositivo é introduzido pelo fio-guia utilizando seu sistema introdutor. É importante saber que o sistema introdutor de maior extensão tem 80 cm de comprimento e, portanto, não pode ser introduzido na maioria dos endoscópios.

A prótese é comercializada separadamente do sistema introdutor, podendo ser introduzida pelo canal de trabalho do endoscópio por meio de um sistema adaptado. Essa adaptação é realizada utilizando-se um empurrador de prótese biliar (7 Fr, 8,5 Fr e 10 Fr) como sistema introdutor, provendo o tamanho necessário para que a prótese seja colocada pelo canal de trabalho de um gastroscópio terapêutico (2,8 mm ou 3,2 mm).

A utilização da técnica adaptada pode ser realizada com o auxílio de uma pinça de biópsia pediátrica, que é colocada por dentro da luz do cateter de via biliar. Após a passagem da pinça, captura-se a prótese que, então, é tracionada (encapada) para dentro do cateter (Figura 6.10.2). Essa adaptação permite que a prótese seja colocada por endoscopia, e não apenas por controle radiológico.

Durante o procedimento, o disco distal da prótese é liberado no trajeto fistuloso ou no lúmen do trato gastrintestinal, dependendo do local em que o sistema introdutor foi inserido (via endoscópica ou pelo orifício cutâneo, nos casos de fístulas externas). Depois de avaliar se a posição está adequada, por meio de visão endoscópica e com auxílio da fluoroscopia, o disco proximal deve ser liberado.

Após o procedimento, estudo contrastado deve ser realizado para avaliar a oclusão do orifício fistuloso. Os pacientes devem ser mantidos em jejum por 1 dia e a dieta deve progredir para líquida por 3 dias, seguida de dieta leve pastosa por mais 3 dias. Após 1 semana, o paciente pode voltar a se

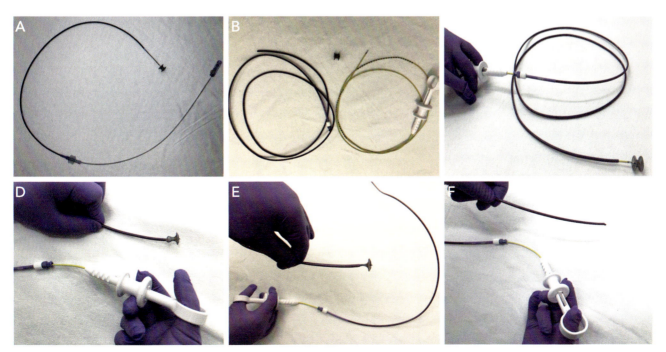

FIGURA 6.10.2 Sistema introdutor do oclusor septal cardíaco. **(A)** Oclusor septal cardíaco junto ao sistema introdutor original de 60 cm de extensão. **(B)** Dispositivos utilizados na técnica adaptada de introdução do dispositivo por endoscopia (cateter biliar, pinça de biópsia pediátrica e prótese). **(C)** Oclusor septal cardíaco sendo apreendido pela pinça antes de ser tracionado para dentro do cateter. **(D)** Prótese sendo colocada (encapada) dentro do cateter biliar. **(E)** Disco proximal já colocado dentro do cateter. **(F)** Oclusor septal cardíaco colocado dentro do sistema introdutor adaptado do dispositivo.

alimentar normalmente. Em geral, inibidores de bomba de prótons são prescritos por pelo menos 30 dias.

Essa prótese não é retirada, diferentemente daquelas utilizadas em doenças benignas do aparelho digestivo.

Até o momento, nenhum caso de complicação grave por sua manutenção foi relatado na literatura, mas estudos com seguimentos prolongados ainda devem ser realizados para comprovar a segurança desse dispositivo.

RESULTADOS

Existem poucos relatos de caso na literatura sobre o uso *off-label* do oclusor septal cardíaco (Amplatzer™) no trato gastrintestinal. Esses casos foram avaliados em recente revisão sistemática[20] incluindo 19 estudos[21-39] e um total de 22 fístulas em 20 pacientes. O tamanho médio das fístulas era de 11,42 mm, e 16 delas não haviam respondido a tratamento endoscópico prévio. O sucesso técnico foi de 100%. Das 22 fístulas, o sucesso clínico ocorreu em 77,27% dos pacientes. Em quatro dos 22 casos, outras terapias endoscópicas foram associadas junto ao oclusor septal cardíaco. Desses quatro casos, o sucesso clínico ocorreu em três pacientes (75%), com taxas de sucesso semelhantes às dos dos pacientes que não utilizaram terapia auxiliar.

O tempo de médio seguimento dos pacientes incluídos nessa revisão foi de 33 semanas. Em cinco casos foram reportados efeitos adversos (22,72%), incluindo três migrações, um aumento do tamanho da fístula e uma migração devido ao seu alargamento. Nenhuma morte relacionada ao dispositivo foi relatada.

Aplicada regressão logística uni e multivariável, sendo incluídas em ambas variáveis como idade, tamanho e duração da fístula, realização de tratamento endoscópico prévio e terapia auxiliar, não foram encontradas correlações com sucesso clínico ou efeito adverso. Esse fato pode estar relacionado ao pequeno número de pacientes incluídos na análise.

Dos relatos de caso avaliados nessa revisão sistemática,[20] três foram realizados em pacientes com fístulas após cirurgia bariátrica, incluindo duas fístulas crônicas (uma pós-gastrectomia vertical e outra após gastroplastia redutora em Y de Roux) e uma fístula precoce (após gastrectomia vertical).[24,28,30] Nesses três relatos de caso envolvendo fístulas após cirurgia bariátrica, obteve-se sucesso clínico, com completa resolução das fístulas.

Após essa revisão, que incluiu todos os relatos de casos disponíveis na literatura, mais três relatos envolvendo o uso do oclusor septal cardíaco (Amplatzer™) foram publicados, desta vez envolvendo uma fístula traqueoesofágica, uma esôfago-cutânea e uma crônica gastro-cutânea após gastroplastia redutora em Y-de-Roux. Em todos os casos ocorreu reparação completa da fístula.[40-42]

Até o momento, existe apenas um estudo na literatura envolvendo o uso do oclusor septal cardíaco (Amplatzer™) especificamente em fístulas após cirurgia bariátrica.[43] Estudo multicêntrico recentemente publicado incluiu 43 pacientes com fístulas após cirurgia bariátrica. Destes, 72,1% dos casos ocorreram após gastrectomia vertical (Figura 6.10.3) e 27,9% após gastroplastia redutora em Y de Roux (Figura 6.10.4). A maioria das fístulas era gastro-cutânea, mas o estudo também incluiu fístulas gastro-brônquicas e gastro-pleurais.

A maior parte dos pacientes já havia sido submetida a outras técnicas endoscópicas, porém sem sucesso no fechamento das fístulas. As fístulas, em sua maioria, eram tardias ou crônicas (81,4%), seguidas de precoces e agudas.

Esse estudou demonstrou sucesso técnico em todos os casos. Dos 43 pacientes (90,7%) com fístulas, 39 tiveram sucesso no tratamento e apenas quatro não responderam ao uso do oclusor septal cardíaco. Os cinco pacientes com fístulas precoces tiveram recidiva nos primeiros 30 dias e foram submetidos à troca do dispositivo por modelos mais calibrosos, com adequado sucesso terapêutico nos exames de controle e sem necessidade de outras intervenções. Dos quatro casos de falha terapêutica (9,7%), três

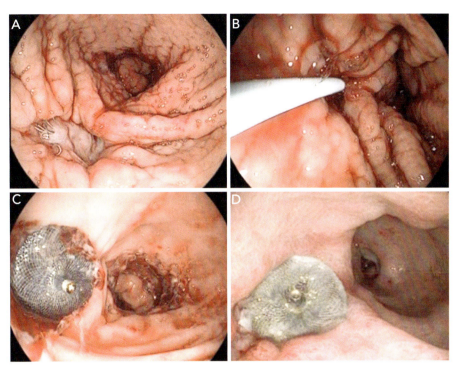

FIGURA 6.10.3 (A) Imagem endoscópica de uma fístula após gastrectomia vertical. (B) Sistema introdutor adaptado durante a colocação do oclusor septal cardíaco. (C) Aspecto final após a colocação do dispositivo no orifício fistuloso. (D) Imagem endoscópica 2 meses após o procedimento, demonstrando crescimento de tecido junto ao dispositivo.

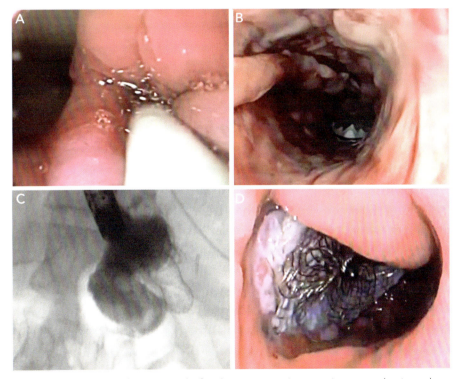

FIGURA 6.10.4 (A) Imagem endoscópica da fístula gastro-cutânea após gastroplastia redutora em Y de Roux (presença de sonda nasoenteral visualizada na luz gástrica). (B) Imagem endoscópica demonstrando o trajeto fistuloso epitelizado (ao fundo, nota-se presença do dreno externo). (C) Estudo contrastado imediatamente após a colocação do dispositivo, demonstrando completa oclusão da fístula. (D) Imagem do oclusor septal cardíaco 1 mês após o procedimento.

fístulas eram agudas e uma era gastro-pleural tardia associada à presença de cavidade não drenada. Nos casos agudos, foi observada melhora inicial, porém houve retorno da drenagem cutânea após 72 h, e nesses casos também foi observado alargamento do orifício fistuloso. Em todos os pacientes foi realizada remoção do oclusor septal cardíaco com pinça de corpo estranho ou alça polipectomia, além da colocação de prótese metálica autoexpansível por 6 semanas. Todos evoluíram com resolução completa da fístula. Contudo, o paciente da fístula gastro-pleural teve piora clínico-laboratorial e, por decisão do cirurgião responsável, foi submetido à gastrectomia total.

Esse estudo também não relatou nenhum efeito adverso associado ao uso do oclusor septal cardíaco, assim como nenhum óbito. Aplicando regressão logística univariavel, demonstrou que fístulas crônicas estão relacionadas ao sucesso da terapia com oclusor septal cardíaco no fechamento de fístulas.

DISCUSSÃO

O tratamento endoscópico de fístulas após cirurgia bariátrica tornou-se o método de escolha para o manejo dessa patologia. Para o sucesso do tratamento endoscópico, alguns pontos são fundamentais, incluindo diagnóstico preciso do local e tempo de duração da fístula, bem como compreensão da anatomia pós-cirúrgica. Além disso, alguns princípios básicos devem ser seguidos, como drenagem da cavidade e de coleções antes do fechamento das fístulas e tratamento de estenoses distais a elas. A remoção de corpo estranho, como fios de suturas, grampos e drenos externos localizados no trajeto fistuloso, também é indicada.[1,4,5,44]

A escolha da técnica endoscópica adequada, incluindo aquelas de fechamento, oclusão e drenagem, depende fatores como tamanho, localização e formato da fístula, além da avaliação do tecido adjacente a ela.[9,45,46] Entretanto, mesmo com as informações descritas e a escolha da técnica mais adequada para o tratamento, as taxas de sucesso são variáveis.

Em fístulas agudas (menos de 7 dias) ou precoces (entre 1 e 6 semanas), sutura endoscópica, clipes e próteses metálicas autoexpansíveis recobertas podem ser utilizados. Entre estes dispositivos, o uso de próteses apresenta as maiores taxas de sucesso clínico.

Em recente revisão sistemática e metanálise, a taxa média de sucesso foi de 73% em fístulas após gastrectomia vertical e de 76,1% após gastroplastia redutora em Y de Roux.[18] Em estudo multicêntrico retrospectivo incluindo pacientes com fístulas após gastrectomia vertical, o sucesso clínico com o manejo endoscópico foi de 73,6% em toda a população, mas a taxa de sucesso da terapia endoscópica reduziu de acordo com o tempo da fístula, com sucesso de 76,5% no tratamento de fístula de até 1 mês e de 48,5% em fístulas com até 6 meses de duração.[47]

Em fístulas tardias (entre 6 e 12 semanas) e crônicas (mais de 6 semanas), o manejo endoscópico com drenagem interna apresenta melhores resultados, incluindo técnicas como drenagem com prótese tipo duplo Pigtail, terapia endoscópica a vácuo e septotomia seguida de dilatação com balão pneumático (balão de acalásia). A drenagem endoscópica interna permite a entrada do endoscópico na cavidade e a lavagem do conteúdo contaminado.[9]

Mahadev *et al.*[48] demonstraram resolução dos sintomas em todos os pacientes submetidos à septotomia em virtude de coleções após gastrectomia vertical. Drenagem endoscópica interna com próteses tipo duplo Pigtail no tratamento de fístulas também demonstrou resultados satisfatórios, com sucesso clínico em 84% dos pacientes; contudo, normalmente é necessário mais de uma sessão para completar o tratamento.[19]

Terapia endoscópica a vácuo também é uma técnica bastante efetiva, com taxas de sucesso até 94,2%; no entanto, essa técnica requer diversas sessões para a troca do sistema de vácuo. Além disso, algumas mortes por hemorragia foram reportadas.[16,49,50]

O uso *off-label* do oclusor septal cardíaco (Amplatzer™) tem se demonstrado eficaz nos poucos estudos publicados na literatura, principalmente após a falha de outras técnicas convencionais. A composição desse oclusor com nitinol e poliéster, além de ocluir o trajeto fistuloso, ainda estimula o crescimento tecidual, ajudando no fechamento da fístula. Essas características são importantes principalmente em fístulas com margens irregulares, trajetos epitelizados e tecidos fibróticos, em que o uso de técnicas convencionais, como clipes, suturas e próteses metálicas autoexpansíveis, não apresenta resultados satisfatórios de maneira geral.[41-43] Outras vantagens do oclusor septal cardíaco incluem a habilidade de reposicionar o dispositivo quantas vezes forem necessárias antes da colocação final no local desejado.[43]

Outros relatos publicados na literatura utilizaram dispositivos similares ao oclusor septal cardíaco (Amplatzer[TM]), com resultados semelhantes. Dois estudos[51,52] utilizaram oclusor septal cardíaco (Gore®, Flagstaff, Arizona, EUA) em pacientes com fístulas traqueo-esofágicas, com sucesso no. Dispositivo similar, da mesma empresa do Amplatzer[TM], chamado de *plug* vascular, também composto por nitinol e frequentemente utilizado na embolização de vasos sanguíneos, também demonstrou eficácia no fechamento de fístulas em três relatos de caso.[53-55] Entretanto, outro relato apontou que esse dispositivo não foi eficaz em tratar uma fístula reto-vaginal.[56]

Os resultados da literatura demonstram que o oclusor septal cardíaco pode ser uma boa opção no tratamento de fístulas após a falha de técnicas convencionais. Especificamente em fístulas após cirurgia bariátrica, os resultados mostram que o oclusor cardíaco septal deve ser utilizado no manejo de fístulas tardias e crônicas, evitando seu uso em fístulas agudas e precoces.

Pelo fato de literatura sobre o tema ainda ser escassa, algumas questões sobre o uso *off-label* desses dispositivos precisam ser respondidas, como qual é o oclusor septal cardíaco ideal e se o dispositivo é mesmo seguro para pacientes que o manterão implantado por toda a vida.

O oclusor septal cardíaco (Amplatzer[TM]) já está disponível no Brasil como dispositivo para uso intracardíaco (Registro Anvisa: 10210410089) no fechamento percutâneo da comunicação interatrial septal (cardiologia intervencionista), o que facilita seu emprego e a realização de novos estudos para comprovar sua eficácia e sua segurança no tratamento de fístulas do trato gastrintestinal.

Além do Amplatzer[TM], outro oclusor septal cardíaco (Figulla) esta disponivel no mercado brasileiro (Registro Anvisa: 80202910069)." para outros oclusores septais cardíacos estão disponíveis no mercado brasileiro, como por exemplo o Figulla e o Occlutech. No entanto, seu alto custo pode ser um empecilho para o uso *off-label*.

CONSIDERAÇÕES FINAIS

O oclusor septal cardíaco promove o fechamento de fístulas por meio da oclusão do trajeto fistuloso e da estimulação de crescimento tecidual. Esse dispositivo deve ser utilizado em fístulas tardias e crônicas que não responderam ao tratamento endoscópico convencional.

PONTOS-CHAVE/*CORE TIPS*

- O uso *off-label* do oclusor septal cardíaco apresenta excelentes resultados no tratamento de fístulas tardias e crônicas após cirurgia bariátrica;
- Por se tratar de uso *off-label,* e também devido aos resultados não satisfatórios em fístulas agudas e precoces, esse método deve ser utilizado apenas como terapia de resgate;
- O dispositivo é aprovado pela Anvisa para uso intracardíaco no fechamento percutâneo de comunicação interatrial septal e, portanto, está disponível no Brasil.

REFERÊNCIAS

1. Schulman AR, Thompson CC. Complications of bariatric surgery: what you can expect to see in your gi practice. Am J Gastroenterol. 2017;112:1640-55.
2. Moura D, Oliveira J, De Moura EG, Bernardo W, Galvão Neto M, Campos J et al. Effectiveness of intragastric balloon for obesity: a systematic review and meta-analysis based on randomized control trials. Surg Obes Relat Dis. 2016;12:420-9.
3. Puli SR, Spofford IS, Thompson CC. Use of self-expandable stents in the treatment of bariatric surgery leaks: a systematic review and meta- analysis. Gastrointest Endosc. 2012;75:287-93.

4. Jones KB, Afram JD, Benotti PN, Capella RF, Cooper CG, Flanagan L et al. Open versus laparoscopic Roux-en-Y gastric bypass: a comparative study of over 25,000 open cases and the major laparoscopic bariatric reported series. Obes Surg. 2006;16:721-7.

5. Zellmer JD, Mathiason MA, Kallies KJ, Kothari SN.. Is laparoscopic sleeve gastrectomy a lower risk bariatric procedure compared with laparoscopic Roux-en-Y gastric bypass? A meta-analysis. Am J Surg. 2014;208:903-10.

6. Aurora AR, Khaitan L, Saber AA. Sleeve gastrectomy and the risk of leak: a systematic analysis of 4,888 patients. Surg Endosc. 2012;26:1509-15.

7. Almahmeed T, Gonzalez R, Nelson LG, Haines K, Gallagher SF, Murr MM. Morbidity of anastomotic leaks in patients undergoing Roux-en-Y gastric bypass. Arch Surg. 2007;142:954-7.

8. Cho J, Sahakian AB. Endoscopic closure of gastrointestinal fistulae and leaks. Gastrointest Endosc Clin N Am. 2018;28:233-49.

9. de Moura DTH, Sachdev AH, Thompson CC. Endoscopic full-thickness defects and closure techniques. Curr Treat Options Gastroenterol. 2018;16(4):386-405.

10. Himpens J, Coromina L, Verbrugghe A, Cadière GB. Outcomes of revisional procedures for insufficient weight loss or weight regain after Roux-en-Y gastric bypass. Obes Surg. 2012;22:1746-54.

11. Brethauer SA, Kothari S, Sudan R, Williams B, English WJ, Brengman M et al. Systematic review on reoperative bariatric surgery: American Society for Metabolic and Bariatric Surgery Revision Task Force. Surg Obes Relat Dis. 2014;10:952-72.

12. Haito-Chavez Y, Kumbhari V, Ngamruengphong S, De Moura DT, El Zein M, Vieira M et al. Septotomy: an adjunct endoscopic treatment for post-sleeve gastrectomy fistulas. Gastrointest Endosc. 2016;83:456-7.

13. Haito-Chavez Y, Law JK, Kratt T, Arezzo A, Verra M, Morino M et al. International multicenter experience with an over-the-scope clipping device for endoscopic management of GI defects (with video). Gastrointest Endosc. 2014;80:610-22.

14. Lippert E, Klebl FH, Schweller F, Ott C, Gelbmann CM, Schölmerich J et al. Fibrin glue in the endoscopic treatment of fistulae and anastomotic leakages of the gastrointestinal tract. Int J Colorectal Dis. 2011;26:303-11.

15. Mukewar S, Kumar N, Catalano M, Thompson C, Abidi W, Harmsen W et al. Safety and efficacy of fistula closure by endoscopic suturing: a multi-center study. Endoscopy. 2016;48:1023-8.

16. Schmidt F, Mennigen R, Vowinkel T, Neumann PA, Senninger N, Palmes D et al. Endoscopic Vacuum Therapy (EVT): a new concept for complication management in bariatric surgery. Obes Surg. 2017;27:2499-2505.

17. de Moura EG, Silva GL, de Moura ET, Pu LZ, de Castro VL, de Moura DT et al. Esophageal perforation after epicardial ablation: an endoscopic approach. Endoscopy. 2015;47(Suppl 1 UCTN):E592-3.

18. Okazaki O, Bernardo WM, Brunaldi VO, Junior CCC, Minata MK, de Moura DTH et al. Efficacy and safety of stents in the treatment of fistula after bariatric surgery: a systematic review and meta-analysis. Obes Surg 2018;28:1788-96.

19. Gonzalez JM, Lorenzo D, Guilbaud T, Bège T, Barthet M. Internal endoscopic drainage as first line or second line treatment in case of postsleeve gastrectomy fistulas. Endosc Int Open. 2018;6:E745-50.

20. de Moura DTH, Baptista A, Jirapinyo P, de Moura EGH, Thompson C. Role of cardiac septal occluders in the treatment of gastrointestinal fistulas: a systematic review. Clinical Endoscopy. 2019 [no prelo]

21. Rabenstein T, Boosfeld C, Henrich R, Ell C. First use of ventricular septal defect occlusion device for endoscopic closure of an esophagorespiratory fistula using bronchoscopy and esophagoscopy. Chest. 2006;130(3):906-9.

22. Green DA, Moskowitz WB, Shepherd RW. Closure of a broncho-neo-esophageal fistula using an amplatzer® septal occluder device. Chest. 2008;134(4):c23002.

23. Kouklakis G, Zezos P, Liratzopoulos N, Pitiakoudis M, Efremidou E, Giatromanolaki A et al. Billroth II gastrectomy complicated by gastrojejunocolonic fistulas, treated endoscopically with a cardiac septal defect closure device. Endoscopy. 2010;42(Suppl 2):E134-5.

24. Baron TH. VHM12: endoscopic closure of a gastrocolonic fistula using a cardiac ventricular septal defect occlusion device. Gastrointestinal Endoscopy. 2010;71(5):AB104.

25. Repici A, Presbitero P, Carlino A, Strangio G, Rando G, Pagano N et al. First human case of esophagus-tracheal fistula closure by using a cardiac septal occluder (with video). Gastrointest Endosc. 2010;71(4):867-9.

26. Cardoso E, Silva RA, Moreira-Dias L. Use of cardiac septal occluder device on upper GI anastomotic dehiscences: a new endoscopic approach (with video). Gastrointest Endosc. 2012;76(6):1255-8.

27. Kadlec J, Turner K, Van Leuven M. Attempted closure of a post-pneumonectomy oesophagopleural fistula with an Amplatzer atrial septal occluder. Interact Cardiovasc Thorac Surg. 2013;16(4):538-40.

28. Kumbhari V, Storm AC, Saxena P, Okolo PI. Closure of a persistent gastric leak using a cardiac septal occluder. Endoscopy. 2014;46(Suppl 1 UCTN):E147-8.

29. Kumbhari V, Azola A, Okolo PI, Hughes A, Saxena P, Bapat V et al. Closure of a chronic tracheoesophageal fistula by use of a cardiac septal occluder. Gastrointest Endosc. 2014;80(2):332.

30. Wiest R, Tutuian R, Meier B, Nett P. Use of a cardiac occluder for closure of a complex gastric leak after bariatric surgery. Endoscopy. 2014;46(Suppl 1 UCTN):E487-8.

31. Odemis B, Beyazit Y, Torun S, Kayacetin E. Endoscopic closure of gastrocutaneous fistula with an AMPLATZER™ septal occluder device. Therap Adv Gastroenterol. 2015;8(4):239-42.

32. Cohen-Atsmoni S, Tamir A, Avni Y, Priel IE, Roth Y. Endoscopic occlusion of tracheoesophageal fistula in ventilated patients using an amplatzer septal occluder. In J Otolaryngol Head Neck Surg. 2015;67(2):196-9.

33. Subtil JC, Valenti V, Cienfuegos JA, Calabuig J, Hernández-Lizoain JL, Muñoz-Navas M. Successful endoscopic closure of multiple tracheoesophageal fistulas following implantation of two atrial septal defect occluders. Endoscopy. 2016 0;48(S 01):E346-7.

34. Fernandez-Urien I, Lezaun R, Hernández M, Lainez B, Leitão C, Vila J. Esophagobronchial fistula closed by a cardiac septal occluder device. Endoscopy. 2016;48(Suppl 1):E289-90.

35. Mejia Perez LK, Confer B, Veniero J, Raymond D, Bhatt A. Closure of a persistent esophagopleural fistula by use of an atrial septal occluder device. VideoGIE. 2016;1(2):27-8.

36. Melmed GY, Kar S, Geft I, Lo SK. A new method for endoscopic closure of gastrocolonic fistula: novel application of a cardiac septal defect closure device (with video). Gastrointest Endosc 2009;70:542-5.

37. Lee HJ, Jung ES, Park MS, Chung HS, Choi JY, Lee KJ et al. Closure of a gastrotracheal fistula using a cardiac septal occluder device. Endoscopy. 2011;43(Suppl 2):E53-4.

38. Coppola F, Boccuzzi G, Rossi G, Gaia S, Cosimato M, Recchia S. Cardiac septal umbrella for closure of a tracheoesophageal fistula. Endoscopy. 2010;42(Suppl 2):E318-9.

39. Boulougouri K, Theodoropoulos E, Karydas G, Tachtaras E, Hatzinikolaou A, Georgountzos V. Combined endoscopic and percutaneous treatment of aduodenocutaneous fistula using an Amplatzer septal occluder. Cardiovasc Intervent Radiol. 2009;32(2):356-60.

40. Traina M, Amata M, De Monte L, Granata A, Ligresti D, Tarantino I et al. Chronic tracheoesophageal fistula successfully treated using Amplatzer septal occluder. Endoscopy. 2018;50(12):1236-7.

41. Hourneaux de Moura DT, Jirapinyo P, Hathorn KE, Thompson CC. Use of a cardiac septal occluder in the treatment of a chronic GI fistula: What should we know before off-label use in the GI tract? VideoGIE. 2018;4(3):114-7.

42. de Moura DTH, Ribeiro IB, Funari MP, Baptista A, Thompson CC, de Moura EGH. Novel use of a cardiac septal occluder to treat a chronic recalcitrant bariatric fistula after Roux-en-Y gastric bypass. Endoscopy. 2019;51(5):E111-2.

43. Baptista A, Hourneaux De Moura DT, Jirapinyo P, Hourneaux De Moura EG, Gelrud A, Kahaleh M et al. Efficacy of the cardiac septal occluder in the treatment of post-bariatric surgery leaks and fistulas. Gastrointest Endosc. 2019;89(4):671-9.

44. Baretta G, Campos J, Correia S, Alhinho H, Marchesini JB, Lima JH et al. Bariatric postoperative fistula: a life-saving endoscopic procedure. Surg Endosc. 2015;29:1714-20.

45. Merrifield BF, Lautz D, Thompson CC. Endoscopic repair of gastric leaks after Roux-en-Y gastric bypass: a less invasive approach. Gastrointest Endosc. 2006;63:710-4.

46. Willingham FF, Buscaglia JM. Endoscopic management of gastrointestinal leaks and fistulae. Clin Gastroenterol Hepatol. 2015;13:1714-21.

47. Christophorou D, Valats JC, Funakoshi N, Duflos C, Picot MC, Vedrenne B et al. Endoscopic treatment of fistula after sleeve gastrectomy: results of a multicenter retrospective study. Endoscopy. 2015;47:988-96.

48. Mahadev S, Kumbhari V, Campos JM, Galvao Neto M, Khashab MA, Chavez YH et al. Endoscopic septotomy: an effective approach for internal drainage of sleeve gastrectomy-associated collections. Endoscopy. 2017;49:504-8.

49. de Moura DTH, Brunaldi VO, Minata M, Riccioppo D2, Santo MA2, de Moura EGH. Endoscopic vacuum therapy for a large esophageal perforation after bariatric stent placement. VideoGIE. 2018;3:346-8.

50. Laukoetter MG, Mennigen R, Neumann PA, Dhayat S, Horst G, Palmes D et al. Successful closure of defects in the upper gastrointestinal tract by endoscopic vacuum therapy (EVT): a prospective cohort study. Surg Endosc. 2017;31:2687-96.

51. Vivacqua A, Malankar D, Idrees JJ, Rice TW, Raymond DP, Roselli EE.. Endoscopic repair of recurrent tracheoesophageal fistula with an atrial septal occluder device. Ann Thorac Surg. 2016;102:e485-7.

52. Rodrigues AJ, Scordamaglio PR, Tedde ML, Minamoto H, de Moura EG, Pedra CA. Bronchoscopic closure of tracheoesophageal fistulas. Gastrointest Endosc. 2011;74:1173.

53. Young JA, Shimi SM, Alijani A, Patil PV, Bhat R. Occlusion of a neo-esophageal-bronchial fistula using the Amplatzer Vascular Plug 2. Diagn Interv Radiol. 2013;19:259-62.

54. Koo JH, Park KB, Choo SW, Kim K, Do YS. Embolization of postsurgical esophagopleural fistula with AMPLATZER vascular plug, coils, and Histoacryl glue. J Vasc Interv Radiol. 2010;21:1905-10.

55. Sun M, Pan R, Kong X, Cao D. Successful closure of postoperative esophagobronchial fistula with amplatzer vascular plug. Ann Thorac Surg. 2015;99:1453.

56. Kılıçkesmez Ö, Andıç Ç, Oğuzkurt L. Delayed failure of rectovaginal fistula embolization with Amplatzer vascular plug 2. Diagn Interven Radiol. 2014;20:511-2.

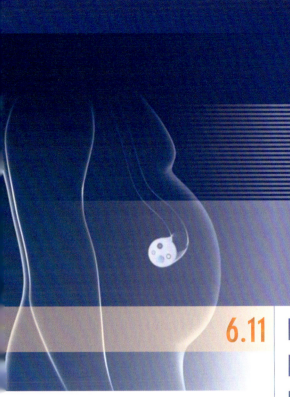

6.11 Hemorragia em Pacientes após Procedimentos Bariátricos | Fatores de Risco e Manejo Endoscópico

Diogo Turiani Hourneaux de Moura
Igor Braga Ribeiro
Giorgio A. P. Baretta

INTRODUÇÃO

A cirurgia bariátrica, até a presente data, é o único tratamento efetivo a longo prazo para o tratamento da obesidade mórbida e das doenças associadas ela; contudo, essa intervenção não é isenta de riscos.

As duas técnicas mais realizadas atualmente são a gastroplastia redutora em Y de Roux (*bypass* gástrico) e a gastrectomia vertical (*sleeve* gástrico). Terapias endoscópicas, como o uso de balão intragástrico e a gastroplastia endoscópica, também são alternativas com resultados favoráveis no tratamento da obesidade, apresentando melhor eficácia quando comparadas aos tratamentos medicamentosos e conservadores, além de menor taxa de complicações quando comparadas à cirurgia.[1]

Estima-se uma taxa de até 6% de complicações após cirurgia bariátrica, com taxa de mortalidade de até 0,4%.[2,3] Em recente estudo baseado em bancos de dados americanos, a taxa de complicações foi de 5,48% após *bypass* gástrico e de 1,24% após gastrectomia vertical, sendo sangramentos e fístulas as mais comuns.[4]

O sangramento após cirurgia bariátrica é uma complicação reconhecida, com taxas entre 1 e 4% e mortalidade inferior a 1%.[5] Diversos fatores de risco estão associados a hemorragias no pós-operatório, incluindo anticoagulação profilática pré-operatória, insuficiência renal em pacientes dialíticos, diminuição da ingestão de vitamina K, anticoagulantes terapêuticos, cirurgia revisional, conversão da técnica cirúrgica, utilização de drenos e técnicas de sutura.[1,6] Essa complicação está associada a maior tempo de internação hospitalar, além de aumento da taxa de reoperações, complicações e mortalidade.[7,8]

As hemorragias após cirurgia bariátrica são divididas em precoce (< 48 h) e tardia. As precoces se dividem em intracavitária (extraluminal) e intraluminal, a qual frequentemente ocorre na linha de sutura. Já as tardias ocorrem no meio intraluminal, principalmente devido a ulcerações, como úlceras marginais (perto da anastomose gastrojejunal após *bypass* gástrico).[1,9,10]

O diagnóstico e o tratamento precoce do foco da hemorragia são essenciais no manejo desses pacientes.[4,11] Neste capítulo, serão discutidos os fatores de risco, incluindo anticoagulação profilática e terapêutica, técnicas de sutura, diagnóstico e manejo dessa complicação, com enfoque nos sangramentos intraluminais, que podem ser tratados por endoscopia digestiva alta (EDA).

Além da hemorragia após cirurgia bariátrica, sangramento após procedimentos endoscópicos primários (p. ex., gastroplastia endoscópica) e secundários (p. ex., eletrofulguração com plasma de argônio para reduzir o diâmetro da anastomose gastrojejunal) também serão apresentados neste capítulo.

ANTICOAGULAÇÃO EM PACIENTES BARIÁTRICOS

Anticoagulação profilática

O tromboembolismo venoso (TEV) é uma das causas mais comumente relacionadas a morte após cirurgia,[12,13] estimando-se uma taxa de 0,3 a 3%, com mortalidade associada a tromboembolismo pulmonar (TEP) em cerca de 30% dos casos.[14-16]

Entre os fatores de risco para TEV encontra-se a própria obesidade, principalmente em pacientes com índice de massa corporal (IMC) mais elevado, além de histórico de TEV prévio, idade avançada, sexo masculino, apneia do sono, história de tabagismo e duração da cirurgia superior a 180 min. Apesar de sua baixa incidência, a morbidade associada e as taxas de mortalidade são altas, o que torna a profilaxia essencial.[14]

A profilaxia pode ser não medicamentosa, incluindo compressão pneumática e deambulação precoce, e farmacológica, com uso de heparina não fracionada (HNF) e de baixo peso molecular (HBPM).

Um balanço entre o risco de TEV e o risco de sangramento após a cirurgia é essencial para se tomar a conduta adequada. Para pacientes sem fatores de risco para TEV, a terapia não medicamentosa pode ser aplicada, mas pacientes com fatores de risco devem ser submetidos à terapia medicamentosa.[14-16]

Não existe, até o momento, consenso sobre qual droga é superior na profilaxia para TEV, assim como não há consenso sobre a dosagem específica para pacientes bariátricos. As dosagens mais utilizadas atualmente são:

- **HBPM (enoxaparina):** 40 mg, 1 vez/dia;
- **HNF (heparina):** 5.000 UI, a cada 8 h.

Para pacientes de alto risco, filtro de veia cava deve ser considerado antes da cirurgia bariátrica.[14]

Anticoagulação terapêutica

O uso crônico de anticoagulantes está associado a maior risco de sangramento durante e após a cirurgia bariátrica, além de estar relacionado a maior taxa de readmissões hospitalares após o procedimento.

A cirurgia bariátrica altera a absorção, a distribuição, a metabolização e a eliminação das drogas administradas por via oral, uma vez que causa alteração da anatomia do trato gastrintestinal e diminuição do peso corporal e do tecido adiposo.

Para pacientes com necessidade de uso crônico de anticoagulantes, as opções por via oral devem ser bem avaliadas, visto que cada anticoagulante tem um local específico para sua absorção e este pode ter sido alterado em função da cirurgia.

A maioria dos anticoagulantes, incluindo compostos como apixabana, dabigatrana, rivaroxabana, edoxabana e varfarina, tem sua absorção principalmente no duodeno e jejuno; por esse motivo, pacientes operados pela técnica de *bypass* gástrico devem ter atenção especial com o uso de anticoagulantes (Figura 6.11.1).

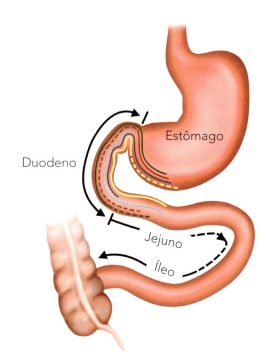

FIGURA 6.11.1 Absorção de anticoagulantes no trato gastrintestinal. Amarelo: apixabana; Roxo: dabigatrana; Azul claro: edoxabana; Vermelho: rivaroxabana; Verde: varfarina; Linha preta contínua: local de maior absorção; Linha preta pontilhada: local de pouca absorção.

Os estudos sobre emprego dos novos anticoagulantes, como dabigatrana (Pradaxa®), apixabana (Eliquis®), rivaroxabana (Xarelto®) e edoxabana (Lixiana®) na população bariátrica, são escassos, o que exige que sejam utilizados com parcimônia, pois estão associados a maiores taxas de sangramento e reinternação.[17,18] A dabigatrana e a rivaroxabana são absorvidas no duodeno proximal, que é modificado pela cirurgia de *bypass* gástrico, alterando sua absorção.[19] Em contraste, a apixabana é absorvida mais distalmente e, em teoria, tem menos chances de ser afetada, quando comparada com a dabigatrana ou a rivaroxabana.[20,21]

Pelo fato de a absorção dessas drogas incluir estômago, duodeno e jejuno, em pacientes após cirurgia bariátrica, nos quais o nível de absorção dos anticoagulantes terapêuticos é alterado, recomenda-se a utilização de drogas que possam ter seus níveis terapêuticos monitorados e ajustados, como antagonistas da vitamina K.[17,22]

CAUSAS DE HEMORRAGIA APÓS CIRURGIA BARIÁTRICA

As hemorragias após cirurgia bariátrica são divididas em precoces (< 48 h) e tardias. As precoces se dividem em intracavitárias (p. ex., lesão visceral iatrogênica; sangramento no local de colocação do trocarte, das brechas mesentéricas e das linhas de grampeamento; e sangramento generalizado em porejamento) e intraluminais, que frequentemente ocorrem na linha de sutura. Já a hemorragia tardia é observada no meio intraluminal, principalmente devido a ulcerações, como úlceras marginais (Tabela 6.11.1).[1,4,9,10]

Neste capitulo, por se tratar de um livro focado em endoscopia bariátrica, serão apresentadas as causas de sangramento intraluminal, bem como técnicas endoscópicas primárias e revisionais para o tratamento da obesidade.

LINHA DE SUTURA

Os locais mais comuns para hemorragia precoce após cirurgia bariátrica são as linhas de sutura, principalmente quando se utilizam grampeadores sem nenhum outro tipo de reforço. No *bypass* gástrico, existem quatro locais potenciais de hemorragia nas linhas de sutura: bolsa gástrica e gastrojejunostomia (30%), jejunojejunostomia (30%) e estômago excluso (40%). Já na gastrectomia vertical, o sangramento ocorre na linha de grampeamento (Figura 6.11.2).[1,23]

Em estudo incluindo 155 pacientes submetidos ao *bypass* gástrico, 3,2% apresentaram hemorragia e dois necessitaram de reoperação devido a sangramento nas linhas de sutura.[24] Em outro estudo avaliando casos de hemorragia após cirurgia bariátrica, todos tiveram como fonte de sangramento a anastomose gastrojejunal, e a EDA foi um método seguro e eficaz tanto no diagnóstico quanto no tratamento da hemorragia.[4]

Técnicas de sutura

Entre os fatores relacionados ao sangramento precoce após cirurgia bariátrica, a técnica cirúrgica de sutura, a realização de reforço da sutura e o tipo de reforço podem diminuir a taxa de sangramento.

Suturas manuais *versus* suturas mecânicas

Uma explicação potencial para a ocorrência da hemorragia precoce é o uso de grampeadores para realização da anastomose, que podem causar hemorragia nas bordas transeccionadas ou nos locais de penetração no tecido.[25] Como medida preventiva, alguns autores sugerem observar o local de menor diâmetro dos vasos pulsáteis e manter a pressão após o disparo do grampeador circular por no mínimo 30 seg antes da liberação.[22,26] Outro método para a prevenção de sangramento na linha de grampos é o uso de um grampeador linear com maior altura do

Tabela 6.11.1 Causas frequentes de sangramento após cirurgia bariátrica.		
Sangramento	**Intracavitário (extraluminal)**	**Intraluminal**
Precoce (< 48 h)	• Lesão visceral iatrogênica • Local do trocar • Sangramento mesentérico • Linha de sutura (grampeamento) • Sangramento em porejamento generalizado	Linha de sutura
Tardio	–	Úlceras (principalmente úlceras marginais após bypass gástrico)

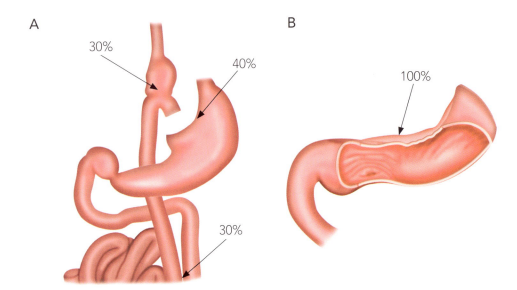

FIGURA 6.11.2 Locais de sangramento da linha de sutura. **(A)** Após *bypass* gástrico. **(B)** Após gastrectomia vertical.

grampo, o que proporciona maior compressão dos tecidos e, portanto, melhor hemostasia.[23]

Em revisão sistemática e metanálise realizada por Jiang *et al.*[27] em 2016, com dados de 13.626 pacientes submetidos à cirurgia bariátrica, comparando os tipos de sutura (manual *versus* grampeadores circulares *versus* grampeadores lineares), não foi verificada diferença no tempo operatório em relação à anastomose gastrojejunal no *bypass* gástrico. No entanto, a revisão demonstrou maior taxa de sangramento em pacientes submetidos a suturas com grampeadores circulares (com diferença estatística) quando comparados a suturas manuais ou grampeadores lineares.

Reforço da linha de sutura

Diversos estudos já comprovaram que a utilização de reforço após sutura ou grampeamento diminui a taxa de sangramento pós-cirúrgico. Entre as técnicas encontram-se a sobressutura (Figura 6.11.3A) e a utilização de material para reforço da linha de grampo (*buttress*; Figura 6.11.3B). Vários materiais têm sido utilizados para este fim, como diferentes fios cirúrgicos e materiais para sintéticos e biológicos.[23,27,28]

O uso de fios cirúrgicos com polímeros sintéticos absorvíveis integrados tem se mostrado viável, com baixo custo e resultados satisfatórios na redução do sangramento da linha de sutura.[28,29]

Recente revisão sistemática e metanálise realizada por Shikora e Mahoney,[23] incluindo 16.967 artigos e 41.864 pacientes na avaliação de sangramento após cirurgia bariátrica, demonstrou que 40% dos pacientes não tiveram reforço na linha de sutura, resultando em taxa de sangramento de 3,45%, o que comprova que a falta de reforço está asso-

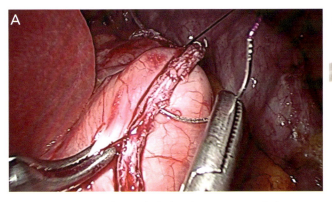
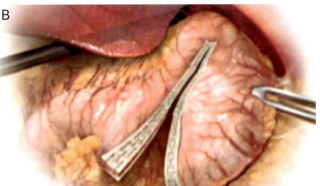

FIGURA 6.11.3 Reforço da linha de sutura. **(A)** Sobressutura manual. **(B)** Ilustração gráfica demonstrando a utilização de material para reforço do grampeamento (*buttress*).
Fonte: adaptada de http://www.bariatricnews.net/?q=news/112801/are-all-staple-line-reinforcement-materials-equal

ciada à maior taxa de sangramento. O reforço com sutura (sobressutura) resultou em taxa de sangramento de 2,69%, superior à do material sintético para reforço de grampeamento, que foi de 2,48%. Nesse estudo, foram também avaliados os tipos de materiais para reforço do grampeamento, sendo que o material biológico (tecido pericárdico bovino) demonstrou as menores taxas de sangramento (1,23%).

Apesar da superioridade do recurso para reforço de grampeamento (*buttress*) em relação às taxas de sangramento, o custo desse material, principalmente do biológico, é elevado em comparação à técnica de reforço com sobressutura.

ÚLCERAS MARGINAIS APÓS *BYPASS* GÁSTRICO

A úlcera marginal pós-operatória na anastomose gastrojejunal não é uma entidade dificilmente encontrada após o *bypass* gástrico em Y de Roux (Figura 6.11.4). A incidência relatada na literatura varia de 0,6 a 16%, sendo que 95% dos casos ocorrem dentro dos primeiros 12 meses de pós-operatório, principalmente entre o 2º e o 6º mês.[30,31]

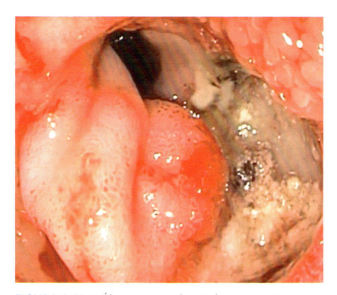

FIGURA 6.11.4 Úlcera marginal após *bypass* gástrico.

A presença de úlceras na anastomose é relacionada à acidez gástrica há anos. Em 1976, Mason *et al.*[32] modificaram a técnica do *bypass* gástrico, reduzindo o tamanho do *pouch* para diminuir a produção ácida. Entretanto, diversos fatores, além do aumento da acidez, estão relacionados às úlceras marginais, como reação a corpo estranho, suturas não absorvíveis, uso de grampos, banda, anel ou malha implantada, isquemia local, microssuficiência vascular, refluxo de ácido biliar, tensão na angulação da alça em Roux e infecção por *Helicobacter pylori*.[30,31,33]

Em estudo publicado por Azagury *et al.*,[30] verificou-se, por regressão logística, que tabagismo, diabetes, uso de anti-inflamatórios não esteroidais e tamanho do *pouch* gástrico são fatores de risco para a formação de úlcera marginal, bem como a exposição ácida. Além disso, foi observado que o tempo de pós-operatório (anos) após a cirurgia é um fator inversamente associado à formação de úlceras marginais.

H. Pylori e úlceras marginais

O *Helicobacter pylori* é um fator causal de úlceras gastroduodenais e é um carcinógeno classe I para o desenvolvimento de câncer gástrico.[34,35] Esse organismo também tem sido implicado como um fator de risco para a ulceração marginal.[33] Além disso, relatos de casos demonstram que o *H. pylori* tem sido associado ao câncer no estômago excluso.[36,37]

Recente estudo[33] analisando 252.765 pacientes pós-bariátricos verificou que a prevalência de úlcera marginal foi de 3,90%. Nos pacientes com *H. pylori*, detectou-se ulceração marginal em 31,20%, enquanto naqueles sem *H. Pylori* essa ulceração foi observada em apenas 3,87%. Na análise de regressão multivariada, o *H. pylori* mostrou-se o fator independe mais fortemente relacionado ao desenvolvimento de ulceração marginal, ao passo que idade e ingesta etílica não demonstraram relação.

Tratamento da úlcera marginal: cápsula de IBP aberta e fechada

O tratamento das úlceras marginais envolve diversos fatores, conforme já discutido anteriormente, como o tratamento de *H. Pylori*, por exemplo. Além disso, a diminuição da acidez gástrica se faz necessária e, para tanto, o uso de inibidores de bomba de prótons (IBP) é recomendado. Contudo, o *pouch* gástrico reduzido e a passagem mais rápida pelo intestino delgado diminuem a absorção desses medicamentos.

Em estudo publicado por Schulman *et al.*[38] analisando dados de 164 pacientes que tiveram o diagnóstico de úlcera marginal após *bypass* gástrico, aqueles que receberam cápsulas abertas de IBP tiveram cicatrização da úlcera em menor tempo, além de necessitarem de menos procedimentos endoscópicos e de utilizarem menos recursos de saúde em comparação com pacientes que receberam IBP na forma tradicional. A utilização de cápsulas abertas foi o único preditor de sucesso na cicatrização dessas úlceras.

TERAPIAS ENDOSCÓPICAS NO TRATAMENTO DA OBESIDADE

Neste capítulo, também serão abordadas terapias endoscópicas no manejo da obesidade, com enfoque em sangramento após esses procedimentos, incluindo técnicas endoscópicas primárias (p. ex., gastroplastia endoscópica, balão intragástrico, terapia de aspiração e *bypass* duodenojejunal endoscópico) e revisionais (p. ex., escleroterapia, eletrofulguração com plasma de argônio e sutura endoscópica para diminuição do *pouch* gástrico e da anastomose gastrojejunal). Todos esses temas também são discutidos em detalhes, com suas indicações, contraindicações, técnicas e resultados, em outros capítulos desta obra.

Terapias endoscópicas primárias

Apesar de raros, sangramentos após terapias endoscópicas primárias para o tratamento da obesidade também podem ocorrer. Nesses casos, o tratamento conservador geralmente é efetivo, mas, em algumas situações, o tratamento endoscópico se faz necessário. O tratamento cirúrgico devido a sangramentos extraluminais após procedimentos endoscópicos ainda não foi reportados na literatura, mas estes podem ocorrer em procedimentos que envolvam suturas ou plicaturas endoscópicas.

Em geral, a taxa de sangramento, independentemente da técnica utilizada, é menor que 2%. Em estudo[39] incluindo 41.866 pacientes tratados com balão intragástrico, apenas 59 apresentaram sangramentos, e destes, 39 foram tratados conservadoramente e apenas 20 necessitaram de intervenção endoscópica. Em relação à gastroplastia endoscópica, em três estudos[40-42] totalizando 1.360 pacientes, apenas 10 apresentaram sangramento. Em outros dois estudos randomizados[43,44] avaliando a terapia de aspiração, com um total de 148 pacientes, nenhum sangramento foi reportado.

Entre os dispositivos endoscópicos, o *bypass* duodenojejunal endoscópico é o que mais apresenta sangramentos durante seu uso. Em revisão sistemática e metanálise, incluindo 38 estudos e 1.056 pacientes, oito sangramentos graves e 28 sangramentos moderados foram relatados.[26]

Terapias endoscópicas revisionais

Assim como nas terapias primárias, o sangramento após terapias revisionais também é raro. Em estudo[45] envolvendo 231 pacientes submetidos ao tratamento com escleroterapia, a qual é pouco realizado atualmente, a

taxa de sangramento foi de 2,5%. Em relação ao uso de eletrofulguração com plasma de argônio, estudo recente[46] avaliando efeitos adversos em 333 pacientes demonstrou apenas um caso de melena.

O tratamento revisional com sutura endoscópica também apresenta baixas taxas de sangramento, conforme demonstrado em estudo incluindo 252 pacientes, em que apenas quatro sangramentos foram relatados.[47]

DIAGNÓSTICO DE HEMORRAGIA NO PACIENTE BARIÁTRICO

O diagnóstico do paciente com hemorragia após cirurgia bariátrica é frequentemente baseado na avaliação clínica, incluindo alterações dos sinais vitais, como taquicardia, palidez cutânea, sudorese e hipotensão. O primeiro passo para o diagnóstico é descobrir se o sangramento é intra ou extraluminal (intracavitário). Sinais como hematêmese, enterorragia ou melena sugerem o diagnóstico de sangramento intraluminal. O sangramento extraluminal, por sua vez, pode ser identificado pelo dreno, caso o paciente esteja drenado, ou pela presença de sangue na cavidade abdominal em exame de ultrassonografia (US) ou tomografia computadorizada (TC).[22,48]

A EDA representou um o divisor de águas no diagnóstico das complicações pós-operatórias, incluindo fístulas e sangramento pós-cirúrgicos; contudo, o padrão-ouro ainda é a avaliação clínica do paciente e a TC com contraste (intravenoso e oral).[22,48] Se a TC e a EDA forem incapazes de detectar uma alta suspeita de uma complicação pós-operatória, a laparoscopia diagnóstica deve ser considerada, especialmente no paciente grave.[22,48-50]

A EDA pode ser realizada já no pós-operatório imediato. Preocupações sobre a integridade da anastomose não devem atrasar o avanço do diagnóstico, uma vez que diversos estudos já demonstraram não haver problemas em realizar EDA ou qualquer outro exame de imagem no pós-operatório imediato. O risco de barotrauma deve ser minimizado pela insuflação de dióxido de carbono (CO_2) em vez de ar ambiente durante a EDA.[4,11]

Na grande maioria das vezes, o sangramento intraluminal após *bypass* gástrico ocorre no estômago excluso e na anastomose distal (enteroanastomose), tornando difíceis o diagnóstico e o tratamento por EDA. A enteroscopia assistida por *overtube* (enteroscopia com balão único ou duplo) geralmente é necessária nesses casos, permitindo a avaliação completa nesse contexto de anatomia alterada em virtude de *bypass* gástrico.[51,52]

MANEJO DO PACIENTE COM HEMORRAGIA APÓS CIRURGIA BARIÁTRICA

O número de cirurgias bariátricas aumentou consideravelmente nos últimos anos devido à pandemia que se tornou a obesidade. À medida que o número de pacientes submetidos à cirurgia bariátrica se eleva, pode-se esperar um aumento no número de casos com complicações como sangramento gastrintestinal.[50]

O tratamento conservador com reposição de fluidos (e sangue, quando necessário) é frequentemente efetivo (em 75% dos casos), evitando outras intervenções. Remoção do paciente para unidade de terapia intensiva (UTI) e suspensão da medicação anticoagulante são outras medidas que também devem realizadas.[8] No entanto, na ausência de resposta ao tratamento conservador, intervenções cirúrgicas, nos casos de sangramento intracavitário, ou endoscópicas, nos casos de sangramento intraluminal, podem ser necessárias.[49,53,54]

O enfoque deste capítulo é o tratamento da hemorragia intraluminal. A EDA é o método mais preciso e prático para diagnosticar a origem da hemorragia digestiva alta, e o tratamento endoscópico tem se demonstrado uma prática segura e eficaz nesse tipo de hemorragia.[1,22] Em estudo[9] analisando 400 pacientes após cirurgia bariátrica, todos aqueles com sangramento intraluminal foram tratados endoscopicamente sem qualquer dano a anastomose ou outro tipo de efeito adverso.

A realização de EDA nas primeiras 24 h após a apresentação do paciente com suspeita de HDA tem sido proposta como um indicador-chave de qualidade no tratamento das hemorragias do trato gastrintestinal superior.[55] Duas revisões sistemáticas avaliando o momento ideal para a realização da EDA demonstraram melhora na avaliação de risco e redução no tempo de permanência hospitalar quando a EDA foi realizada dentro de 24 h da apresentação do paciente.[56,57] Mais recentemente, Wysoscki *et al.*[58] realizaram uma análise retrospectiva dos fatores de risco para mortalidade em mais de 400.000 pacientes com hemorragia digestiva alta não varicosa e observaram aumento da mortalidade em pacientes que não realizaram EDA dentro de 1 dia da admissão hospitalar (OR 1.32, 95% CI 1.26-1.38).

Em estudo randomizado[41] incluindo 325 pacientes com hemorragia digestiva alta por úlcera péptica, a EDA realizada dentro de 12 h da internação (em comparação entre 12 e 24 h) resultou em redução significativa nas necessidades de transfusão sanguínea em pacientes nos quais havia sido verificada presença de sangramento vermelho vivo (hemorragia ativa).

Não existe nenhum *guideline* ou diretriz específica para o manejo de pacientes com sangramento após cirurgia bariátrica. Com base nas poucas evidências disponíveis na literatura até o momento e nas diretrizes da Sociedade Europeia de Endoscopia Gastrintestinal (ESGE)[59] para sangramento gastrintestinal não varicoso, além da experiência pessoal dos autores deste capítulo, propõe-se um algoritmo e um *guideline* para pacientes com suspeita de hemorragia digestiva alta após cirurgia bariátrica (Figura 6.11.5 e Quadro 6.11.1).

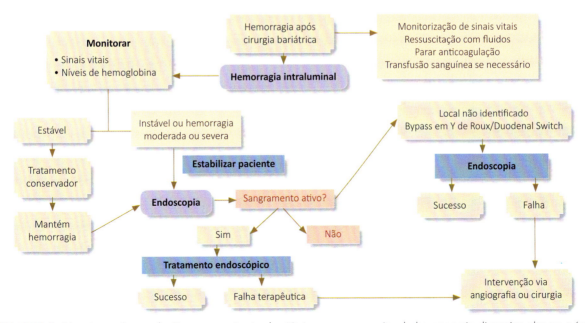

FIGURA 6.11.5 Algoritmo de condução para pacientes bariátricos com suspeita de hemorragia digestiva alta no pós-operatório recente.

Quadro 6.11.1 Diretrizes da ESGE adaptadas para manejo do paciente com sangramento após cirurgia bariátrica – *European Society of Gastrointestinal Endoscopy* (ESGE).

Avaliação inicial e ressuscitação hemodinâmica

- Fazer ressuscitação hemodinâmica com fluidos cristaloides
- Encaminhar o paciente para UTI, se necessário
- Suspender o uso de anticoagulantes (profilático ou terapêutico)
- Considerar estratégia restritiva de transfusão de hemácias que visa à meta de hemoglobina. Transfundir se: Hemoglobina < 7 g/dL ou < 9 g/dL em casos selecionados como pacientes com diversas comorbidades (p. ex., doenças isquêmicas cardíacas)

Estratificação de risco

- Uso de ferramenta de estratificação de risco validada para classificar os pacientes em grupos de alto e baixo risco. A estratificação de risco pode auxiliar na tomada de decisão clínica em relação ao momento da endoscopia e da alta hospitalar
- Uso do escore de Glasgow-Blatchford (GBS) para estratificação de risco pré-endoscópico. Pacientes com pontuação de 0 a 1 não requerem endoscopia precoce nem admissão hospitalar, já aqueles com alta hospitalar devem ser informados sobre o risco de sangramento recorrente e aconselhados a manter contato com a equipe ou o hospital responsável

Manejo pré procedimento endoscópico

- Pacientes em uso de antagonistas da vitamina K devem suspender seu uso e a coagulopatia deve ser corrigida, levando em consideração o risco cardiovascular. Em pacientes com instabilidade hemodinâmica, a administração de vitamina K suplementada com concentrado de complexo de protrombina intravenoso ou plasma fresco congelado é recomendada
- Se a situação clínica permitir, é sugerido um INR < 2,5 antes da realização da EDA
- O uso IBP em altas doses, em *bolus* intravenoso seguido de infusão contínua (80 mg e depois 8 mg/mL) em pacientes com HDA que estejam estão aguardando EDA é recomendado. No entanto, a infusão de IBP não deve atrasar o desempenho da EDA precoce
- Não é recomendado o uso de ácido tranexâmino, somatostatina, octreotide e sonda naso/orogástrica
- Para proteger as vias aéreas, sugere-se intubação endotraqueal antes da EDA em pacientes com hematêmese ativa ou agitação
- Após a ressuscitação hemodinâmica, é recomendada EDA precoce (≤ 24 h). EDA muito precoce (< 12 h) pode ser considerada em pacientes com de alto risco: instabilidade hemodinâmica (taquicardia, hipotensão), hematêmese franca ou em caso de contraindicação à interrupção da anticoagulação
- É recomendada a utilização da classificação de Forrest em todos os pacientes com hemorragia por úlcera (úlceras marginais ou não), a fim da estratificação endoscópica de risco
- Hemorragias com sangramento ativo a jato ou em porejamento (Forrest Ia e Ib, respectivamente) ou com vaso visível sem sangramento (Forrest IIa) devem receber terapia endoscópica em razão do alto risco de sangramento
- Úlceras com coágulo aderido (Forrest IIb) devem ter seu coágulo removido e devem ser tratadas
- Para pacientes com sangramento ativo (Forrest Ia, Ib), recomenda-se o uso combinado de injeção de adrenalina com uma segunda modalidade de hemostasia. O uso de injeção de adrenalina como monoterapia endoscópica não é recomendado
- Para pacientes com vaso visível sem sangramento (Forrest IIa), recomenda-se terapia endoscópica como monoterapia ou em combinação com injeção de adrenalina

(Continua)

CAPÍTULO 6

Tratamento Endoscópico das Complicações da Cirurgia Bariática **213**

Quadro 6.11.1 Diretrizes da ESGE adaptadas para manejo do paciente com sangramento após cirurgia bariátrica. *(Continuação)*

Manejo após procedimento endoscópico

- Recomendar terapia com IBP para pacientes que receberem hemostasia endoscópica e para aqueles com coágulo aderente nas úlceras que não receberam endoscopia terapêutica
- Considerar IBP como dose *bolus* intravenosa intermitente (pelo menos 2 vezes/dia) por 72 h pós-endoscopia para pacientes que receberam hemostasia
- Repetir EDA, se indicado, em pacientes com evidência clínica de ressangramento após hemostasia endoscópica inicial bem-sucedida. Em caso de falha dessa segunda tentativa de hemostasia, embolização angiográfica ou cirurgia devem ser consideradas
- Segunda endoscopia de rotina (*second-look*) não é recomendada, mas pode ser considerada em pacientes selecionados com alto risco de ressangramento
- Investigar a presença de *Helicobacter pylori* no cenário agudo, com início de antibioticoterapia apropriada quando detectado em pacientes com sangramentos tardios relacionados a úlceras
- Avaliado individualmente o reinício da terapia anticoagulante em cada paciente
- Reter AAS (reavaliar os riscos/benefícios do uso contínuo com o cardiologista e retomar em doses baixas após o tratamento) em pacientes em uso de AAS profilático para patologias primárias cardiovasculares
- Retomar AAS imediatamente após a endoscopia, se o risco de ressangramento for baixo, em pacientes recebendo baixa dose para profilaxia cardiovascular secundária
- Reintroduzir AAS no 3º dia após a EDA, desde que a hemostasia endoscópica tenha tido sucesso, em pacientes de alto risco (sangramento ativo ou vaso visível)
- Continuar somente com AAS em pacientes que recebem terapia antiplaquetária dupla. Reavaliação cardiológica deve ser obtida para o momento de retomar o segundo agente antiplaquetário
- Uso de IBP como coterapia em pacientes que necessitam de terapia antiplaquetária dupla e que tiveram sangramento

---

TRATAMENTO ENDOSCÓPICO: TÉCNICAS TRADICIONAIS E EMERGENTES

Atualmente existem diversos dispositivos para o tratamento endoscópico de hemorragias digestivas, conforme apresentado no Quadro 6.11.2.

Técnicas tradicionais

Em revisão sistemática e metanálise recente[60] avaliando terapias endoscópicas no manejo do sangramento de úlceras pépticas em 28 ensaios clínicos randomizados envolvendo 2.988 pacientes, a monoterapia com injeção

---

Quadro 6.11.2 Técnicas endoscópicas no tratamento da hemorragia digestiva.

Técnicas tradicionais

- **Injeção:** adrenalina, polidocanol, cola de fibrina, histoacryl
- **Terapia térmica:** APC (plasma de argônio), *heater probes*, monopolar, bipolar (gold, silver, BIPAC)
- **Mecânico:** clipes tradicionais, bandas elásticas

Técnicas emergentes

- **Injeção:** terapia angiográfica por ultrassom endoscópico
- **Terapia térmica:** coagulação com Grasper, RFA (ablação por radiofrequência), crioterapia
- **Mecânico:** clipes *over-the-scope* (OTSC®, Padlock®), sutura endoscópica (Apollo®), grampeador linear flexível (experimental)
- **Tópico:** Hemospray®, EndoClot®, Pure-Stat®, Ankaferd Blood Stopper®, celulose oxidada

BIPAC: *bipolar circum-active probe*; APC, RFA

foi inferior à terapia combinada (injeção e hemoclipe). Já a terapia mecânica com hemoclipe foi superior à terapia de injeção e não houve diferença estatística significativa entre hemoclipe isolado e hemoclipe com terapia de injeção. Também não houve diferença estatística entre coagulação térmica e terapia de injeção isolada, porém a combinação de ambas apresentou superioridade em relação a um dos métodos individuais. Portanto, conclui-se que a terapia combinada ou a utilização de um método mecânico (hemoclipe) deve ser utilizada no tratamento de úlceras hemorrágicas.

Terapia de injeção

Ensaios randomizados indicam que a injeção de adrenalina é uma importante terapia, principalmente quando associada a outra técnica para obtenção de hemostasia inicial em pacientes com sangramento ativo.[60] A adrenalina associada a uma segunda modalidade (p. ex., eletrocoagulação bipolar, clipe) é significativamente mais eficaz que a adrenalina isolada na redução de sangramento adicional (RR = 0,34, 0,23-0,50; NNT = 5) em cirurgia.[61] Já a monoterapia com adrenalina é menos eficaz que outras monoterapias na prevenção de ressangramento (RR = 1,72, 1,08-2,78; NNT = 9), com necessidade de tratamento cirúrgico segundo metanálise de três ensaios clínicos que empregaram eletrocoagulação bipolar, clipes ou cola de fibrina como técnicas de comparação.[61]

Injeções de soluções esclerosantes também reduzem significativamente o sangramento (RR = 0,56, 0,38-0,83; NNT = 5), bem como a necessidade de cirurgia e a taxa de mortalidade, em comparação a nenhuma terapia endoscópica.[61]

Como o volume de esclerosantes deve ser limitado em virtude da preocupação com a necrose tecidual, a terapia esclerosante individual não é ideal para hemorragias ativas. Entre os pacientes com sangramento ativo, em estudo randomizado comparando álcool absoluto *versus* ausência de terapia, a hemostasia inicial foi alcançada em apenas 46% daqueles submetidos ao tratamento com o álcool absoluto *versus* 8% do grupo controle.[62]

Terapia térmica

Em metanálise com 15 estudos randomizados, a terapia térmica foi significativamente mais efetiva que nenhuma terapia endoscópica em alcançar hemostasia inicial (RR = 11,70, 5,15-26,56), reduzindo a taxa de ressangramento (RR = 0,44, 0,36-0,54; NNT = 4), a necessidade de cirurgia e a mortalidade (RR = 0,58, 0,34-0,98; NNT = 33).[61]

Há razões práticas para pré-injetar adrenalina antes de outras terapias de contato, como algumas terapias térmicas. Por exemplo, em casos de sangramento ativo, a injeção de adrenalina pode retardar ou interromper o sangramento, permitindo melhor visualização para aplicação da terapia subsequente. Além disso, se a remoção do coágulo for planejada, a pré-injeção de adrenalina em coágulos aderidos resistentes à irrigação pode reduzir a taxa de sangramento ativo durante.[62]

Terapia mecânica

Baracat *et al.*,[60] em metanálise incluindo apenas estudos randômicos, realizaram comparações entre hemoclipe e terapia de injeção, ambos como monoterapia. O grupo do hemoclipe foi superior ao da terapia de injeção na avaliação da taxa de ressangramento, com NNT de 7, o que significa que para cada sete pacientes que apresentam hemorragia não varicosa causada por úlcera péptica, um se beneficia em não desenvolver ressangramento durante a evolução do tratamento. Esse é um resultado muito representativo e que traz alta confiabilidade e relevância clínica.

O grupo hemoclipe também foi estatisticamente superior ao de terapia de injeção na necessidade de cirurgia de emergência. Nessa revisão sistemática[60], quando comparados hemoclipe individualmente e hemoclipe associado à terapia de injeção, não houve diferença estatística em relação ao sucesso na hemostasia.

Técnicas emergentes

Diversas novas técnicas endoscópicas para o tratamento do sangramento gastrintestinal têm sido desenvolvidas, como demonstradas no Quadro 6.11.2. Sabendo-se que técnicas como radiofrequência e crioterapia são utilizadas apenas em casos de ectasia vascular do antro gástrico (GAVE), e que a terapia angiográfica por ultrassom endoscópico no tratamento de hemorragia não varicosa apresenta poucos relatos de casos na literatura, este capítulo focará nas técnicas que têm eficiência já comprovada e que podem ser utilizadas no tratamento da hemorragia após cirurgia bariátrica como *over-the-scope-clip* (OTSC®), sutura endoscópica e pó hemostático.

OTSC®

Primeiramente, é importante esclarecer que este dispositivo ainda não está disponível no Brasil.

Recente revisão sistemática e metanálise[57] incluindo 16 estudos com 475 pacientes submetidos à terapia endoscópica para sangramento não varicoso avaliou a eficácia desse dispositivo. Dos 475 pacientes, 288 foram tratados com OTSC® como terapia primária, enquanto 187 foram tratados com OTSC® como terapia de resgate. As taxas de hemostasia alcançada com a terapia endoscópica primária foram de 0,93 (IC 95%: 0,89-0,96) e 0,91 (IC 95%: 0,84-0,95) na terapia de resgate. Já as taxas de ressangramento após terapia endoscópica primária foram de 0,21 (IC 95%: 0,08-0,43) e 0,25 (IC 95%: 0,17-0,34) quando utilizada como terapia de resgate. Houve também uma diminuição do risco de ressangramento em pacientes tratados com OTSC® como terapia primária quando comparado aos casos terapia de resgate (RR = 0,52; IC 95%: 0,31-0,89).

Sutura endoscópica

A literatura sobre o uso da sutura endoscópica no tratamento de hemorragias ainda é escassa. Em estudo multicêntrico internacional[63] incluindo pacientes com sangramento não varicoso, o sucesso técnico foi de 100%, assim como as taxas de hemostasia imediata. Não houve ressangramento imediato ou tardio (seguimento de até 11 meses), sugerindo que a sutura endoscópica é um método realmente promissor para hemorragias gastrintestinais não varicosas.

Pó hemostático

O pó hemostático foi aprovado como terapia endoscópica em 2011 e demonstrou interromper rapidamente o sangramento ativo, com alta taxa de sucesso. Trata-se de um novo pó inorgânico com minerais que não contêm proteínas animais, humanas ou botânicas. Esse pó pode ser pulverizado através de um cateter (7 Fr ou 10 Fr) inserido pelo canal de trabalho de um endoscópio adulto padrão (no caso do cateter de 10 Fr, um endoscópio terapêutico se faz necessário) e forma uma barreira coesiva após entrar em contato com o meio líquido. O tamponamento ocorre por meio da concentração e ativação de plaquetas e fatores de coagulação, promovendo a formação de trombos.[64]

Devido às suas características de *spray*, é muito útil no manejo de hemorragias quando o local de sangramento ativo não pode ser localizado com total precisão. O pó hemostático é indicado para sangramento ativo (Forrest IA e IB) e pode ser usado como terapia primária ou de resgate.

Depois de absorver o fluido, o pó forma uma barreira mecânica sobre o local do sangramento. O pó hemostático não é absorvido pelo corpo nem pelos vasos sanguíneos, de modo que a barreira mecânica formada não precisa ser removida. Essa barreira aderente é projetada para ser eliminada do trato gastrintestinal em até 72 h.

Em recente revisão sistemática e metanálise ainda não publicada realizada pelo nosso grupo, foram avaliadas a segurança e a eficácia do pó hemostático TC-325 (Hemospray®) no tratamento de HDA, envolvendo 50 estudos com 1.445 pacientes. As taxas primárias de hemostasia (incluindo sangramento varicoso e não varicoso) e as taxas de ressangramento foram de 90,7 e 26,1%, respectivamente. Nos casos de sangramento de úlceras, a taxa de hemostasia inicial foi de 91,5%, com taxa de ressangramento de 33%. No total, apenas oito eventos adversos relacionados ao dispositivo foram relatados, sugerindo que o dispositivo tem boa eficácia e é seguro, apesar das altas taxas de ressangramento.

Em recente estudo randomizado[65] comparando o uso do pó hemostático (associado à injeção de adrenalina) com a técnica combinada de clipagem endoscópica e injeção de adrenalina para o tratamento de pacientes com sangramento ativo não varicoso, concluiu-se que o pó hemostático apresenta resultados similares quando comparado à terapia dupla convencional para pacientes com sangramento não varicoso. A alta taxa de hemostasia primária do Hemospray® demonstrou que esta é mais uma ferramenta valiosa em situações árduas de sangramento grave ou em locais de difícil realização endoscópica terapêutica.

MANEJO ENDOSCÓPICO ESPECÍFICO PARA CADA TIPO DE SANGRAMENTO APÓS TRATAMENTO CIRÚRGICO DA OBESIDADE

Após as recomendações sobre manejo dos pacientes após cirurgia bariátrica e o estudo dos diversos dispositivos que podem ser utilizados para o tratamento das hemorragias causadas por esses procedimentos, nesta sessão do capítulo serão abordados cada local de sangramento e suas possíveis abordagens endoscópicas.

É importante lembrar que o tratamento endoscópico só pode ser realizado em sangramento intraluminal. Para sangramento extraluminal (intracavitário), é necessário tratamento cirúrgico nos casos em que a terapia conservadora não foi efetiva.

De maneira geral, a literatura sobre sangramentos intraluminal é escassa, com alguns relatos de casos e poucos estudos retrospectivos.

Hemorragia na linha da sutura

Nos casos de sangramento intraluminal na anastomose gastrojejunal após *bypass* gástrico (Figura 6.11.6 A) ou após gastrectomia vertical (Figura 6.11.6 B), recomenda-

-se o uso de técnicas combinadas, como a associação de técnicas tradicionais (p. ex., injeção de adrenalina associada ao uso de clipe ou de um método térmico, como coagulação bipolar). Em alguns casos, a monoterapia também pode ser utilizada e existem alguns relatos do uso de pó hemostático em sangramentos difusos com resultados favoráveis (Figura 6.11.7).

A utilização de pó hemostático evita a manipulação da linha de sutura, prevenindo o risco de deiscências devido ao excesso de manipulação local. Apesar da ausência de dados na literatura, os autores deste capítulo acreditam que esse pó tem potencial para se tornar o tratamento de escolha nessas situações. Contudo, em casos de sangramento da anastomose jejunal-jejunal ou do estômago excluso, terapias tradicionais são recomendadas, uma vez que a terapia com pó hemostático não é possível, porque o cateter não tem comprimento suficiente para ser utilizado pelo canal de trabalho de um enteroscópio.[4,54,66]

Até a data da publicação deste livro não existem relatos sobre a utilização da sutura endoscópica em sangramento da linha de sutura. Todavia, a técnica parece ser viável, principalmente em sangramentos na anastomose gastrojejunal.

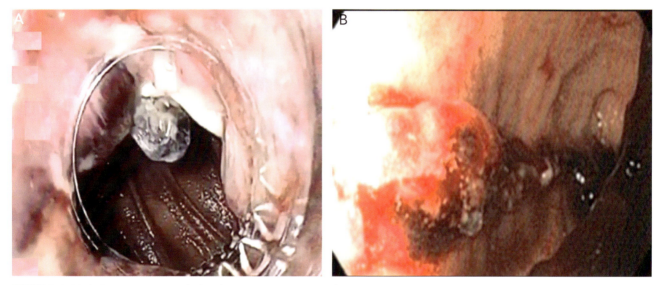

FIGURA 6.11.6 Sangramento na linha de sutura após cirurgia bariátrica. **(A)** Sangramento na anastomose gastrojejunal. **(B)** Sangramento na linha de grampeamento após gastrectomia vertical.

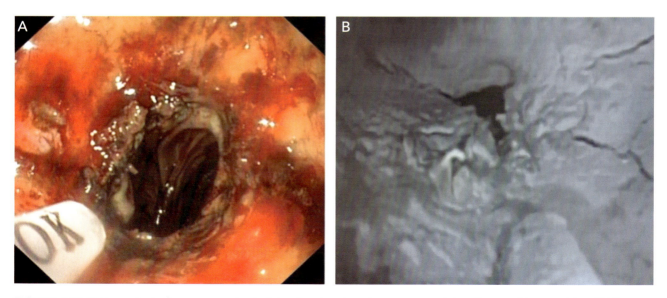

FIGURA 6.11.7 Hemostasia de sangramento de linha de sutura (anastomose gastrojejunal) com pó hemostático. **(A)** Sangramento na anastomose gastrojejunal após *bypass* gástrico. **(B)** Hemostasia com pó hemostático.

Hemorragia em úlceras marginais

O tratamento endoscópico do sangramento em úlceras marginais é semelhante ao de qualquer outra úlcera gástrica, feito com métodos tradicionais, como injeção de adrenalina, cauterização com cateter bipolar ou clipes hemostáticos.[30,31,67] Entretanto, recentemente o uso da sutura endoscópica nessa situação foi reportado com sucesso (Figura 6.11.8).[63]

A utilização do pó hemostático também se apresenta como um método promissor no tratamento das hemorragias em úlceras marginais e em locais onde a posição da úlcera não favorece o emprego de outras técnicas, como o uso de hemoclipes.

Hemorragia no estômago excluso

A hemorragia intraluminal no estômago excluso não é muito comum, devendo ser considerada como diagnóstico de exclusão. Nas primeiras 48 h de pós-operatório, o sangramento do estômago excluso manifesta-se inicialmente com náuseas, dor em ombro esquerdo, empachamento e, em seguida, melena ou enterorragia. Atualmente, a maioria dos cirurgiões realiza sobressutura contínua com fio absorvível perto da linha de grampos para reduzir a incidência desse tipo de sangramento, o qual geralmente é benigno e autolimitado.

Se, incialmente, a EDA não identificar o local de sangramento e o paciente tiver sido operado pela técnica de *bypass* em Y de Roux, uma enteroscopia precisará ser realizada.[51,52] Nesses casos, é importante ter o material necessário para um possível tratamento da hemorragia utilizando um enteroscópio. Em alguns casos, como na gastrite hemorrágica (Figura 6.11.9), o tratamento endoscópico não é factível.

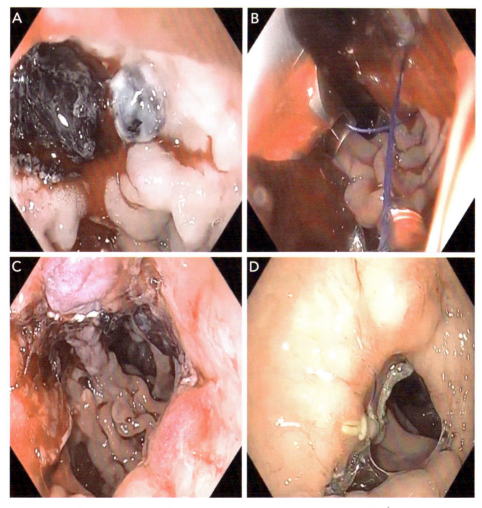

FIGURA 6.11.8 Hemostasia de úlcera marginal com sinais de sangramento recente. **(A)** Úlcera marginal com coágulo aderido. **(B)** Sutura endoscópica de úlcera marginal. **(C)** Aspecto final após o procedimento. **(D)** Aspecto final 6 semanas após o procedimento.

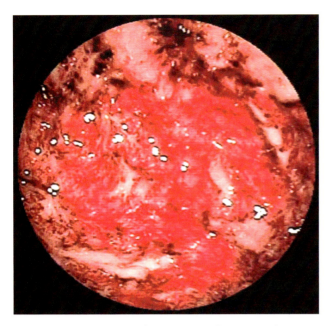

FIGURA 6.11.9 Gastrite hemorrágica diagnosticada no estômago excluso.

Hemorragia após tratamento endoscópico primário da obesidade

O sangramento após hemorragias primárias endoscópicas é raro e frequentemente autolimitado, sendo tratado conservadoramente na maioria dos casos. O tratamento endoscópico, assim como nos sangramentos após cirurgia bariátrica, pode ser realizado com métodos tanto tradicionais quanto emergentes. O tratamento conservador é frequentemente efetivo, como demonstrado em estudo envolvendo 1.000 pacientes submetidos à gastroplastia endoscópica.[40] Destes, sete apresentaram hemorragia após o procedimento e todos foram tratados conservadoramente.

Em outro estudo envolvendo 20 pacientes submetidos à gastroplastia endoscópica,[68] dois apresentaram sangramento e ambos foram tratados apenas com injeção de adrenalina.

Em relação ao uso de balão intragástrico, alguns relatos da literatura demonstram que, em casos de hemorragia, esse dispositivo deve ser removido para permitir a adequada avaliação e o tratamento do foco de sangramento. Após a remoção do balão, a terapia endoscópica pode ser realizada com qualquer método disponível, como hemoclipes.[69,70]

Terapias endoscópicas para a obesidade e o tratamento de diabetes também podem apresentar sangramento. O *bypass* duodeno-jejunal endoscópico, em virtude de seu sistema de ancoragem locado no bulbo duodenal e de sua "manga" plástica que se estende até o jejuno proximal, muitas vezes impossibilita o tratamento endoscópico sem que a sua retirada seja realizada.

A Associação Europeia para o Estudo do Diabetes, avaliando 492 pacientes, demonstrou que 3% tiveram de retirar o *bypass* duodeno-jejunal precocemente devido a sangramento. Recente revisão sistemática também demonstrou preocupação sobre o sistema de ancoragem desse dispositivo, pelo fato de ele estar associado a 85% dos efeitos adversos graves relacionados ao *bypass* duodeno-jejunal endoscópico.[26]

Hemorragia após tratamento endoscópico revisional

Sangramento após terapias endoscópicas revisionais, assim como em terapias primárias, é raro, mas pode acontecer. Frequentemente o tratamento conservador é efetivo, como nos outros sangramentos relacionados a procedimentos bariátricos. Quando o tratamento conservador não for efetivo, técnicas tradicionais e emergentes podem ser utilizadas.

Jirapinyo *et al.*[47] relataram sucesso na hemostasia de sangramento após revisão de anastomose com sutura endoscópica utilizando injeção de adrenalina e hemoclipes.

Em outro caso ainda não publicado, realizado por um dos autores deste capítulo, uma paciente apresentou hematêmese 1 dia após a realização de eletrofulguração com plasma de argônio para o tratamento de reganho de peso (Figura 6.11.10 A). Durante a endoscopia, foi diagnosticado um vaso visível (Figura 6.11.10 B) e, após a tentativa de tratamento com terapia térmica (Coagrasper™), iniciou-se uma hemorragia ativa (Figura 6.11.10 C), a qual foi tratada com pó hemostático (Figura 6.11.10 D).

Em casos de revisão de anastomose, em que frequentemente se realiza eletrofulguração com plasma de argônio, como o caso da Figura 6.11.10, sabe-se que essa região, além de apresentar ulceração, tem bastante fibrose, dificultando a aplicação de hemoclipe. Ademais, terapias térmicas, como o uso do próprio plasma de argônio, aumentam o risco de perfuração tardia nesses casos. Portanto, acredita-se que o uso do pó hemostático pode ser bastante benéfico nessas situações, bem como a utilização da sutura endoscópica.

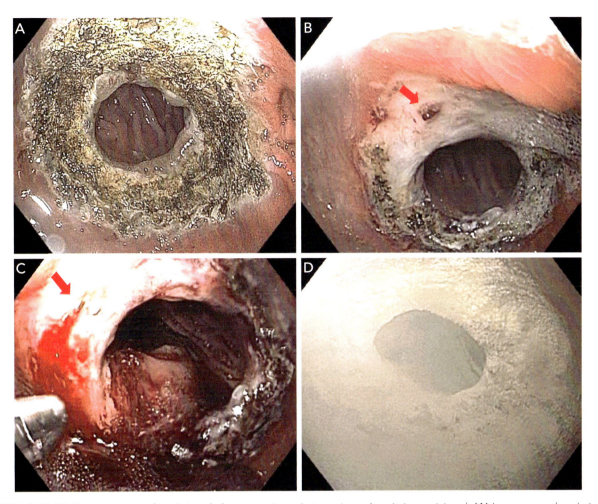

FIGURA 6.11.10 Tratamento endoscópico de hemorragia após terapia endoscópica revisional. **(A)** Imagem endoscópica da anastomose gastrojejunal após eletrofulguração com plasma de argônio. **(B)** Presença de vaso visível (Forrest IIA) em área ulcerada 1 dia após o procedimento. **(C)** Presença de sangramento ativo (em porejamento; Forrest IB) após tentativa de tratamento de vaso visível com método térmico. **(D)** Hemostasia com pó hemostático.

 ## CONSIDERAÇÕES FINAIS

O manejo endoscópico do sangramento intraluminal após cirurgia bariátrica ou após terapias endoscopias para o tratamento da obesidade é factível, seguro e eficaz. Para o manejo adequado, é crucial compreender a anatomia cirúrgica e o tempo ideal para a realização do procedimento.

Técnicas endoscópicas de hemostasia convencionais já difundidas e acessíveis são importantes no tratamento das hemorragias digestivas altas, bem como as ferramentas inovadoras, como o pó hemostático e a sutura endoscópica, que aumentam a abrangência em pacientes com hemorragia após terapias bariátricas. A técnica escolhida deve ser baseada não apenas nos dados da literatura, mas também na experiência da equipe que realizará o procedimento.

PONTOS-CHAVE/*CORE TIPS*

- A cirurgia bariátrica altera a absorção, a distribuição, a metabolização e a eliminação da maioria dos anticoagulantes administrados por via oral

- O sangramento após cirurgia bariátrica pode ser intra ou extraluminal, mas apenas o sangramento intraluminal pode ser tratado por endoscopia
- O manejo endoscópico do sangramento intraluminal após cirurgia bariátrica ou após terapias endoscopias para o tratamento da obesidade é factível, seguro e eficaz
- A terapia combinada deve ser utilizada em sangramentos ativos
- Compreender a anatomia pós-cirúrgica e os dispositivos utilizados na hemostasia é essencial para o sucesso no manejo de pacientes com hemorragia após procedimentos bariátricos
- Não existe nenhum *guideline* específico para o manejo de sangramento após procedimento bariátrico.

REFERÊNCIAS

1. Zafar SN, Miller K, Felton J, Wise ES, Kligman M. Postoperative bleeding after laparoscopic Roux en Y gastric bypass: predictors and consequences. Surg Endosc. 2019;33(1):272-80.

2. Rosenthal RJ, Szomstein S, Kennedy CI, Soto FC, Zundel N. Laparoscopic surgery for morbid obesity: 1,001 consecutive bariatric operations performed at The Bariatric Institute, Cleveland Clinic Florida. Obes Surg. 2006;16(2):119-24.

3. Zellmer JD, Mathiason MA, Kallies KJ, Kothari SN. Is laparoscopic sleeve gastrectomy a lower risk bariatric procedure compared with laparoscopic Roux-en-Y gastric bypass? A meta-analysis. Am J Surg. 2014;208(6):903-10.

4. Fernández-Esparrach G, Bordas JM, Pellisé M, Gimeno-García AZ, Lacy A, Delgado S et al. Endoscopic management of early GI hemorrhage after laparoscopic gastric bypass. Gastrointest Endosc. 2008;67(3):552-5.

5. Fecso AB, Samuel T, Elnahas A, Sockalingam S, Jackson T, Quereshy F et al. Clinical indicators of postoperative bleeding in bariatric surgery. Surg Laparosc Endosc Percutan Tech. 2018;28(1):52-5.

6. Heneghan HM, Meron-Eldar S, Yenumula P, Rogula T, Brethauer SA, Schauer PR. Incidence and management of bleeding complications after gastric bypass surgery in the morbidly obese. Surg Obes Relat Dis. 2012;8(6):729-35.

7. Rabl C, Peeva S, Prado K, James AW, Rogers SJ, Posselt A et al. Early and late abdominal bleeding after Roux-en-Y gastric bypass: sources and tailored therapeutic strategies. Obes Surg. 2011;21(4):413-20.

8. Spaw AT, Husted JD. Bleeding after laparoscopic gastric bypass: Case report and literature review. Surg Obes Relat Dis. 2005;1(2):99-103.

9. Fernández-Esparrach G, Córdova H, Bordas JM, Gómez-Molins I, Ginès À, Pellisé M et al. Manejo endoscópico de las complicaciones de la cirugía bariátrica. Experiencia tras más de 400 intervenciones. Gastroenterol Hepatol. 2011;34(3):131-6.

10. Zafar SN, Felton J, Miller K, Wise ES, Kligman M. Staple line treatment and bleeding after laparoscopic sleeve gastrectomy. JSLS J Soc Laparoendosc Surg. 2018;22(4):e2018.00056.

11. Bennouna J, Sastre J, Arnold D, Österlund P, Greil R, Van Cutsem E et al. Continuation of bevacizumab after first progression in metastatic colorectal cancer (ML18147): a randomised phase 3 trial. Lancet Oncol. 2013;14(1):29-37.

12. Birkmeyer NJO, Finks JF, Carlin AM, Chengelis DL, Krause KR, Hawasli AA et al. Comparative effectiveness of unfractionated and low-molecular-weight heparin for prevention of venous thromboembolism following bariatric surgery. Arch Surg. 2012;147(11):994-8.

13. Gould MK, Garcia DA, Wren SM, Karanicolas PJ, Arcelus JI, Heit JA et al. Prevention of VTE in nonorthopedic surgical patients: antithrombotic therapy and prevention of thrombosis, 9th ed: American College of Chest Physicians Evidence-Based Clinical Practice Guidelines. Chest. 2012;141(2 Suppl):e227S-e277S.

14. Quidley AM, Bland CM, Bookstaver PB, Kuper K. Perioperative management of bariatric surgery patients. Am J Heal Pharm. 2014;71(15):1253-64.

15. Jamal MH, Corcelles R, Shimizu H, Kroh M, Safdie FM, Rosenthal R et al. Thromboembolic events in bariatric surgery: a large multi-institutional referral center experience. Surg Endosc. 2015;29(2):376-80.

16. de'Angelis N, DiSaverio S, Chiara O, Sartelli M, Martínez-Pérez A, Patrizi F et al. 2017 WSES guidelines for the management of iatrogenic colonoscopy perforation. World J Emerg Surg. 2018;13(1):1-20.

17. Sharma G, Hanipah ZN, Aminian A, Punchai S, Bucak E, Schauer PR et al. Bariatric surgery in patients on chronic anticoagulation therapy. Obes Surg. 2018;28(8):2225-32.

18. Martin KA, Lee CR, Farrell TM, Moll S. Oral anticoagulant use after bariatric surgery: a literature review and clinical guidance. Am J Med. 2017;130(5):517-24.

22. García-García ML, Martín-Lorenzo JG, Torralba-Martínez JA, Lirón-Ruiz R, Miguel Perelló J, Flores Pastor B et al. Endoscopia urgente por hemorragia digestiva tras cirugía bariátrica. Algoritmo terapéutico. Cirugía Española. 2015;93(2):97-104.

23. Shikora SA, Mahoney CB. Clinical benefit of gastric staple line reinforcement (SLR) in gastrointestinal surgery: a meta-analysis. Obes Surg. 2015;25(7):1133-41.

24. Nguyen NT, Rivers R, Wolfe BM. Early gastrointestinal hemorrhage after laparoscopic gastric bypass. Obes Surg. 2003;13(1):62-5.

25. Goitein D, Papasavas PK, Gagné D, Ahmad S, Caushaj PF. Gastrojejunal strictures following laparoscopic Roux-en-Y gastric bypass for morbid obesity. Surg Endosc. 2005;19(5):628-32.

26. Betzel B, Drenth JPH, Siersema PD. Adverse events of the duodenal-jejunal bypass liner: a systematic review. Obes Surg. 2018;28(11):3669-77.

27. Jiang HP, Lin L, Jiang X, Qiao H. Meta-analysis of hand-sewn versus mechanical gastrojejunal anastomosis during laparoscopic Roux-en-Y gastric bypass for morbid obesity. Int J Surg. 2016;32:150-7.

28. Shah SS, Todkar JS, Shah PS. Buttressing the staple line: a randomized comparison between staple-line reinforcement versus no reinforcement during sleeve gastrectomy. Obes Surg. 2014;24(12):2014-20.

29. Nguyen NT, Longoria M, Welbourne S, Sabio A, Wilson SE. Glycolide copolymer staple-line reinforcement reduces staple site bleeding during laparoscopic gastric bypass: a prospective randomized trial. Arch Surg. 2005;140(8):773-8.

30. Azagury D, Abu Dayyeh B, Greenwalt I, Thompson C. Marginal ulceration after Roux-en-Y gastric bypass surgery: characteristics, risk factors, treatment, and outcomes. Endoscopy. 2011;43(11):950-4.

31. Barola S, Magnuson T, Schweitzer M, Chen YI, Ngamruengphong S, Khashab MA et al. Endoscopic suturing for massively bleeding marginal ulcer 10 days post Roux-en-Y gastric bypass. Obes Surg. 2017;27(5):1394-6.

32. Mason EE, Munns JR, Kealey GP, Wangler R, Clarke WR, Cheng HF et al. Effect of gastric bypass on gastric secretion. Am J Surg. 1976;131(2):162-8.

33. Schulman AR, Abougergi MS, Thompson CC. H. Pylori as a predictor of marginal ulceration: a nationwide analysis. Obesity. 2017;25(3):522-6.

34. Helicobacter and Cancer Collaborative Group. Gastric cancer and Helicobacter pylori: a combined analysis of 12 case control studies nested within prospective cohorts. Gut. 2001;49(3):347-53.

35. Eslick GD, Lim LL, Byles JE, Xia HH, Talley NJ. Association of Helicobacter pylori infection with gastric carcinoma: a meta-analysis. Am J Gastroenterol. 1999;94(9):2373-9.

36. Lin YS. Management of Helicobacter pylori infection after gastric surgery. World J Gastroenterol. 2014;20(18):5274.

37. Lord R V, Edwards PD, Coleman MJ. Gastric cancer in the bypassed segment after operation for morbid obesity. Aust N Z J Surg. 1997;67(8):580-2.

38. Schulman AR, Chan WW, Devery A, Ryan MB, Thompson CC. Opened proton pump inhibitor capsules reduce time to healing compared with intact capsules for marginal ulceration following Roux-en-Y gastric bypass. Clin Gastroenterol Hepatol. 2017;15(4):494-500.e1.

39. Neto MG, Silva LB, Grecco E, de Quadros LG, Teixeira A, Souza T et al. Brazilian intragastric balloon consensus statement (BIBC): practical guidelines based on experience of over 40,000 cases. Surg Obes Relat Dis. 2018;14(2):151-9.

40. Alqahtani A, Al-Darwish A, Mahmoud AE, Alqahtani YA, Elahmedi M. Short-term outcomes of endoscopic sleeve gastroplasty in 1000 consecutive patients. Gastrointest Endosc. 2019;89(6):1132-8.

41. Lopez-Nava G, Sharaiha RZ, Vargas EJ, Bazerbachi F, Manoel GN, Bautista-Castaño I et al. Endoscopic sleeve gastroplasty for obesity: a multicenter study of 248 patients with 24 months follow-up. Obes Surg. 2017;27(10):2649-55.

42. Sartoretto A, Sui Z, Hill C, Dunlap M, Rivera AR, Khashab MA et al. Endoscopic sleeve gastroplasty (ESG) is a reproducible and effective endoscopic bariatric therapy suitable for widespread clinical adoption: a large, international multicenter study. Obes Surg. 2018;28(7):1812-21.

43. Sullivan S, Stein R, Jonnalagadda S, Mullady D, Edmundowicz S. Aspiration therapy leads to weight loss in obese subjects: a pilot study. Gastroenterology. 2013;145(6):1245-52.e1-5.

44. Thompson CC, Abu Dayyeh BK, Kushner R, Sullivan S, Schorr AB, Amaro A et al. Percutaneous gastrostomy device for the treatment of class ii and class iii obesity: results of a randomized controlled trial. Am J Gastroenterol. 2017;112(3):447-57.

45. Abu Dayyeh BK, Jirapinyo P, Weitzner Z, Barker C, Flicker MS, Lautz DB et al. Endoscopic sclerotherapy for the treatment of weight regain after Roux-en-Y gastric bypass: outcomes, complications, and predictors of response in 575 procedures. Gastrointest Endosc. 2012;76(2):275-82.

46. Moon RC, Teixeira AF, Neto MG, Zundel N, Sander BQ, Ramos FM et al. Efficacy of utilizing argon plasma coagulation for weight regain in Roux-en-Y gastric bypass patients: a multi-center study. Obes Surg. 2018;28(9):2737-44.

47. Jirapinyo P, Kröner PT, Thompson CC. Purse-string transoral outlet reduction (TORe) is effective at inducing weight loss and improvement in metabolic comorbidities after Roux-en-Y gastric bypass. Endoscopy. 2018;50(4):371-7.

48. Moretto M, Mottin CC, Padoin AV, Berleze D, Repetto G. Endoscopic management of bleeding after gastric bypass – a therapeutic alternative. Obes Surg. 2004;14(5):706.

49. Campos JM, Moon R, Teixeira A, Ferraz AAB, Ferreria F, Kumbhari V. Endoscopic management of massive hemorrhage 12 h post laparoscopic Roux-en-Y gastric bypass. Obes Surg. 2015;25(10):1981-3.

50. Ferreira LEVV, Wong Kee Song LM, Baron TH. Management of acute postoperative hemorrhage in the bariatric patient. Gastrointest Endosc Clin N Am. 2011;21(2):287-94.

51. Safatle-Ribeiro AV, Kuga R, Iriya K, Ribeiro U, Faintuch J, Ishida RK et al. What to expect in the excluded stomach mucosa after vertical banded Roux-en-Y gastric bypass for morbid obesity. J Gastrointest Surg. 2007;11(2):133-7.

52. Safatle-Ribeiro A, Lima Villela E, Guimarães Hourneaux de Moura E, Sakai P, Mönkemüller K. Hemorrhagic gastritis at the excluded stomach after Roux-en-Y gastric bypass. Endoscopy. 2014;46(S 01):E630.

53. Eisendrath P, Deviere J. Major complications of bariatric surgery: endoscopy as first-line treatment. Nat Rev Gastroenterol Hepatol. 2015;12(12):701-10.

54. Gomberawalla A, Lutfi R. Benefits of intraoperative endoscopy: case report and review of 300 sleeves gastrectomies. Ann Surg Innov Res. 2015;9(1):13.

55. Kanwal F, Barkun A, Gralnek IM, Asch SM, Kuipers EJ, Bardou M et al. Measuring quality of care in patients with nonvariceal upper gastrointestinal hemorrhage: development of an explicit quality indicator set. Am J Gastroenterol. 2010;105(8):1710-8.

56. Spiegel BM, Vakil NB, Ofman JJ. Endoscopy for acute nonvariceal upper gastrointestinal tract hemorrhage: is sooner better? A systematic review. Arch Intern Med. 2001;161(11):1393-404.

57. Tsoi KKF, Ma TKW, Sung JJY. Endoscopy for upper gastrointestinal bleeding: how urgent is it? Nat Rev Gastroenterol Hepatol. 2009;6(8):463-9.

58. Wysocki JD, Srivastav S, Winstead NS. A nationwide analysis of risk factors for mortality and time to endoscopy in upper gastrointestinal haemorrhage. Aliment Pharmacol Ther. 2012;36(1):30-6.

59. Gralnek I, Dumonceau J-M, Kuipers E, Lanas A, Sanders D, Kurien M et al. Diagnosis and management of nonvariceal upper gastrointestinal hemorrhage: European Society of Gastrointestinal Endoscopy (ESGE) Guideline. Endoscopy. 2015;47(10):a1-46.

60. Baracat F, Moura E, Bernardo W, Pu LZ, Mendonça E, Moura D et al. Endoscopic hemostasis for peptic ulcer bleeding: systematic review and meta-analyses of randomized controlled trials. Surg Endosc. 2016;30(6):2155-68.

61. Laine L, McQuaid KR. Endoscopic therapy for bleeding ulcers: an evidence-based approach based on meta-analyses of randomized controlled trials. Clin Gastroenterol Hepatol. 2009;7(1):33-47.

62. Laine L, Jensen DM. Management of patients with ulcer bleeding. Am J Gastroenterol. 2012;107(3):345-60.

63. Agarwal A, Benias P, Brewer Gutierrez O, Wong V, Hanada Y, Yang J et al. Endoscopic suturing for management of peptic ulcer-related upper gastrointestinal bleeding: a preliminary experience. Endosc Int Open. 2018;06(12):E1439-44.

64. Hagel AF, Albrecht H, Nägel A, Vitali F, Vetter M, Dauth C et al. The application of hemospray in gastrointestinal bleeding during emergency endoscopy. Gastroenterol Res Pract. 2017;2017:3083481.

65. Baracat FI, de Moura DTH, Brunaldi VO, Tranquillini CV, Baracat R, Sakai P et al. Randomized controlled trial of hemostatic powder versus endoscopic clipping for non-variceal upper gastrointestinal bleeding. Surg Endosc. 2019; [no prelo]

66. Valli PV, Gubler C. Review article including treatment algorithm: endoscopic treatment of luminal complications after bariatric surgery. Clin Obes. 2017;7(2):115-22.

67. Ribeiro IB, Rezende DT, Madruga Neto AC, Ide E, Furuya CK, De Moura DTH et al. Endoscopic dual therapy for giant peptic ulcer hemorrhage. Endoscopy. 2018;50(11):E316-7.

68. Lopez-Nava G, Galvão MP, da Bautista-Castaño I, Jimenez A, De Grado T, Fernandez-Corbelle JP. Endoscopic sleeve gastroplasty for the treatment of obesity. Endoscopy. 2015;47(5):449-52.

69. Reed L, Edriss H, Nugent K. Gastric ulceration and bleeding with hemodynamic instability caused by an intragastric balloon for weight loss. Clin Endosc. 2018;51(6):584-6.

70. Barrichello Junior S, Ribeiro I, Fittipaldi-Fernandez R, Hoff A, de Moura D, Minata M et al. Exclusively endoscopic approach to treating gastric perforation caused by an intragastric balloon: case series and literature review. Endosc Int Open. 2018;06(11):E1322-9.

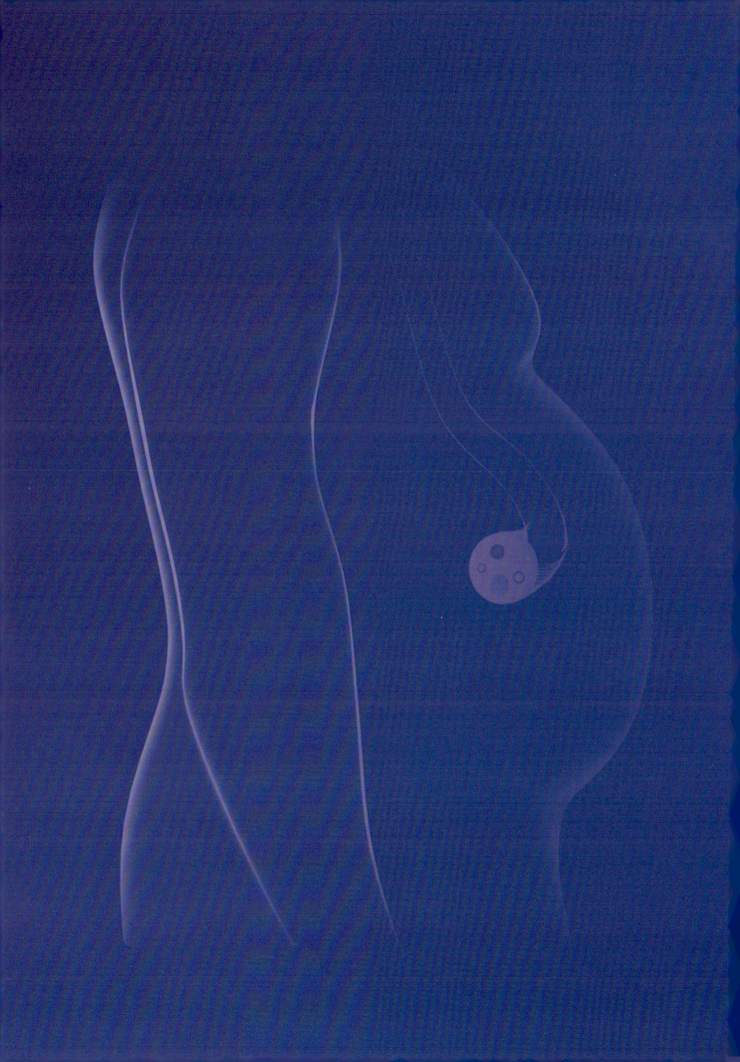

Índice Remissivo

Obs.: números em negrito indicam quadros e tabelas; números em *itálico* indicam figuras.

A

Ablação
com plasma de argônio, 111
procedimento, *112*
por radiofrequência, 112
térmica da mucosa duodenal, *87*
Acesso
à via biliar, 119
após *bypass* em Y de Roux, 119
complicações, 124
contraindicações, 122
definição da melhor técnica, 124
enteroscopia assistida com balão, 119
indicações, 122
laparoscopia assistida, 121
resultados, 123
via US-EDA, 121
Agulha
apropriada para punção do balão de 6 meses, *42*
apropriada para retirada de balão de ar e extração do balão de ar, *54*
Alça
alimenetar, tamanho da, 125
de Roux, conexão da, 154
Alergia
ao azul de metileno, 60
aos componentes do balão, 60
Alimaxx-E Stent®, *169*
AmplatzerTM, 201
Anastomose
assistida por ímãs, 91

complicações, 92
mecanismo de ação, 91
resultados, 91
técnica endoscópica, 91
dilatada, *138*
formação da, *91*
gastrojejunal, *216*
com diâmetro diminuído, *136*
estenose da, 135
normal no *bypass* gástrico, *136*
pós dilatação, *138*
Anel
de restrição, 145
de Silastic, 150
intolerância ao, 148
remoção com tesoura, *147*
Anfepramona, 5
Anorexígenos, 5
Anticoagulação
profilática, 206
terapêutica, 206
Anticoagulante no tratro gastrintestinal, absorção de, *206*
Apollo OverStitch®, *113*
Aspiração
como realizar a, 74
componentes do sistema, *74*
passo a passo, 74
AspireAssist®, 14
colocação do, 72
componentes, *72*

B

Bainha
  do litotriptor de emergência, *131*
  gástrica removida, *131*
Balão (ões)
  ajustável
    até a boca para vedação, traçado da válvula do, *48*
    em monobloco aderido ao aparelho
    introdução do, *46*
    resultados, 63
    Spatz, *33*
  com alça de polipectomia + introdução do balão com
    auxílio da alça, apreensão do, *47*
  completo do balão dgástrico, orientação do
    tratamento com, 55
  Corporea®, 33
  de 1 ano acoplado ao aparelho pela camisa de
    silicone, *44*
  de 1 ano ajustável, 33
    camisinha e balão, *44*
  de 1 ano pela válvula de ajuste, extração do, *50*
  de 6 meses líquido, 33
  de ar, 34
    dentro do casulo, *51*
    enchimento do, *52*
      visão endoscópica, *53*
    extração de fio metálico e desconexão, 2
    passo a passo, 50
      implante, 50
      remoção, 53
    resultados, 63
  de dilatação posicionado, *137*
  de líquido, resultados, 63
  de seis meses, modo de preenchimento, *39*
  deglutíveis, resultados, 64
  duplo, 34
    resultados, 63
  gástrico
    deglutível, *35*
    esvaziamento completo e apreensão do, *41*
    nos moldes atuais, *30*
    Reshape Duo, *35*
  GFE®, 33
  intragástrico(s), 12, 29
    acompanhamento após retirada do, 13
    ajustável, 13

  complicações, 58
  contraindicações, 32
  dieta para retirada do, 13
  diminuição volumétrica do, 13
  disponíveis no Brasil, **33**
  evolução da consitência da dieta após colocação
    de, **12**
  história do, 29
  indicações, 31
  indicações do uso de acordo com o IMC, **31**
  mecanismo de ação, 29
  orientações dietéticas durante e após a colocação
    do, **56**
  resultados gerais sobre todos os tipos, 64
  rotura do, 61
  tipos, 32
    aprovados para uso no Brasil, 33
  introdução no estômago, *46*
  liberação de entro do casulo por tração a fio, *52*
  líquido ajustável, passo a passo
    implante, 43
    remoção, 49
  líquidos convencionais, passo a passo
    implante, 36
    remoção, 40
  Orbera®, 33
  pneumático, dilatação de anel com, *149*
  posicionado na estenose e início da dilatação, *138*
  ruptura espontânea do, *62*
  tipo orogástrica, introdução do, *37*
  visualização direta durante procedimento de
    retirada, *41*
Banda
  gástrica, 127
    ajustável, aspecto endoscópico narmal da, 128,
      128
    desenho esquemático da, *128*
    por via videolaparoscópica, 127
  migrada, 129
    aspecto endoscópico da, *131*
  muito apertada, 129
  remoção endoscópica da, 130
BGYR, ver *Bypass* gástrico em Y de Roux
Biomaterial, 162
Bolha gástrica Garren-Edwards, *30*
Bolsa gástrica no *bypass* gástrico, *135*

Broncoaspiração do conteúdo gástrico, 60
Buttress, 208
Bypass gástrico , 183
    em Y de Roux, 15, 109, 167
        desenho esquemataico do, *110*
        reganho de peso após, *110*

C

Cárdia, isolamento da, *84*
Cateter
    de argônio, cavidade perigástrica, *179*
    ilustração, *87*
Cateter balão, posicionamento com auxílio de fio-guia, *87*
Cavidade perigástrica
    associada à fistula, *178*
    avaliação da, 179
Cinth, fechamento de sutura com o, *102*
Cirurgia bariátrica
    efeitos benéficos, 3
    indicações e contraindicações, 3, **4**
    tratamento endoscópico das complicações da, 127
Clipagem, 112
Clipe(s), 161
    metálico(s)
        convencional, *161*
        no tratamento de fístula e/ou deiscência após
            cirurgia bariátricaa, 159
    OSTC ®, *162*
    over-the-scope, 161
    resultados, 163
Colangiopancreatografia à via biliar retrógrada, 119
    contraindicações, 122
    indicações, 122
Colecistoquinina, concentrações de, 29
Cólicas abdominais, 59
Conduta nutricional no reganho de peso após cirurgia
    bariátrica, 15
    plasma de argônio, 15
    suplementação de vitaminas e minerais, 16
    sutura endoscópica, 15
    toxina botulínica, 15
Conector, 72
Conexão do equipo com sf 0,9% + azul de metileno
    2%, *45*
Consenso Brasileiro de Balão Intragástrico, resumo do,
    64-66

Contaminação fúngica da superfície e silicone do
    balão, *40*
Contraste, extravasamento sob radioscopia, *172*
Cuff do *overtube* insulflado, *100*

D

Deficiências dietéticas, 11
Deflação espontânea do balão, 59
Deiscência
    após cirurgia bariátrica, 153
        clipes metálicos no tratamento, 159
        matriz mepitelial no tratamento, 159
        manejo da, 153
        prótese autoexpansível, 167
        taxa de recorrência, 154
        técnica a vácuo no tratamento, 183
        técnicas cirúrgicas, 154, 6
    pós-cirúrgica, septotomia no tratamento de, 177
    tempo após *Sleeve* gástrico, 168
Derivação gástrica em Y de Roux, 135, 154
Deslizamento, 127, 145, 148
    de anel
        complicações, 145
        restritor, imagens radiológicas, *146*
Dieta
    para retirada do balão intragástrico, 13
    teor proteico da, 16
Dietilpropiona, 5
Dilatação
    com balão, 149
    com balão em estenose gastrojejunal após *bypass*
        gástrico em Y de Roux, **139**
    com balão pneumático, *179*
    de anel com balão pneumático, 149
    endoscópica, 180
Dispositivo
    duodenojejunal *bypass linar*, 82
    endoscópico de exclusão duodenojejunal, *82*
Doença do refluxo com suas consequências, 59
Drenagem
    do conteúdp gástrico, *76*
    inicial do conteúdo gástrico, *75*
Duodenojejunal *bypass liner*, 82
    complicações, 85
    mecanismo de ação, 83
    resultados, 84
Duodenoscópio, inserção no trocater, *121*

E

EBMT
critérios, **7**
propriedades esoeradas de acordo com a intenção da intervenção, **7**
resultados graduados das, **7**
EBMT (Endoscopic bariatric and metabolic therapies), 6
indicações, 6
Educação nutricional, 76
Efeito chaminé, 192
ELIPSE, balão gástrico deglutível, *35*
Enderoscópio, percurso até alcançar a papila duodenal, *120*
ENDO Trial Investigational Device Exemption, 86
Endobarrier, 82
Endoloop, 161
Endomina®, *98*
Endoscopia
assistida com balão, 119
bariátrica
condução dietética de pacientes na, 11
atuação nutricional na gastroplastia endoscópica primária, 14
balão intragástrico, 12
condutas nutricionais no reganho de peso após cirurgia bariátrica, 15
realização da, *73*
Endoscopic Duodenal Mucosal Resurfacing, 86
complicações, 89
desfechos em 6 meses após, **89**
mecanismo de ação, 88
resultados, 88
técnica endoscópica, 86
técnica para realização do, *87*
Endoscópio, introdução simultânea dos, *91*
Erosão
do anel para a luz gástsrica, 146
incipiente, *146*
intragástrica, 147
do anel, *150*
do anel restritor, *146*
Escleroterapia, 111
Escotilha, 72
ESGE(European Society of Gastropintestinal Endoscopy), 212

Esofagite erosiva, *129*
Esôfago de Barrett, 112
Estenose(s)
da(e) anastomose
após coagulação com plasma de argônio, *114*
gastrojejunal, 135
complicações, 140
conceito, 136
no *bypass* gástrico, *136*
tratamento endoscópico, 136
refratárias, 140
Estilete *needle-knife*, 179
Estudo PATHWAY, complicações descritas no, **79**
Esvaziamento
completo do balão de ar + apreensão para extração, *54*
gástrico, atraso no, **84**
EVT (endoscopic vacuum therapy), 184
Exclusão
do duodeno e do jejuno proximal, **84**
do estômago distal, 84
Exposição do intestino delgado a nutrientes não digeridos, **84**
Extração da camisinha junto a ponta do aparelho, *49*
Extrusão, 145

F

Faringe, irritação na, 59
Fator térmico dos alimentos, 16
Fio-guia
apreensão pela alça, *73*
enlaçando a banda gástrica migrada, *130*
insinuado pela estenose da anastomose, *137*
posicionado em direção a alça eferente, *137*
tração pelo abdome, *73*
Fístula(s)
após cirurgia bariátrica, 153
clipes metálicos no tratamento, 159
matriz epitelial no tratamento, 159
manejo da, 153
oclusor septal cardíaco no tratamento de, 195
prótese autoexpansível, 167
taxa de recorrência, 154
técnica a vácuo no tratamento, 183
tratamento por EVT, algoritmo, *187*
após gastrectomia vertical, imagem endoscópica de uma, *199*

em cavidade perigástrica, *178*

em gastrectomia vertical, *178*

externas, 167

gastro-cutânea após gastroplastia redutora em Y de Roux, imagem endoscópica, *199*

internas, 167

no ânculo de Hiss, *186*

pós-cirúrgica, septotomia no tratamento de, 177

pós-LSG, sequência de fechamento de, *186*

taxa de sucesso no fechamento após *Sleeve* gástrico, *171*

G

Gastrectomia vertical, 109, 154

desenho esquemático, *110*

laparoscópica, 183

reganho de peso após, 116

Gastrite hemorrágica diagnosticada no estômago, *218*

Gastroduodenal *bypass Sleeve*, 89, *90*

complicações, 90

mecanismo de ação, 90

resultados, 90

Gastroplastia

com cinco suturas, aspecto final após, *103*

endoscópica

evolução dietética após, **14**

primária, atuação nutricional na, 14

popularização da, 191

redutora em Y de Roux, *83*

transoral, 97

vertical endoscópica

complicações, 103

indicações e contraindicações, 98

resultados, 105

técnicas endoscópicas, 99

GBP (*gastric bypass*), 183

GI *windows*, 91

GIP, **84**

GLP-1, **84**

Grampeamento material para reforço do, *208*

Grelina, **84**

H

Hanarostent®, *169*

Helicobacter pylori, 209

úlceras marginais e, 209

Helioscope®, 34

Helix, 100, *101*

preso no tecido, *101*

Hemoglobina glicada, 78

Hemorragia(s)

após cirurgia bariátrica, causas, 207

após tratamento endoscópico primário da obesidade, 218

após tratamento endoscópico revisional, 218

tratamento endoscópico, *219*

de úlcera marginal com sinais de sangramento recente, *217*

digestiva(s), 59

técnicas endoscópicas no tratamento da, **213**

em pacientes após procedimentos bariátricos, 205

anticoagulação em pacientes bariátricos, 205, 206

causas, 207

diagnóstico de hemorragia no paciente bariátrico, 210

manejo do paciente com hemorragia após cirurgia bariátrica, 211

manejo endoscópico específico para cada tipo de sangramento, 215

terapias endoscópicas no tratamento da obesidade, 210

tratamento endoscópico, 213

úlceras marginas após *bypass* gástrico, 209

na linha de sutura, manejo endoscópico específico, 215

no estômago excluso, 217

no paciente bariátrico, diagnóstico de, 210

Hemostasia

com pó hemostático, *216*

de sangramento de linha de sutura, *216*

Hiperinflação espontânea do balão, *59, 60*

I

Ímãs

acoplados, *91*

queda dos, *91*

Impactação

alimentar, 13

antral do balão, *59, 60*

Incisionless Operating Platform®, 97

Índice de massa corporal, 155

Infusão de água no estômago pelo reservatório, *75*

Inibidor de bomba de prótons (IBP), 209

Intolerância alimentar, 13
Isquemia difusa da parede gástrica, 61
   por contato do balão, *61*

J

Jelco 20G colocado na junção entre a sonda de
   aspiração e o látex, *185*

L

Laceração
   de esôfago proximal pela passagem do *overtube, 104*
   na linha de anastomose, *138*
   por introdução ou extração do balão, *58*
LA-CPRE, ver Lapaaroscopia assistida para acesso ao
   estômago excluso
LAMS (lumen-apposing metal stent), 121
Laparoscopia assistida, 121
   para acesso ao estômago excluso, 119
Lesão ulcerada anastomótica após coagulação com
   plasma de argônio, *114*
Linha
   da anastomose
      vista através do balão momento da dilatação, *138*
      rompimento da, *138*
   de sutura
      início da, *101*
      reforço da, *208*
Litotriptor de emrgência, *131*
LSG (laparoscopic sleeve gastrectomy), 183
Lubrificação do esôfato com óleo mineral, *42*

M

Má absorção, 6
Manopla, acoplamento na entrada do canal de
   trabalho, *161*
Máquina de sutura montada, *100*
Matriz epitelial, 160
   captura com uma pinça, *160*
   no tratamento de fístula e/ou deiscência após
      cirurgia bariátrica, 159
   resultados, 162
Mazindol, 5
Mega-*stent,* complicação pós-passagem em paciente
   com fístula após *Sleeve* gástrico, *172*
Mega™, *169*
Migração espontânea do balão com remoção por
   videolaparoscopia, *59*

Minerais, 16
Monobloco balão + aparelho + camisinha, *45*

N

Necrose difusa da parede gástrica, 61
   por contato do balão, *61*
Nível
   de efetividade, **9**
   de risco, *8*
Nutriente, adequação dos, 16

O

Obalon®, *35*
Obesidade, 1, 97
   prevalência, 3
   terapias endoscópicas no tratamento da, 210
   tratamento, 3
   tratamento primário, 23
Oclusor septal cardíaco, *196*
   características, **196**
   no tratamento de fístulas após cirurgia bariátrica,
      195
      discussão, 200
      dispositivo, 196
      resultados, 198
      técnica para colocação, 197
   sistema introdutor , *197*
   sistema introdutor adaptado durante a colocação do,
      199
Orbera™ intragastric balloon system, 33
   colocação do, *38*
   retirada do, *42*
Orifício fistuloso, identificação do, 162
Orlistate, 5
OTSC®(over-the-scope-clip), 214
complicações, 163
OverStitch®, 97
   acoplado a um gastroscópio de duplo canal, *98*
Overtube, 89, 100
   laceração de esôfago proximal pela passagem do, *104*

P

Paciente
   bariátrico
      anticoagulação em, 206
      com suspeita de hemorragia distiva alta

algorritmo de condução para, *211*

    diagnóstico de hemorragia em, 210

  com hemorragia após cirurgia bariátrica, manejo, 211

  com sangramento após cirurgia bariátrica diretrizes da ESGE, **212**

Pancreatite aguda por contato do balão com o pâncreas, 60

Parede abdominal, pinçamento da, *104*

PCSEMS®, *169*

Peptídeo YY, **84**

Perda

  de peso total, resumo da, **78**

  do exceso de peso em um ano, resumo, **78**

Perfuração

  de anastomose, após dilatação de estenose por coagulação de plasma de argônio, *114*

  do trato digestivo alto, 58

  gástrica por uso de balão, *58*

Pico da perda de peso, 15

Pigtail, 192

Pigtail fístula, *193*

Pinça

  de maguil, para apreensão, *43*

  tipo *grasper* para apreensão do balão, *42*

Plasma de argônio, 15

  evolução dietética, **17**

Pó hemostático, 215

Polyflex®, *168*

População com excesso de peso

  distribuição por estado brasileiro, *2*

  distribuição por sexo, *2*

Port

  do tecido subcutâneo, remoção cirúrgica do, *130*

  subcutâneo, *128*

Portal cutâneo, 72

Pouch gástrico, 112

Pré-procedimento endoscópico, 212

Primary obesity surgery endoluminal (POSE), 98

Procedimento(s)

  análogos ao tratamento da obesidade e do diabetes tipo II, *83*

  endoscópico, complicações, 114

Programas comportamentais, 76

Proteína, 16

  de fonte animal, 13

Prótese (s)

duplo *pigtail*, 192

esofágicas, 169

metálica autoexpansível no tratamento de fístulas e/ou deiscências após cirurgia bariátrica, 167

metálica totalmente recoberta, *150*

metálicas, 192

plástica, modelo duplo *pigtail*, 191

remoção com uso de, 149

tipos de, 169

uso para remoção de anel, *150*

Punção, realização da, *73*

R

Recidiva de peso, 109

Refluxo, *129*

Reganho de peso

  após cirurgia bariátrica, condutas nutricionais no, 15

  após gastrectomia vertical, 116

Remoção

  com cortador de banda gástrica/plasma de argônio, 148

  com uso de prótese, 149

Reservatório do sifão, 72

Resgate, 23

Reshape Medical, 34

Ressuscitação hemodinâmica, 212

Risco

  estratioficação de, 212

  níveis de, **8**

Ruptura espontânea do balão, *62*

S

Sangramento

  após cirurgia bariátrica, causas frequentes, **207**

  da linha de sutura, locais de, *208*

  na anastomose gastrojejunal, *216*

    após *bypass* gástrico, *216*

  na linha de grampeamento após gastrectomia vertical, 216

  na linha de sutura após cirurgia bariátrica, *216*

SEMS disponíveis no mercado, *169*

Septo

  com sinais de incisão, *179*

  entre a fistula e o lúmen gástrico, *178*

  incisóes sobre o, 179

Septotomia

com estilete *needle-knife* com detalhe para sangramento, *179*.

no tratamento de fístulas e/ou desicências pós-cirúrgicas

histórico, 178

indicações, 178

técnica, 179

sequência de imagens de, *179*

sessão de, *180*

Sibutramina, 5

Sifão, 72

reservatório do, 72

Síndrome de Wernick, 59

Sistema

de agulha curva, *98*

OTSC ®, 161

Sleeve gástrico, 167

Sobressutura manual, *208*

Sonda

de ETV intracavitária colocada em fístula pós-gastrectomia vertical, *184*

de EVT modificada, *185*

endoluminal, 184

intracavitária, 184

Stent(s)

autoexpansíveis metálicos, 183

liberação do, *171*

taxa de migração após RYGB, *171*

taxa de migração após *Sleeve* gástrico, *172*

Suplementação de vitaminas e minerais, 16

Sutura

endoscópica, 15, 112, 215

evolução dietética, **17, 18**

de úlcera marginal, *217*

procedimento de, *13*

fechamento com o *cinth,* 102

SX Ella Stent Esophageal®, *169*

T

Tecnica de acesso à via biliar, fluxo de escolha entre as, *124*

Técnica (s)

a vácuo para tratamenbto de fístulas e/ou desicências após cirurgia bariátrica, 183

AspireAssist ®, 14

de explante dos balões, 36

de implante dos balões, 36

emergentes

OTSC ®, 214

pó hemostático, 215

sutrura endoscópica, 215

endoscópica, 99

passo a passo, 43, 50

Tela de Marlex, 148

Terapia (s)

bariátrica e metabólica, 6

de aspiração

complicações, 79

componentes, 71

fundamentos da, 76

indicações e contraindicações, 77

outros resultados, 78

resultados de perda de peso, 77

técnica endoscópica, 71

passo a passo, 72

de injeção, 214

endoscópica

no manejo do diabetes tipo II, 81

anastomose assistida por ímas, 91

duodenojejunal *bypass liner*, 82

Endoscopic Duodenal Mucosal Resurfacing, 86

gastroduodenal *bypass Sleeve*, 89

no tratamento da obesidade, 210

endoscópica a vácuo

dicas e truques, 185

princípios, 184

sonda endoluminal ou intracavitária, 184

tratamento de fístulas após cirurgia bariátrica, algoritmo, *187*

mecânica, 214

térmica, 214

Tesoura bariátrica, *148*

Torres maior e menor, visão endoscópica das, *101*

Toxina

botulínica, 15

evolução dietética, **17**

injeção de, 23

complicações, 24

contraindicações, 24

indicações, 23

pontos de, *24*

resultados, 25

sequência do procedimento, *24*

técnica, 24

Transpyloric Shuttle®, *35*

Tratamento
  de obesidade e diabetes tipo II, comparação entre os efeitos da técnica cirúrgica e da endoscópica , **84**
  endoscópico, técnicas tradicionais e emergentes, 213

Trauma por introdução ou extração do balão, *58*

Trocador para LA-CPRE, posicionamento dos, *121*

Tromboembolismo venoso, 206

Tubo de drenagem, 72

Tubo-A, 72
  extriorização do, *73*

U

Úlcera(s)
  gástrica(s)
    de contato, *60*
    isquêmicas, 60
    marginal(is), 209
      após *bypass* gátrico, 209, *209*
      com coágulo aderido, *217*
      hemorragia em, 217

Ulceração intragátrica do anel, *150*

Ultrassom endoscópico para acesso ao estômago excluso, 119
  com auxílio de LAMS, 122

Urina após rompimento do balão, aspecto característico, *39*

US-CPRE, ver Ultrassom endoscópico excluso

V

Vácuo
  endoluminal, *185*
  intracavitário, *184*

Vagotomia parcial, **84**

Valent X, 89

Válvula
  da escotilha/sifão
    abertura da, *76*
    fechamento da, *75*
  de enchimento ao estômago, evolução controlada da, *49*
  de enchimento com tampa apropriada, vedação da, *48*
  do porta cutâneo, abertura da, *75*

Vazamento
  classsificação dos, **192**
  pós-operatórios em cirurgia bariátrica
    tratamento, 191
      indicações, 191
      prótese duplo *pigtail,* 192
      técnica, 192

Via biliar, acesso à, 119

Vitamina, 16

W

Walflex ®, *169*

IMPRESSÃO:

PALLOTTI
GRÁFICA

Santa Maria - RS | Fone: (55) 3220.4500
www.graficapallotti.com.br